키스너 · 콜비
운동치료 핵심 노트

Therapeutic Exercise Notes Clinical Pocket Guide

키스너 · 콜비

운동치료 핵심노트

옮긴이 **강순희** 외

Ther Ex Notes

Clinical Pocket Guide

Carolyn Kisner, PT, MS
Lynn Allen Colby, PT, MS

영 문 출 판 사

■ 옮긴이 (가나다 순)

강순희 한국교통대학교 물리치료학과 교수
김근조 김천대학교 물리치료학과 교수
김명진 강릉영동대학 물리치료과 교수
김상수 대구보건대학 물리치료과 교수
박지환 대전보건대학 물리치료과 교수
안보라 맑은 수병원 물리치료실
엄기매 여주대학 물리치료과 교수
우영근 전주대학교 물리치료학과 교수
채윤원 광주보건대학 물리치료과 교수
채정병 마산대학 물리치료과 교수
최재청 대전보건대학 물리치료과 교수
황수진 남부대학교 물리치료학과 교수

Therapeutic Exercise Notes Clinical Pocket Guide

by Carolyn Kisner, PT, MS & Lynn Allen Colby, PT, MS

〈 알림 〉
치료적 중재는 기초적이고 임상적인 연구를 통해서 얻어지는 새로운 과학적 정보에 의해서 변화되어야 합니다. 저자 및 출판사는 이 책을 정확히 기재하도록 가능한 한 최선을 다하고 있습니다. 저자, 편집자, 출판사는 이 책의 인용에 의해서 발생할 수 있는 어떠한 표현의 오류와 결락에 대해서도 그 책임을 지지 않습니다. 또한 이 책에 기재되어 있는 임상실행은 어느 것도 그 적용에 있어서는 각각의 임상상황에 맞춰서 전문가의 규범에 준하여 시행할 필요가 있습니다.

키스너 · 콜비

운동치료 핵심 노트

2012년 4월 17일 초판인쇄
2012년 4월 25일 초판발행

지은이 : Carolyn Kisner & Lynn Allen Colby
옮긴이 : 강 순 희 외
발행인 : 박 병 조
발행처 : 도서출판 영문출판사
등 록 : 1987년 12월 21일 제2-419호
주 소 : 서울시 강남구 삼성동 69-1
전 화 : (02)514-5590, 776-5590
팩 스 : (02)756-8943
E-mail : yeongmunsa@empal.com
정 가 : 35,000원
ISBN 978-89-7224-290-1 93510

• 파본은 교환해 드립니다.

역자 서문

본 도서는 Carolyn Kisner와 Lynn Colby가 임상에서 근무하는 물리치료사와 물리치료학을 전공하는 학생에게 치료적 운동에 대한 전문적 기술과 지식을 가까이에서 접할 수 있는 편의성을 주기 위하여 기획한 것이다. 이 내용은 임상에서 물리치료사가 숙지해야 할 치료적 운동을 간략하게 서술하고 있어서 치료적 운동에 대한 반복학습 및 숙지에 큰 도움이 되도록 구성되어 있다. 특히, 물리치료사가 임상에서 접할 수 있는 근육뼈대계 및 신경근육계 관련 질환에 대한 개요, 사진 및 그림, 검사방법, 수술절차, 운동방법 그리고 운동시 고려하여야 할 사항까지 치료적 운동에 관한 포괄적인 지식을 포함하고 있다. 또한 학습자의 생각을 정리할 수 있는 메모공간을 포함하여 능동적 학습을 유도하고 있으며, 가동성, 근수행력, 안정성 및 균형, 그리고 보행까지 광범위한 움직임을 위한 운동중재법과 신장운동, 관절가동술, 플라이오메트릭 등의 운동하는 모습을 담은 사진을 300장 이상 담고 있다. 따라서 물리치료사와 물리치료학과 학생들에게 근거에 기초한 임상연습을 지도하고 정보를 제공하기 위한 기본 및 응용 임상연구를 통합하여 제공하는 재활관련 전문가의 필수 도서라고 할 수 있다.

본 도서를 번역하면서 역자들은 통일된 전문용어와 신용어에 역점을 두었으며, 역자 개인의 지식이 포함되지 않도록 저자의 의도에 충실한 의미전달에 힘쓰고자 노력하였다. 또한 물리치료사가 의료 전문가로서 책임감과 도전정신으로 지속적인 연구 및 탐구를 하는데 도움이 되고, 기존에 습득한 지식을 반복적으로 확인하며 자신의 지식과 사용하는 치료기술과 다른 전문가의 지식범위 사이의 차이점에 대한 확인과정에 도움이 되었으면 하는 바램을 가지고 번역에 임하였다. 그런 의미에서 본 도서는 항상 휴대하고 자신의 치료적 기술에 대한 확인과 점검에 도움이 될 것으로 사료된다.

공사다망한 일정에도 불구하고 본 도서의 번역 및 출판을 기꺼운 마음으로 참여하시고 마지막 편집까지 노력을 아끼지 않으신 황 수진 교수, 우 영근 교수, 번역에 참여한 여러 교수님, 그리고 영문출판사 박 병조 사장님과 직원분들에게도 감사드린다.

2012년 3월 역자 일동

목차(Contents)

제 1 장 개요 (Introduction)

제 2 장 척추(Spinal)

제 3 장 어깨관절(Shoulder)

제 4 장 팔꿉관절/손목관절/손(Elbow / Wrist / Hand)

제 5 장 엉덩관절(Hip)

제 6 장 무릎관절(Knee)

제 7 장 아래다리, 발목관절, 발(Leg, Ankle, Foot)

제 1 장

개요 (Introduction)

약어 (Abbreviations)

A-AROM	active assistive range of motion	능동보조가동범위운동
abd	abduction	벌림(외전)
Abs	abdominal muscles	복부근육
AC	acromioclavicular	봉우리빗장관절
ACL	anterior cruciate ligament	앞십자인대
add	adduction, adducted	모음(내전), 모아진(내전된)
ADL	activities of daily living	일상생활동작
ant	anterior	앞쪽
ant tib	anterior tibialis muscle	앞정강근
A/P	anteroposterior	앞뒤쪽
APT	anterior pelvic tilt	앞쪽 골반 기울임
AROM	active range of motion	능동가동범위운동
ASIS	anterior superior iliac spine	위앞엉덩뼈가시
ATFL	anterior talofibular ligament	앞목말발배인대
BAPS	biomechanical ankle platform system	생체역학 발목플랫폼시스템
BB	backward bend	뒤쪽 기울임
bid	twice a day	일일 2회
BP	blood pressure	혈압
CAM	controlled ankle motion	조절된 발목움직임
CFL	calcaneofibular ligament	발꿈치종아리인대
CKC	closed kinetic chain	닫힌운동사슬
CMC	carpometacarpal	손목손허리관절
CPM	continuous passive motion	반복수동운동
CRPS	complex regional pain syndrome	복합부위통증증후군
CV	cardiovascular	심장혈관
d/c	discontinue	삭제
dflex	dorsiflexion	발등 · 손등(배측)굽힘
DVT	deep vein thrombosis	심부정맥혈전증
dx	diagnosis	진단
ECG	electrocardiagram	심전도
ECRB	extensor carpi radialis brevis	짧은노쪽손목폄근
ECRL	extensor carpi radialis longus	긴노쪽손목폄근
ECU	extensor carpi ulnaris	자쪽손목폄근

EDC	extensor digitorum communis	온발가락폄근
EDM	extensor digiti minimi	새끼손가락폄근
EL	extensor indicis	집게폄근
EO	external oblique	바깥빗근
ER	external rotation	바깥돌림
ES	erector spine	척주세움근
ev	eversion	가쪽번짐
exer	exersise(s)	운동
ext	extension	폄근
FB	forward bend	전방굴곡
FCR	flexor carpi radialis	노쪽손목굽힘근
FCU	flexor carpi ulnarlis	자쪽손목굽힘근
FDP	flexor digitorum profundus	깊은손가락굽힘근
FDS	flexor digitorum superficialis	얕은손가락굽힘근
flex	flexion	굽힘(굴곡)
FM	fibromyalgia	섬유근육종
FPL	flexor pollicis longus	긴엄지굽힘근
FWB	full weight-bearing	완전 체중지지(체중부하)
GH	glenohumeral	위팔어깨관절
glut max	gluteus maximus	큰볼기근
glut med	gluteus medius	중간볼기근
GS	gastrocsoleus	장딴지-가자미근
HEP	Home exercise program	가정운동프로그램
horiz add	horizontal abduction	수평 벌림(수평 외전)
HR	heart rate	심박수
HRmax	maximum heart rate	최대심박수
HRad	humeroradial	위팔노관절
HRrest	resting heart rate	휴식 시 심박수
HS	hamstring	뒤넙다리근
HU	humeroulnar	위팔자관절
hyperext	hyperextension	과다폄
IADL	instrumental activities of daily living	도구적 일상생활동작
inv	inversion	안쪽번짐(내번)
IO	internal oblique	속빗근
IP	interphalangeal	손가락사이관절
IR	internal rotation	안쪽돌림
isom	isometric	등척성
IT	iliotibial	엉덩정강근
IV disc	intervertebral disc	추간판

JRA	juvenial rheumatoid arthritis	청소년 류마티스관절염
LBP	low back pain	아래허리통증
LCL	lateral collateral ligament	가쪽곁인대
LE	lower extremity	다리(하지)
lig	ligament	인대
MCL	medial collateral ligament	안쪽곁인대
MF	multifidus	뭇갈래근
min	minute	분
M/L	mediolateral	안가쪽
MMT	manual muscle testing	도수근육검사
mobs	mobilizations	가동술
MPS	myofascial pain syndrome	근막통증 증후군
MTP	metatarsophalangeal joint	발허리발가락관절
MWM	mobilization with movement	가동성움직임
NWB	nonweight-bearing	비체중지지(비체중부하)
OA	osteoarthritis	골관질염
OKC	open kinetic chain	열린운동사슬
PCL	posterior cruciate ligament	뒤쪽 십자인대
PF	patellofemoral	무릎넙다리
plflex	plantarflexion	저측굴곡
PNF	proprioceptive neuromuscular facilitation	고유수용성신경근촉진법
POS	plane of scapula	어깨뼈면(45° 벌림/이마면에서 30° 앞쪽)
post	posterior	뒤쪽
post tib	posterior tibialis	뒤쪽 정강이근
postop	postooperative	수술후
PPT	posterior pelvic tilt	뒤쪽 골반 기울임
PRE	progressive resistance exercise	점진적 저항운동
PROM	passive range of motion	수동가동범위운동
pt	patient	환자
PT	physical therapist	물리치료사
PTFL	posterior talofibular ligament	뒤쪽 목말종아리인대
PWB	partial weight-bearing	부분체중지지(체중부하)
QL	quadratus lumborum	허리네모근
quad, quads	quadiceps femoris	넙다리네갈래근
quad sets	quadriceps setting exercises	네갈래근 세팅 운동
RA	rheumatoid arthritis	류마티스관절염
RAb	rectus abdominis	배곧은근
RC	radiocarpal	노손목

RD	radial deviation	노쪽편위
rehab	rehabilitation	재활
reps	repetitions	반복
RM	repetition maximum	최대반복
ROM	range of motion	가동범위
R-ROM	resistive range of motion	저항 가동범위
RSD	reflex sympathetic dystrophy (CRPS type I)	반사교감신경이상증
RU	radioulnar	노자관절
SB	side bend (lateral flexion)	옆굽힘(가쪽 굽힘)
SC	sternoclavicular	복장빗장관절
sec	seconds(s)	초
SI	sacroiliac	엉치엉덩관절
SLAP	superior labral tear extending anterior to posterior	위팔두갈래근 이는 곳과 위오목테두리의 열상
SLR	straight leg raise	하지직거상
TA	transversus abdominis	배가로근
TEA	total elbow arthroplasty	팔꿈치 전치환술
temp	temperature	온도
TF	tibiofemoral	정강넙다리
TFL	tensor fasciae latae	넙다리근막긴장근
THA	total hip arthroplasty	엉덩관절 전치환술
ther ex	therapeutic exercise	치료적 운동
tib-fib	tibiofibular	정강종아리
tid	three times per day	1일 3회
TKA	total knee arthroplasty	무릎관절 전치환술
TOS	thoracic outlet syndrome	흉곽출구 증후군
TTP	tenderness to palpation	압통 촉진
tx	traction	견인
UD	ulnar deviation	자쪽 편위
UE	upper extremity	팔(상지)
UMT	ulnomeniscal triquetral	자쪽반달판 세모뼈
VL	vastus lateralis	가쪽넓은근
VMO	vastus medialis obliquus	안쪽넓은빗근
w/	with	함께
WB	weight-bearing	체중지지(체중부하)
w/o	without	없이
wt	weight	무게
x-fiber	cross-fiber	교차섬유

치료적 운동 중재들
(Therapeutic Exercise Interventions)

치료적 운동 중재의 관점은 다양한 일상생활동작 및 활동, 기술을 포함한다:

- 유산소-컨디셔닝 및 재-컨디셔닝
- 근육 수행력 운동: 근력 및 일률(power), 근지구력
- 신장 기법: 유연성 및 근육연장, 관절가동술, 수동신장
- 신경근 조절 및 협응력, 억제기술과 촉진기술, 자세인식 훈련
- 자세조절 및 신체역학, 고정화운동
- 균형운동 및 민첩성 훈련
- 호흡운동 및 환기근육 훈련
- 이완기술
- 과세-특이성 기능훈련

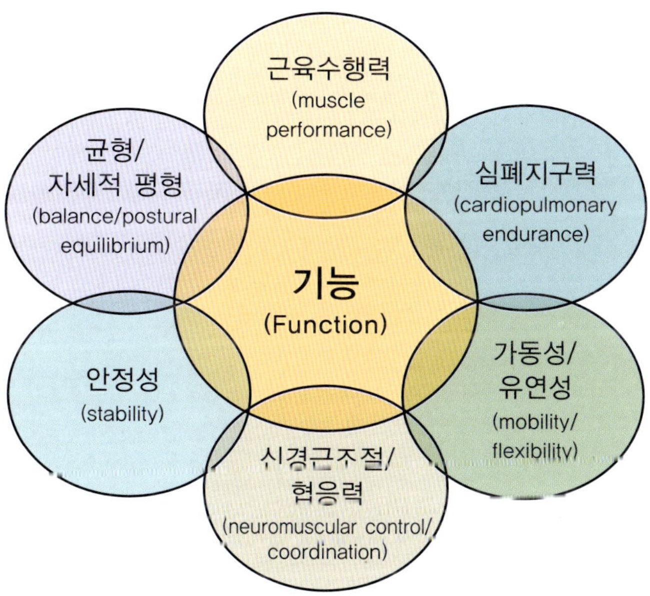

효율적인 치료적 운동프로그램 개발의 요점

- 검사: 과거력 및 계통 재검토, 특별검사 & 측정
- 수집된 자료의 평가
- 진단에 관한 결정

- 환자-지향적 목표에 근거한 예후 및 관리계획
- 적절한 중재들: 과정화된 중재 및 관련된 환자교육
- 주기적인 재-검사 및 결과 평가

환자-중심적 목표와 결과를 위한 주요 질문들

- 가정 혹은, 학교, 직장, 여가활동에서 당신에게 가장 중요한 활동은 무엇입니까?
- 현재 타인에게 도움을 받고 있는 활동 가운데 독립적으로 수행하기를 바라는 활동은 무엇입니까?
- 더 잘 할 수 있을 것 같은 활동이나 다시 할 수 있을 것 같은 활동은 무엇입니까?
- 가장 먼저 배제하거나 최소화하기를 원하는 문제점은 무엇입니까?
- 물리치료를 받는 목적이 무엇입니까?
- 목표를 향하여 전진하고 있다고 믿습니까?
- 얼마나 빨리 목표에 도달하기 싶으십니까?

가동범위와 기능적 가동성을 유지 · 개선하는데 제안되는 절차 (Suggested Sequence to Improve & Maintain Range of Motion & Functional Mobility)

1. 신장할 조직을 따듯하게 한다.
2. 근육이 이완한다.
   - 유지-이완 억제기법
   - I 혹은 II 등급 관절진동기술
3. 제한되어 있는 조직에 대하여 신장기술을 적용한다.
   - 관절가동술 및 MWM 기술
   - 수동신장
   - 유연성 운동
4. 증가된 가동범위를 능동적으로 이용한다.
   - AROM → R-ROM
   - 새로운 범위를 이용한 기능적 활동
5. 새로운 범위를 유지한다.
   - 자가-신장
   - 자동-가동성

신장
(Stretching)
신장운동을 위한 지침

■ 일반적인 지침

- 유연성 불균형의 위험요인을 감소시키기 위한 주작용근과 대항근의 길이 및 근력 균형을 발전시킨다.
- 억제/촉진기술(PNF), 이완훈련, 마사지, 바이오피드백, 신장과 부수적으로 관절견인 혹은 진동기술을 근육에 적용한다.

■ 신장 전

- 신장 전에는 전기치료기기나 저강도로 반복적인 능동관절가동범위를 이용하여 조직을 따듯하게 한다.

■ 정렬 및 안정화

- 환자는 편안하고 이완된 자세를 취한다.
- 신장할 근육군이나 결합조직에 신장력이 가해지도록 적절히 배열하고, 효과적인 안정을 제공한다.
- 신장할 근육군의 위와 아래 몸쪽 및 먼쪽 부착부에 위치하는 신체분절을 고정한다.

■ 신장 속도

- 신장력은 천천히 적용하고 천천히 해제한다.
- 조직 손상의 위험을 최소화하기 위하여 탄성적 신장보다는 정적 신장을 이용한다.

■ 신장의 강도 및 반복(주기), 기간

- 환자의 편안함을 증진하고 근방호 및 연부조직 손상, 잔여 근육염을 최소화하기 위하여 저강도, 연장된 신장력을 적용한다.
  - 저강도, 장기간 정적 신장(도수신장 혹은 기계신장, 자가-신장)은 가장 안전한 신장유형으로, 탄력변형 및 장기간(가소성), 신장으로 연부조직의 길이를 증가시킨다.
  - 건강한 개인의 저가동성을 위한, 정적 신장(지속신장 혹은 간헐적/주기적 도수신장 혹은 자가-신장)은 가동범위에서 중요한 신장-유도 이득을 산출한다.
  - 만성, 섬유성 구축이 있는 환자를 위한, 장기간 기계적 신장은 도수신장이나 자가-신장보다 가동범위의 의미 있는 이득을 산출한다.

- 도수신장 혹은 자가-신장 동안에 가동범위의 의미 있는 장기간 이득을 획득하기 위하여 각각 신장주기(반복)는 적어도 15~30초 혹은 1분까지 유지한다.
  - 15초 및 30초, 60초의 신장주기는 가동범위의 의미 있는 이득을 생산한다; 최대의 장기간 지속되는 이득은 60초 신장주기에서 발생한다.
  - 60초 이상의 신장주기는 추가적인 이득이 없다.
  - 신장의 총기간이 같을 때, 간헐적/주기적 신장은 조직 내에 발생한 열감이 더 크기 때문에 정적신장보다 더 편안하며 동일한 효과를 보여준다.
  - 1~6회 반복신장(신장주기)은 가동범위의 의미있는 이득을 생산한다.

신장 빈도

- 세션 사이에 연부조직 치유를 위한 시간을 주면서 가동범위의 이득을 성취 및 유지하기 위하여 주 2~5회 신장한다.
  - 저가동성이 있는 건강한 대상자를 위해서는 최소 주 2회 신장한다.
  - 연부조직에 병변이 있는 환자는 주 2회 이상 신장한다.

신장 후

- 연장된 자세에서 조직에 마감운동을 한다.
- 새롭게 획득된 범위를 통해서 근력운동을 실시하여 신장운동을 보완한다.
- 가동범위의 이득을 유지하기 위하여 신장 세션 사이에 AROM 운동과 기능적 활동을 사용한다.
- ROM의 영구적인 획득을 위하여 환자에게 신장프로그램의 유지 및 기능적 활동에 새롭게 획득된 범위를 반영하는 방법을 교육한다.
  - 가동범위의 신장-유도 이득은 신장프로그램의 중지 후에 건강한 성인은 수주에서 한달까지 유지된다.

신장운동의 주의사항 및 금기증

주의사항

- 최적의 근육 이완 및 손상방지를 위하여 탄성 신장을 피한다.
- 과신장을 피한다.
  - 정상가동범위를 이상으로 관절에 수동적인 힘을 주지 않는다.
  - 약한 근육의 과신장을 피한다.

- 질환과 연관되어 진단된 골다공증이나 골다공의증 환자, 장기간 침상안정 환자, 고령의 환자, 스테로이드제제를 장기복용한 환자는 주의 깊게 신장한다.
- 연부조직에 부종이 있거나 장기간 고정하였다면, 주의 깊게 신장한다.
- 운동 후 근육통을 최소화하기 위해 신장 강도 및 기간, 빈도는 주의 깊게 증가시킨다.
  - 잔여 근육통은 24시간 이상 지속되서는 안 된다.

금기증 – 신장하면 안 된다:

- 뼈조각이 관절운동을 제한한다면.
- 새로 유합된 골절을 가로지르거나 골유합이 완전하지 못하면.
- 연부조직의 급성염증이나 능동 감염이 존재하면.
- 관절운동이나 근육연장을 할 때 급성 통증이 발생하면.
- 이미 과가동성 연부조직.
- 구조적 안정성 혹은 신경근육조절 대신 기능적 안정성을 제공하는 저가동성 조직.

관절가동술 / 교정술
(Joint Mobilization/Manipulation)

관절가동술의 적응증

- 통증 및 근방호, 근경련(저–운동 기술을 적용할 때) 등의 감소
- 가역적 관절 저가동성 신장
- 자세적 결합/아탈구 재배열
- 관절질환으로 인한 진행성 제한의 최소화
- 고정된 관절의 기능적 가동성 유지

가동술 등급 (양)

- 지속적인 병진직 관절놀이 기법
  - **I 등급 (완화)** : 작은 진폭의 신연을 부하가 가해져 있지 않은 관절주머니에 시행한다. 이 기법에서는 관절에 작용하는 응집력을 근육의 기장과 통증 치료를 위하여 동등하게 적용한다.
  - **II 등급 (조임)** : 관절 내에서 관절 놀이와 움직임을 유지하기 위한 저항을 신연 또는 활주를 시행한다.
  - **III 등급 (신장)** : 관절놀이 증진과 관절 주위 구조물과 관절주머니를 신장하기 위하여 관절면의 신연 또는 활주를 시행한다.

■ 등급화된 진동

- I 등급 : 작은 진폭과 주기적 진동; 통증을 치료하고 반사적 근방호(guarding)를 치료하기 위해 시작 범위에서 시행한다.
- II 등급 : 큰 진폭과 주기적 진동; 반사적 근방호, 관절 놀이의 유지, 그리고 통증을 치료하기 위하여 관절범위 내에서 시행한다.
- III 등급 : 큰 진폭과 주기적 진동; 제한된 조직의 신장하기 위하여 이용 가능한 범위의 한계까지 시행한다.
- IV 등급 : 작은 진폭과 주기적 진동; 제한된 조직의 신장하기 위하여 가동범위 한계에서 시행한다.
- V 등급 : 작은 진폭과 높은 속도의 트러스트(thrust); 탈구 또는 아탈구를 감소시키거나 유착된 조직의 한계에서 시행한다.

관절 가동술 기법을 위한 지침

- 신장력 적용을 위하여 관절의 한쪽면은 고정한다.
- 반대 관절면에 가능하면 근접하여 치료 힘을 적용한다.
- 오목한 관절면 안에서 치료면에 평행 혹은 수직으로 활주 및 신연을 적용한다.
- 신장 이전에 관절주변에 준비운동을 실시한다.
- 모든 활주기술은 I 등급 신연 상태에서 적용한다.
- 제한된 방향으로 활주할 때 통증이 심하면, 통증 없는 방향에서 시작한다.
- 환자는 새로 획득된 범위에서 AROM 운동을 수행한다.
- 운동 24시간 후에 통증이 증가하면, 치료강도가 강하거나 치료기간이 너무 길었다는 뜻이다.

관절 가동술/교정술의 주의사항 및 금기증

■ 주의사항

- 새로 형성된 결합조직이나 뼈, 약해진 결합조직(고정 후, 골다공증, 혹은 콜티코스테로이드 복용), 혹은 계통적 결합조직 질환은 운동 강도를 점진적으로 증가시킨다; 환자 반응을 주의 깊게 관찰한다.

■ 금기증

- **과가동성**
  - 인대 혹은 관절주머니의 잠재적인 괴사가 있는 관절은 신장하지 않는다.
  - 통증성 과가동성 관절이 있는 환자가 운동제한 안에서 유지되면, 부드러운 관절놀이 기법이 유용하다.

- 관절 삼출
  - 부종이 있는 관절은 신장하지 않는다; 과도한 체액으로 이미 관절주머니가 신장되어 있다.
  - 관절주머니에 스트레스를 주거나 신장하지 않는 부드러운 진동이 증상을 악화시키면 중단한다.
- 염증
  - 부드러운 진동 혹은 신연이 염증성 관절의 증상을 악화시키면 중단한다.

신경조직 가동술 (Neural Tissue Mobilization)

신경조직 가동술의 적응증

신경로의 조직에 신장기술을 적용할 때는 다음과 같다:

- 신경 혹은 신경초의 정상 가농성을 방해하는 압박 혹은 유착, 부종
- 신경신장위치(+ 팔다리 긴장)에 통증 혹은 감각이상.
- 신경조직이 포함된 손상 혹은 스트레스

신경조직 가동술 기법을 위한 지침

- 순서
  - 증상을 야기하는 팔다리 각 관절을 검사하고 해석한다.
  - 증상이 나타날 때까지 각 관절을 가로지르는 신경을 늘린다.
  - 마지막 자세에 유의하다; 증상이 이완되는지 확인한 후 신상자세의 바깥쪽 사슬에서 한 관절을 움지인다; 운동유형을 이해할 때까지 각 관질을 반복한다.
- 강도 및 기간
  - 신장 방법의 강도는 조직 감수성 및 환자 반응, 증상 변화와 관련 있다.
  - 긴장 위치에서 신장을 적용한다; 15~20초 동안 유지한다; 한 관절 안의 긴장이 이완된다; 신장을 수 회 반복한다.
  - 신경의 힘을 변화하기 위하여 다른 관절의 신장자세를 유지하는 동안 같은 사슬의 다른 관절들을 움직인다.

신경조직 가동술의 주의사항 및 금기증

■ 주의사항

- 손상된 조직의 감수성을 재인식한다; 과도한 스트레스나 반복적인 움직임으로 증상을 악화시키지 않는다.
  - 신장을 이완하면 신경학적 증상(저림/무감각)은 사라진다.
  - 증상이 악화되면, ↓ 신장 강도 혹은 신장 중단
- 활발한 질환이나 병변에 영향받은 신경계와 함께 관리한다.
- 신경계에 근접해 있는 혈관의 손상징후를 주시한다.

■ 금기증

- 급성/불안정한 신경징후
- 말총 증후군(장/방광 조절 및 회음부 감각의 변화를 포함)
- 척수손상/척수손상 증상
- 종양/신경계 감염

저항운동
(Resistance Exercise)

일반적인 지침

■ 저항운동 시작하기 전

- 저항운동을 하기 전에 저강도, 반복적인 동적 운동 (AROM, 걷기, 행진, 거수도약운동, 조깅, 고정형자전거)과 유연성 운동으로 준비운동을 한다.
- 근력 및 근지구력의 기준선을 결정한다.
  - 기계적 저항을 사용하면, 저항훈련프로그램을 시작하기 전에 기준 RM을 확인한다.
- 운동 전 및 운동 동안, 운동 후에 운동에 대한 환자반응을 평가한다.

■ 운동유형과 저항유형

- 기능적 목적과 바람직한 결과에 일관된 저항운동(동적 및 등척성 운동, 체중지지 혹은 비체중지지)의 유형을 선택한다.
- 유용한 ROM에서 통증이 있으면, 등척성 운동을 사용한다.
- 최대 조절 및 방어를 위한 도수저항운동을 사용한다; 기계적 저항으로 진행한다.

- 기능적 목표를 위한 운동에 기능적 운동유형을 통합한다.

고정(안정)

- 비체중지지운동을 위하여, 근력 증강을 하는 근육군의 몸쪽 부착부에서 외적고정을 적용한다.
- 다관절 체중부하운동에서, 환자는 근육조절로 움직이지 않는 분절을 적절한 배열에 유지한다.

저항의 적용

- 강화시킬 근육이 부착되어 있는 먼쪽 분절에 저하을 적용한다.
  - 관절이 안정적이고 통증이 없으면, 중간관절을 가로질러 저항을 적용할 수 있다.
- 통증 없는 전-가동범위를 통해서 저항을 적용한다.

저항의 양(운동부하)

- 적당한 유형과 기술을 강조하기 위하여, 초기에는 최소저항 혹은 저항 없이 능동적으로 운동을 수행한다.
- 중간운동부하(기준 RM의 약 50~60%)로 훈련을 시작한다.
  - 말을 하거나 편안하게 숨위 쉬면서 운동할 수 있어야 한다.
- 동적 운동에서, 유용한 전-가동범위내내 부드럽고, 비-탄도적 움직임을 위한 부하를 선택한다.
  - 대상작용 혹은 통증, 근육 떨림이 발생하거나 환자가 유용한 ROM을 완성하지 못하면, 저항의 양을 감소시킨다.
- 등척성 운동에서, 환자가 적어도 6초간 근수축을 유지할 수 있는 부하를 선택한다.
- 프로그램을 진행하면서 근력과 근지구력이 개선되기 때문에, 점진적으로 저항을 증가시킨다.
  - 약 5%씩 증가시킨다.
- 1~2주 이상 운동을 그만둔 후, 다시 저항운동을 할 때 운동량(반복 및 세트)과 저항수준은 감소시킨다.

반복 및 세트, 휴식간격의 수

- 각각의 운동은 8~12회 반복한다; 다음에 휴식을 취한다.
  - 초기에는 저항을 증가시키기 전에 운동반복의 횟수를 증가시킨다.
- 각각의 운동은 2~3 세트 수행한다.
- 세트 사이에 2~3분 동안 운동한 근육군을 휴식한다.
  - 한 근육군이 휴식하는 동안, 다른 근육군을 운동한다.

■ 운동의 빈도

- 초기에는 주 2~3회 훈련한다; 주 4~5회로 증가시킨다.

■ 저항훈련 후에

- 저강도, 반복적인 동적 운동으로 정리운동을 한다: 운동한 근육군을 신장한다.

저항운동의 일반적인 주의사항 및 금기증

■ 주의사항

- 저항훈련에 급성 및 만성적인 반응을 할 수 있는 환자의 약물을 알아야 한다.
- 환자의 운동 초기 동안에 운동유형의 안정성과 적절성을 확인하기 위하여 면밀히 감독한다.
  - 조절되지 않은 탄성적 운동을 피한다.
  - 적당한 고정과 적절한 저항수준을 사용하여 대상운동이나 부적당한 운동을 예방한다.
- 운동하는 *동안* 통증이 발생하면 운동을 수정한다.
- 지연성 근육통(DOMS)을 최소화하기 위하여, 저항운동은 최대저항수준에서 시작하지 않는다.
- 아동, 노인, 골다공증 환자, 심폐병변 환자는 격렬한 저항훈련을 피한다.
- 불안정한 관절은 가로지르지 않고, 관절의 몸쪽에 저항을 적용한다.
- 완전히 치유되지 않은 골절부위의 먼쪽에 저항을 적용하지 않는다.
- 격렬한 저항훈련 동안에, 운동에 편안한 주변온도를 유지한다.
- 환자는 열소실을 촉진하고 땀 증발을 방해하지 않는 의복을 착용한다.
- 발사바법(Valsalva maneuver)을 예방하기 위하여 환자는 운동 동안에 호흡 멈춤을 피한다.
  - 운동 동안에 호기를 강조한다.
- 등에 과도한 의도하지 않는 이차적인 스트레스가 가해지는 운동은 피한다.
- 과도한 빈도의 훈련으로 피로의 누적은 피한다.
- 통증, 어지럼증, 불규칙하거나 가파른 짧은 호흡이 발생하면 운동을 중단한다.

■ 금기증

- 비저항운동으로 급성 통증이 발생하면 동적 저항운동은 실시하지 않는다.
- 급성 염증 증상을 보이면, 저항운동을 시작하지 않는다.
- 심한 심폐질환 환자는 저항운동을 시작하지 않는다.

골다공증 환자를 위한 저항운동: 지침 및 주의사항

- 고-강도(고-부하), 높은 양의 저항운동은 피한다;
  골다공증의 심각성에 따라 조절한다:
  - 저항운동은 저-강도에서 시작한다.
  - 초기에는 몇몇 운동의 단지 1세트를 수행한다.
  - 초기 6~8주 동안 저-강도를 유지한다.

- 점진적으로 강도와 반복횟수를 증가시킨다; 각각의 운동은 중등도 강도에서 3~4세트까지 실시한다.

- 체중부하 자세에서 저항 없이/저-강도 운동을 강조한다.
  - 예: 휴대용 아령, 무거운 조끼, 탄력저항 등을 이용한 런지/계단 오르내리기

- 고저항 활동(예; 점핑, 깡충 뛰기)은 피한다.

- 척추와 팔다리의 고-속도 운동은 피한다.

- 척추의 앞쪽에 과도한 부하가 주어지는 척추 굽힘의 마지막 가동범위에서 돌림하여 몸통을 굽히지 않는다(앞쪽 압박골절/척추체 끼어들기의 원인이 되므로).

- 특히 몸쪽 대퇴에 골다공증이 존재하면, 엉덩관절의 비틀린 움직임이 포함된 다리 체중부하 활동을 피한다.

- 체중부하 운동 동안에 균형상실이나 낙상을 피하기 위하여, 주방 조리대와 같은 안정된 지지면을 꼭 잡는다.
  - 낙상의 고위험이나 낙상 병력이 있는 환자를 위해서, 척추에 체중부하가 주어지는 의자에 앉아 운동을 수행한다.

- 운동 그룹에서 낮은 참가자-지도자 비율을 유지한다.
  - 낙상 고위험군이거나 이전에 골절의 병력이 있는 환자를 위해서는 훈련된 치료사에 의한 1 대 1 지도감독한다.

유산소운동
(Aerobic Exercise)

주요 목적: 휴식 시 및 운동 동안, 근육의 신진대사에서 심혈관계 및 폐의 기능을 개선한다.

지구력 운동 프로그램의 결정요인

- **강도:** 컨디셔닝 반응은 개인 및 적응력의 초기수준에 의존하여 최대심박수의 60%~90%에서 발생한다.
    - **최대심박수(Maximum HR):** 다단계검사 혹은 최대하검사, 공식: 220-연령 등을 사용하여 결정.
    - **운동심박수(Exer HR):** 최대심박수의 % 혹은 Karvonen 공식을 이용하여, HR을 결정한다:

$$\text{Exer HR} = HR_{rest} + 60\%\text{–}70\%\ (HR_{max} - HR_{rest})$$

    - **고위험군(관상동맥질환, 만성질환, 노인):**
        - 최대심박수는 운동검사를 통해 얻어진 증상으로 제한한 심박수(symptom-limited HR)이다.
        - 운동프로그램은 최대심박수의 40%~60%의 가능한한 낮은 수준에서 시작한다.
    - **주의:**
        - 높은 강도와 운동 간격이 길수록, 훈련효과를 빠르다.
        - 주의사항: 최대심박수의 운동이 제한되기 때문에, CV 합병증이나 근육뼈대계 손상의 위험이 높다.
        - 특이성 이론을 적용한다: 근력 및 지구력을 위한 파워 훈련 사이에서 전이가 없다.

- **기간:** 일반적으로, 운동강도가 클수록 적응을 위한 기간이 짧아진다.
    - 최대심박수 60%-70%에서, 20~30분 훈련이 최적이다.
    - 역치 이하의 심박수: 45분 동안 지속적인 운동을 실시한다.
    - 고-강도: 10~15분 운동을 한다.
    - 탈-컨디셔닝 상태의 환자는 5분씩 1일 3회 훈련이 효과적이다.

- **빈도:** 건강 및 연령에 따라 다양하다.
    - 최적 훈련: 주 3~4회
    - 저-강도훈련: 더 자주 수행(주 5~7회)
    - 1일 수 세팅(각각 10분 이하)은 누적 효과가 있다.

- **유형**: 큰 근육군을 포함한다.
  - 특별활동에 필요한 근육을 결합한다.
  - 개인적으로 기술과 흥미로운 유형을 사용한다.
- **가역성 원리**: 일시적이고 가역적인 영향이 있다.
  - 훈련하지 않거나 비활동 2주 후에 운동용량의 감소가 발생한다.
  - 유산소 적응성을 개선하고 유지하기 위해서 활동 빈도와 기간을 감소한다.

유산소운동 프로그램의 요소와 지침

- **목표 심박수와 최대 심박수를 설립한다.**
- **준비운동기간**: 5~10분
  - 피로나 에너지저장을 감소시키지 않는 범위에서 근육의 온도를 증가시키기에 충분한 점진적인 운동을 실시한다.
  - 신체 전-운동(유연체조, 천천히 걷기)
  - 목표 심박수의 20회/분 이하의 심박수에서 운동
- **유산소운동 기간**: 20~30분
  - 큰근육군의 최대하, 리듬, 반복, 동적 운동(빠르게 걷기, 달리기, 자전거타기, 수영, 크로스컨트리 스키, 에어로빅댄스)
  - 4가지 훈련방법
    - 연속훈련: 20~60분 간 장시간 반복적인 활동
    - 간격훈련: 반복운동주기 후에 휴식간격(수초에서 수분 동안)을 포함한다; 장시간의 운동은 유산소체계에 스트레스를 준다.
    - 순환훈련: 큰 근육과 작은 근육 및 정적 운동과 동적 운동을 혼합한 몇 가지 운동을 제공한다; 근력과 근지구력을 개선한다.
    - 순환-간격훈련: 다양한 활동을 통해 유산소체계와 무산소체계를 활성화한다.
- **정리운동기간**: 5~10분
  - 저-강도 전신운동(유연체조, 걷기) 및 신상

관상동맥질환: 유산소 컨디셔닝 프로그램

1단계(입원환자): 환자의 CV 상태가 안정된 후 시작한다.

- 목적:
  - 특정 행동(먹기, 흡연)의 위험요인 교육 및 수정을 시작한다.

- 1-3일: 탈-컨디셔닝을 최소화하기 위하여 자가-케어 활동(앉기, 서기)을 시작한다.
- 3-5일: 지도감독 하에 걷기를 시작한다; 심박수, 환기율, 맥박 등을 관찰한다.
- 지속적인 재활을 준비한다.

2단계(외래환자): 병원에서 퇴원한 후/6~8주 이후에 시작한다.

- **목적:**
  - 운동량 증가(↑ CV 기능 및 근수행력)
  - 신진대사의 긍정적인 변화가 발생
  - 두려움과 우울증이 개선
  - 독립적인 운동프로그램으로 전이
- **지침:**
  - 퇴원 후 6~12주에 증상-제한적인 운동부하검사를 수행한다.
  - 운동프로그램: 유산소 운동이 우세한 프로그램
  - 증상-제한 운동검사의 결과에 기초한 운동처방
    - 강도: 초기수준은 HR_{max} 40%~60% (진단의 심각성, 연령, 이전 적응수준 등에 기초함)
    - 기간: 10~15분으로 시작한다: 상태에 따라 30~60분으로 점진적으로 증가시킨다; 8~10분 간의 준비운동과 정리운동을 포함한다.
    - 빈도: 주 3회
    - 유형: 큰 근육을 사용한다(원격측정기를 이용하여 ECG 모니터링을 하면서 고정형 자전거타기/트레드밀)
    - 방법: 각 양식에서 운동부하를 지정한 순환-간격운동
  - 목표 심박수 이하에서 운동부하를 3회 반복한 후 증가시킨다.
  - 저항훈련: 증상-제한적 스트레스 검사 이후에 저-저항훈련을 수행한다
    - 주의사항: 운동세션 동안 주기적으로 심박수와 혈압을 모니터한다; 저항운동은 심박수와 수축기 혈압상승과 관련된 허혈증상을 나타내면 안된다.
    - 초기저항: 1-RM의 40%

3단계(외래환자): 병원이나 지역사회에서 시작된 지도감독되는 상태

- **목적:**
  - 2단계에서 성취한 적응력을 개선 및 유지한다.

■ **지침:**

- 레크리에이션 활동(수영, 하이킹, 조깅, 자전거타기)을 사용한다.
- 상지운동의 특별한 고려사항:
  - 기계적 효율성: 다리운동보다 낮다
  - 산소 흡입: 의미 있게 더 높다.
  - 심근 효율성: 더 높다.
  - 심근 산소소모: 더 높다.
  - 주의사항: 관상동맥질환자는 증상이 발생하기 이전에 다리운동보다 팔운동이 약 35% 정도 낮다.

만성적인 III 단계, 탈-컨디션된 노인: 유산소 컨디셔닝 프로그램

노인은 일상생활의 단축으로 폐 및 심장혈관계 예비력에 주요 제한을 가지고 있다.

■ **환자 상태:**

- 혈전, 색전, 폐렴, 무기폐, 골절 등에 대한 감수성이 증가한다.
- 앉았다 일어설 때, 심계항진, 어지럼증, 자세성 서혈압
- 근력 감소, 일 능률 감소, 심박수 및 혈압반응 증가로 인한 제한된 활동 (걷기, 계단 오르기)
- 저-강도 운동에서 협심증 혹은 허혈증상이 발생하고 심근 부담도에 대한 지구력 감소.

■ **유산소 훈련 프로그램의 진행을 위한 지침**

- ECG 관찰하면서 다단계검사를 통해 최대심박수/증상-제한적 HR을 확인한다.
- 운동 HR로 역치자극(최대/증상-제한적 HR의 %)를 결정한다.
- 운동강도, 기간, 빈도를 결정한다.
- 기능적 목적에 기초한 운동유형을 결정한다.
- 명확하게 작성된 교수법을 제공한다.
- 다음 사항에 대하여 환자를 교육한다:
  - 운동과 연관된 증상은 운동의 중지 혹은 수정이 필요하고 물리치료사나 의사에게 보고해야 한다.
  - 휴식 시, 운동 동안, 운동 후의 심박수를 모니터링한다.
  - 지침에 충실한 운동을 한다.
  - 일관된 장기간의 운동을 실시하면, 안정적으로 증가시킨다.
  - 심장문제와 관련된 위험요인을 수정한다.

결합조직의 치유와 재활 용어의 비교 (Comparison of Connective Tissue Healing & Rehab Terminology)

치유 및 조직반응 단계		
급성(acute)	아급성(subacute)	만성(chronic)
• 염증	• 증식 • 복원 • 치유	• 성숙 • 재건
보호 수준/재활 단계		
초기 최대보호	중간기 중등도 보호 조절된 운동	후기 기능으로 복귀
기능적 예상/목적*		
증상이 조절되고 악화없이 초기 치유가 진행되는 동안 지구력이 생기기 때문에 일상생활동작을 시작한다.	조직 치유증진 및 움직이는 반흔의 안정성 확보, 유연성, 신경근 조절, 근 수행력이 개선되면서 IADL로 진행한다.	치유조직의 내구성 안에서 지역사회, 직업, 레크리에이션, 스포츠활동 등의 기능적 독립성을 발전시킨다.

*자세한 내용은 다음의 일반적인 관리지침을 참조.

결합조직 및 관절 손상: 일반적인 관리지침
(Connective Tissue & Joint Injury: General Management Guidelines)

초기: 최대보호기 (4–6일)

환자 상태	관리 계획	중재
• 손상 부위의 염증, 통증, 부종, 근경련 • 손상된 움직임 • 관절 손상이나 관절염이면 관절 삼출 • 관련 부위의 사용 감소 • 기능적 제한	• 환자 교육 • 통증, 부종, 경련을 조절 • 연부조직 및 관절 완전성/가동성 유지 • 관절부종 감소 • 관련 부위의 완전성 및 기능 유지	• 예상되는 회복을 환자에게 알림 • 냉찜질, 압박, 거상, 마사지 • 고정 〔휴식, 부목(splint), 테잎(tape), 석고 고정(cast)〕 • 통증 없는 위치에서 1 등급 관절진동 • PROM • 통증 없는 위치에서 간헐적인 근육세팅 (등척성 운동) • 필요하다면, 적합한 보조도구 • 활동 수정

주의사항: 적절한 휴식과 운동을 한다; 과도한 운동은 통증과 염증을 증가시킨다.
금기증: 염증성 조직에 신장 및 저항운동

중간: 중등도 보호기 (근육 및 피부는 5–8일; 힘줄 및 인대는 3–6주)

환자 상태	관리 계획	중재
• 유용한 가동범위의 끝에서 통증 • 연부조직 부종의 감소 • 관절 삼출 감소 • 연부조직, 근육, 관절 구축 • 사용 감소로 근육 약화 • 관련 부위 및 일부 기능적 사용 감소	• 환자 교육 • 손상된 조직 치유 증진 • 연부조직 및 근육, 관절의 가동성 재건 • 손상된 근육의 신경근 조절, 근지구력, 근력 증가 • 관련 영역의 완전성 및 기능 유지	• 예상되는 치유기간, 다음 지침의 중요성에 관해 환자에게 통보 • HEP 교육; 관리 계획과 일관된 기능적 활동을 장려; 환자의 진전 정도를 모니터링하고 수정 • 운동 진전에 대한 조직 반응을 모니터; 염증이 증가되면, 운동 강도 감소 • 보조도구, 부목, 테이프, 랩 등으로 보호; 자유롭게 움직이는 시간을 점진적으로 증가; 근력증강을 위하여 도구 사용을 줄임. • PROM → A–AROM → AROM으로 진행 • 조직–특별 기술을 사용하여 반흔조직 가동성 • 제한하는 조직 신장 • 다–각도 등척성 운동 진전 • 보호된 체중부하 및 안정화 운동 시작; 내구성이 생기면 진전. • 동적 운동 진전; 역학적 조절과 적절한 역학 강조. • 증상을 악화시키지 않는 저–강도 기능적 활동 실시.

주의사항: 염증 증상이나 관절 부종은 이 단계의 초기에 감소; 활동 수준을 진전시키면 불편감이 발생하지만 4시간 이상 지속되어서는 안 된다; 과도한 운동/활동에 관한 증상은 휴식 시 통증, 피로가 있으며, 근육 약화와 근경련이 증가한다.

후기: 기능단계로 복귀(21−60일)

환자 상태	관리 계획	중재
• 연부조직 구축, 관절 구축 및 유착으로 가동범위나 관절 가동성이 제한됨 • 근 수행력 손상 • 신경근 조절 손상 • 손상 부위의 기능적 사용 감소 • 기대되는 활동에서 정상적인 기능의 불능	• 환자 교육 • 연부조직, 근육 또는 관절 가동성 • 근 수행력 (근력, 근지구력) 개선 • 신경근 조절 개선 • 심폐지구력 개선 • 기능적 활동 진전	• 환자에게 운동의 안정한 진행을 교육; 이해와 준수를 모니터링 • 재손상 방지법 교육: 안전한 인체역학, 인간공각적 상담. • 단단한 조직은 신장: 관절 가동성, 교차-섬유 마사지, 신경근 억제, 스트레칭 운동, 마사지 • 운동 진전 − 최대하 → 최대 − 과제-지향적 PRE (구심성 및 원심성 운동, 체중부하운동, 비체중부하운동) − 단면적 운동 → 다면적 운동 − 단일운동 → 기능적 활동을 훈련하는 복잡한 운동 − 몸쪽은 고정, 먼쪽은 운동 − 느린 속도에서 오랜 시간 운동; 복잡성과 시간 증가; 속도와 시간 증가 • 유산소 운동 진전 • 체중부하 관절을 지지하는 근육이 근력강화될 때까지 보조도구 사용 • 보호 및 조절된 기능 훈련 → 보호없이 다양한 기능 훈련

주의사항: 활동 증가로 불편 발생; 과도한 운동의 징후: 관절부종, 4시간 이상 지속되는 통증 혹은 이완을 위한 투약 요구, 근력 감소, 피로 증가.

만성 염증/누적외상증후군: 일반적인 관리지침
(Chronic Inflammation/Cumulative Trauma Syndromes: General Management Guidelines)

환자 상태	최대보호기(maximum protection phase): 만성 염증 단계
• 반복적인 활동 동안 혹은 활동 후 통증 • 연부조직, 근육 혹은 관절 구축 • 근육 약화 • 고정하는 근육의 근지구력 감소 • 관련 부위의 기능적 사용 감소 • 자세 혹은 움직임 패턴 결함	**중재** • 만성 염증의 원인 및 스트레스 부위를 피하기 위해 필요한 상담 • 조직 스트레스 감소를 위한 환경 개선 • 냉찜질, 압박, 마사지 • 관련 부위 휴식: 부목, 테이프, 석고고정 등으로 기계적 스트레스 최소화 • 비스트레스성 수동운동, 근육 세팅 운동 (저-강도 등척성 운동) • 자세 훈련 • 안정화 운동 **중등도 보호 및 기능단계로 복귀** • 재발을 방지하기 위한 인간공학적 상담 • HEP: 신장운동과 근력강화 운동으로 진전 • 교차-섬유 마사지, 연부조직 가동성 • 요구에 따라 기능을 위한 근육 훈련: 협응성, 근지구력 • 가정, 직장, 스포츠(기계, 도구) 환경 개선

주의사항: 신장운동 후에 ROM이 감소되면, 신장운동을 중지; 반흔의 수축으로 만성 염증 반응이 지속되는지, 보호성 근방호가 있는지 관찰; 안전하고 적합한 운동 유형에서 훈련하고 질환 부위는 고정을 강조.

류마티스 관절염: 일반적인 관리지침 (Rheumatoid Arthritis: General Management Guidelines)

일반적인 관리지침: 급성기

환자 상태	관리 계획	중재
• 손상 관절의 압통, 온감, 부종 • 운동 시 근방호 및 통증 • 관절 뻣뻣함 및 운동제한 • 근육 약화 및 위축 • 피로, 불안, 수면장애 • ADL 및 IADL 제한 **주의:** 관절 변형 및 관절강직이 퇴행 과정 및 근육의 비대칭적 당김으로 다양하게 발전	• 환자 교육 • 통증 및 근방호 이완. 이완 증진 • 관절 뻣뻣함 최소화 및 유용한 움직임 유지 • 근위축 최소화 • 변형 예방 및 관절 구조 보호 • 관련 부위 통합성 및 기능 유지	• 관절 보호 및 에너지 보존 교육 (휴식 시, 활동 동안, 운동할 때 스트레스로 인한 잠재된 변형을 피함; 피곤하면, 활동 수정 및 휴식의 중요성) • HEP: ROM, 부드러운 등척성 운동 • 보호가 필요하면, 부목, 보조기, 다른 지지/보조기구를 사용 • 관절 운동성 및 통증 조절: 통증 억제와 체액정체 최소화를 위해 I 등급 및 II 등급 신연 / 진동기술 • 운동 – 내구성에 따라 PROM, A-ARPM, AROM – 근육 세팅 운동 (저강도 등척성 운동) – 통증/부종 증상이 약물로 조절되면, 아급성/만성 단계에서 기술된 운동으로 진행

주의사항: 스테로이드제의 부작용은 골다공증과 느슨한 인대가 있다; 이러한 구조들은 과도한 스트레스를 수면 안 된다.

금기증: 부종관절을 가로지르는 신장, III 등급 혹은 IV 등급 관절 가동성 혹은 강한 저항운동을 삼간다.

일반적인 관리지침: 아급성 및 만성, 진정단계

환자 상태	관리 계획	중재
• 아침 뻣뻣함 • 연부조직 및 근육, 관절 구축 (관절강직이나 아탈구로 인한 변형이나 장애가 발생; 인대 유착 혹은 해지고 찢긴 인대) • 사용 감소로 근육약화 • 관련 부위의 기능적 사용 감소 **주의***: 류마티스관절염은 통증 강도, 관절 부종, 아침 뻣뻣함 및 계통적 영향이 감소할 때 아급성으로 사료된다; 만성 단계는 악화 사이에 발생한다.	• 환자 교육 • 기능 개선 • 연부조직, 근육 또는 관절 가동성 회복 • 관련된 근육의 신경근 조절, 근지구력, 근력 등을 발전	• 치료접근은 아래의 주의사항과 함께 아급성/만성 근육뼈대계 장애와 동일 • HEP: 관리계획과 일치하는 기능적 활동 강화; 환자의 진전을 모니터하고 조절 • 운동 진전을 위한 근육과 관절의 반응 모니터링; 염증이나 관절 삼출이 증가하면 운동강도를 감소 • 필요하면 보조도구와 부목을 이용하여 지속적으로 보호 • 운동 – A-AROM → AROM – 제한된 조직의 신장 – 다각도 등척성 운동으로 진전 – 보호된 체중부하 및 안정화 운동으로 시작; 내구성에 따라 진전 – 동적 운동으로 진전; 변형하는 힘을 피하기 위하여 근력의 조절과 균형이 강조 – 저강도 유산소운동(수영, 자전거타기)은 영향 없음 • 사회적 지지를 제공하는 그룹활동을 사용

주의사항: 신장 및 관절가동술의 강도는 질병의 진행 단계와 스테로이드 사용에 따라 주의 깊게 적용해야 한다: 심한 신장이나 교정술(트러스트)은 사용하지 않는다.

골관절염: 일반적인 관리지침
(Osteoarthritis: General Management Guidelines)

일반적 관리지침: 급성기

환자 상태	관리 계획	중재
• 기계적 스트레스나 과도한 활동으로 인한 통증 • 후기 단계에서 휴식 시 통증 • 아침 뻣뻣함과 무활동 이후 • 초기 단계: 관절주머니의 느슨함과 과가동성/불안정성 등의 퇴행성 변화 • 후기 단계: 운동의 점진적인 제한 • 근육 약화 • 고유수용성감각 및 균형 감소 • ADL 및 IADL의 기능적 제한	• 환자 교육 • 뻣뻣함의 영향 감소 • 통증 감소 및 변형하는 힘의 예방 • 가동범위 증가 • 신경근조절, 근력, 근지구력 개선 • 균형 개선 • 신체 컨디셔닝 개선	• 변형하는 힘의 예방에 관한 중요성, 가동범위 운동을 통해 뻣뻣함의 효과를 감소시키는 방법, 관절 지지를 위한 근력의 중요성을 교육; 프로그램 계획 강화하는 운동 교육 • 스트레스를 최소화하고 생체역학적 결함을 수정하기 위해 부목/보조기구 사용 • 운동 – 관절가동술, 신장, 유연성 운동 – 근력 및 근지구력 운동 (다각도 등척성 운동, 저강도, 고반복 저항운동); 관절을 지지하는 근육군을 강조 – 신경근 조절 운동 및 고유수용성감각 훈련 – 균형훈련 및 활동 – 무저항/저-저항유산소운동 (걷기, 자전거타기, 수영)

주의사항: 저항운동 동안이나 후에 관절통증은 저항이 과도했거나 부적절한 가동범위에 스트레스가 주어졌다는 것을 의미한다; 통증의 원인을 위해 가동범위내내 고-강도 저항운동은 금지한다; 조깅이나, 점핑, 관절에 반복적인 강한 부하를 야기하는 활동은 피한다.

관절보호를 위한 지침 (Guidelines for Joint Protection)

- 활동을 모니터하여 불편이나 피로가 발생하기 시작할 때 운동을 중단
- 장시간의 한 세션보다 짧은 기간 운동(3~5회/일)을 빈번히 사용
- 피로를 피하기 위해 활동을 변경
- 관절통증이 발생하여 1시간 이상 지속되는 운동은 피하고, 활동수준을 감소
- 기능적 가동범위, 근력, 근지구력 유지
- 근육피로와 전신피로를 피하기 위해 운동과 휴식의 균형유지
- 질환 악화기에는 휴식을 증가
- 변형된 자세 피함
- 장시간 정적 자세 피함; 매 20~30분마다 자세 변경
- 가능하면 언제든지 활동하는 동안 더 크고 강한 근육과 관절을 사용
- 적합한 기구 사용

섬유근육통 및 근막통증증후군 (Fibromyalgia & Myofascial Pain Syndrome)

섬유근육통과 근막통증증후군의 유사점과 차이점

- **유사점**
  - 근육통
  - 가동범위 감소
  - 자세성 스트레스
- **차이점**

섬유근육통(FM)	근막통증증후군(MPS)
• 압통점 • 수면장애 • 연관된 통증 패턴 없음 • 피로	• 근육의 통증 유발점 • 연관된 통증 패턴 • 근육의 경결(tight band)

섬유근육통

■ 환자 상태

- 3개월 이상 지속되는 신체의 반을 포함하는 광범위한 만성 통증
- 증상은 18개 압통점 중 11개, 수면장애, 아침 뻣뻣함이 나타난다. Wolfe 1990

섬유근육통(fibromyalgia)의 압통점

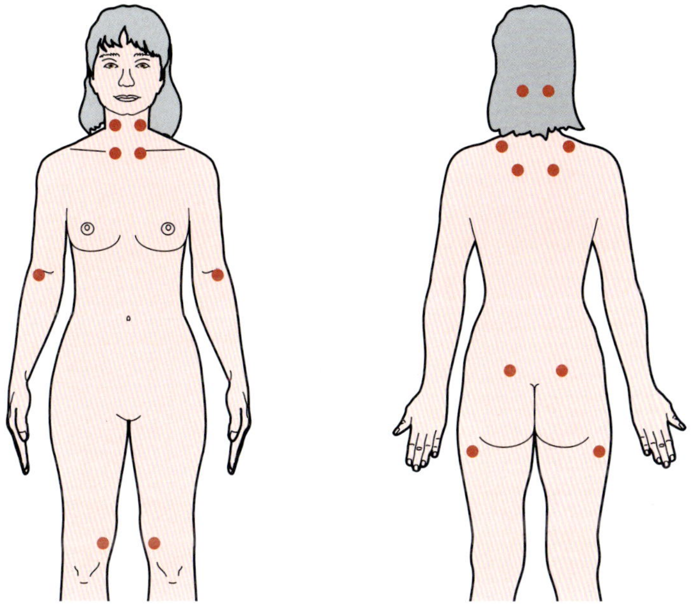

- 운동 내구성 감소 및 피로
- 전형적으로 중장년층에서 호발
- 어깨뼈, 머리, 목, 가슴, 아래 허리에 위치한 근육에 선형적으로 통증
- 건염, 두통, 민감성 방광, 디관절 장애, 하지불인증후군, 승모판 탈출증, 불안, 우울증, 기억장애 등의 높은 발생률

■ 관리지침

- 운동: 저-강도 유산소운동 및 저항운동
- 일상생활 교육
- 스트레스 요인 제거
- 알코올 및 카페인 소비 감소
- 식이조절
- 약물치료

근막통증증후군(Myofascial Pain Syndrome)

■ 환자 보고

- 만성 국소적 통증
- 특별한 연관통(referred pain)이 있는 발통점 〔근육의 경결(tight band)에 과민 부위〕 Simons 1999
    - 발통점(Trigger point)은 활동적이고(전형적인 통증 유형 생성) 잠재적(촉진하지 않으면 증상 없음)
    - 발통점이 있는 근육은 가동범위와 근력 감소

■ 관리지침

- 발통점 제거
    - 수동신장으로 반복적인 수축-이완기술
    - 능동신장으로 반복적인 수축-이완기술
    - 스프레이 및 신장
    - 침이나 주사
- 고려되는 요인 수정
    - 반복활동으로 인한 만성 과부하 배제
    - 손상된 근육의 재조정
- 손상된 근육의 근력강화

제 2 장

척추(Spinal)

척추 재활의 지침 (Guidelines for Spinal Rehabilitation)

척추 및 몸통 기능의 회복을 위해 다음의 내용을 발전 혹은 개선한다:

- 자세 정렬: 머리–목, 등, 및 허리골반
- 효과적인 정렬을 위한 척추와 팔다리의 유연성
- 척추의 동적 안정성은 다음을 포함한다:
    - *깊은 (핵심) 안정화* 근육의 활동 및 훈련
        - 목 영역: 축성 폄을 조절하기 위해 목긴근과 뭇갈래근(MF) 근육
        - 허리 영역 : 중간범위 앞굽음을 조절하기 위해 배가로근(TA) 및 뭇갈래근
    - 모든 자세근육의 지구력 및 근력
    - 안전한 신체역학, ADL, IADL, 직업, 스포츠 관련 활동을 위한 팔다리와 몸통 사이의 협응된 신경근 조절
- 심폐지구력
- 스트레스 이완/관리
- 가정과 직장환경의 인간공학적 적응

가동범위 증가를 위한 운동 (Exercises to Increase ROM)

목뼈와 위등뼈 부위

목적: 목뼈 신장 기법: 손에 벨트를 끼고 도수견인치료 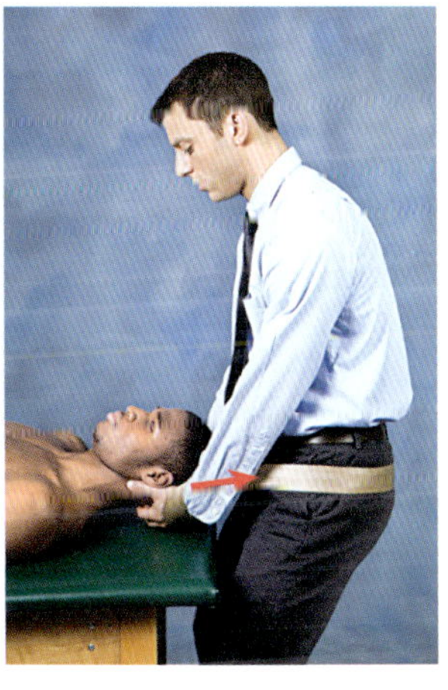	뒤통수 아래 수건을 놓고 도수치료 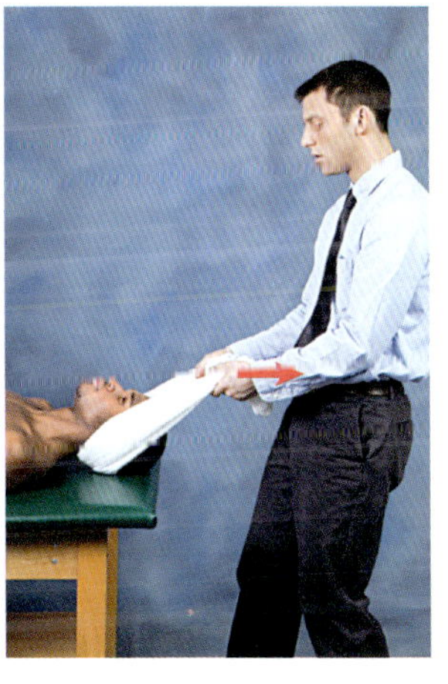

계속

목적: 목갈비근 신장 기법: • 축성 폄(턱당김)에서 단단한 근육 쪽으로 돌림 및 반대편 옆굽힘 • 머리 고정 • 환자는 숨을 들이쉬고 내뱉음. • 호기 때 어깨뼈를 아래쪽으로 신장력 적용.	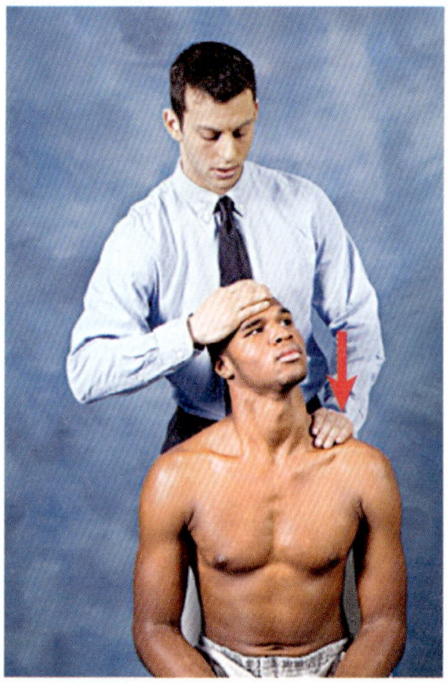
목적: 뒤통수밑근 신장 (머리 굽힘 증가) 기법: 도수 신장 • 엄지와 검지 사이에 C2를 고정 • 뒤통수 아래 손을 놓고 환자의 머리를 끄덕임 • 유지-이완 기술: 양쪽 눈을 위쪽으로 돌림하여 근육을 수축한 다음 다시 양쪽 눈을 아래로 내리고 목을 앞으로 끄덕여서 이완 부분을 당겨 올림.	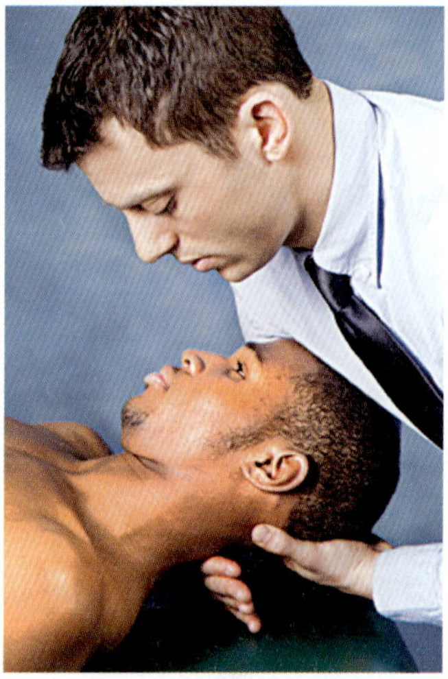
목적: 뒤통수밑근 신장 (머리 굽힘 증가) 기법: 자가-신장 • 머리 밑 뒤통수에 한 손 (또는 양손)을 위치 • 머리뼈의 아래를 가볍게 들어 올리고, 머리를 앞으로 끄덕임	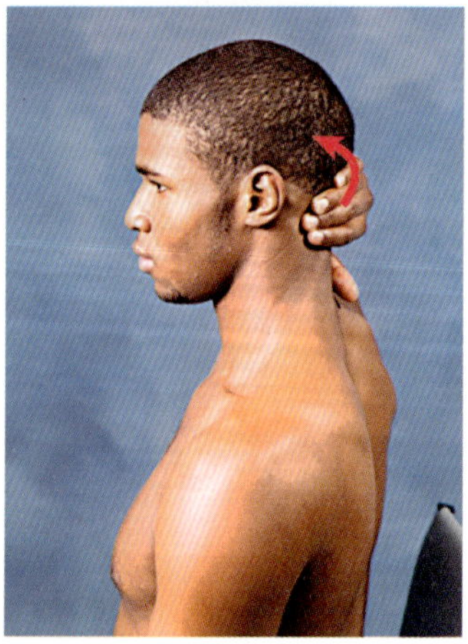

목적: 윗 어깨세모근 신장

(목뼈 옆굽힘 증가)

기법:

• 등 뒤로 손을 뻗어 어깨뼈를 고정

목적: 어깨올림근 신장

기법: (그림 없음)

• 등 뒤로 손을 뻗어 어깨뼈 고정

• 반대쪽 무릎을 향해 굽히고,
머리의 뒤가쪽에서 신장력을 적용

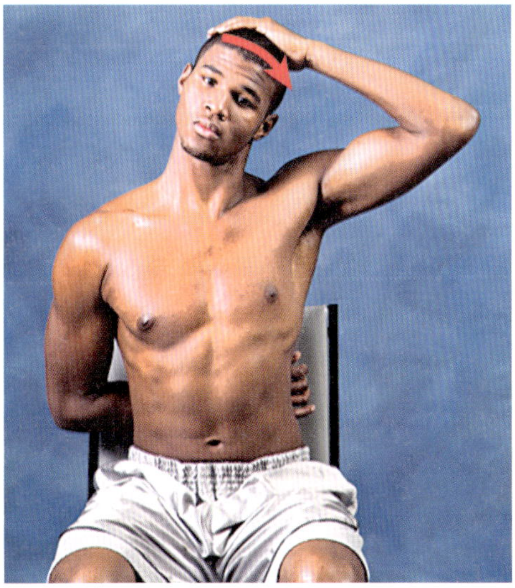

목적: 앞 가슴 신장

기법:

• 손을 머리 뒤에 놓고 무릎 구부린 혹은 앉은 자세

• 숨을 들이 쉬고, 가슴을 팽창시키는 동안 등을 편평하게 유지

• 추가 신장을 위해 어깨뼈 사이에 세로로 수건을 접어놓음

• 등 뒤에 세로로 수건을 접어놓고 눕기

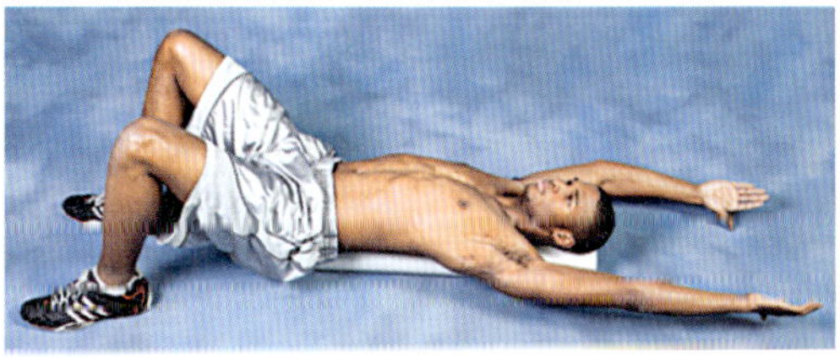

머리 위로 팔 뻗고 폼롤 신장

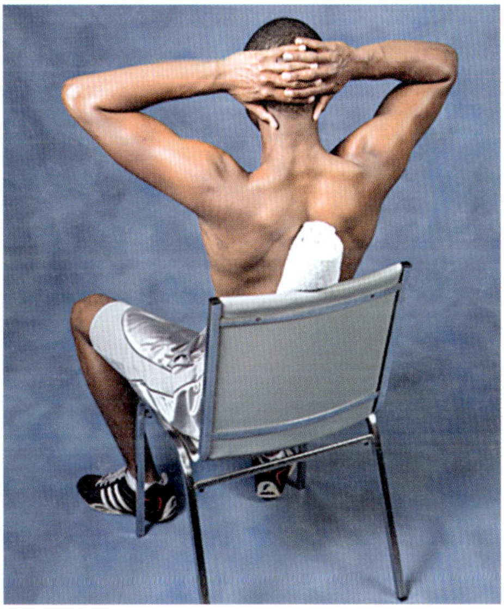

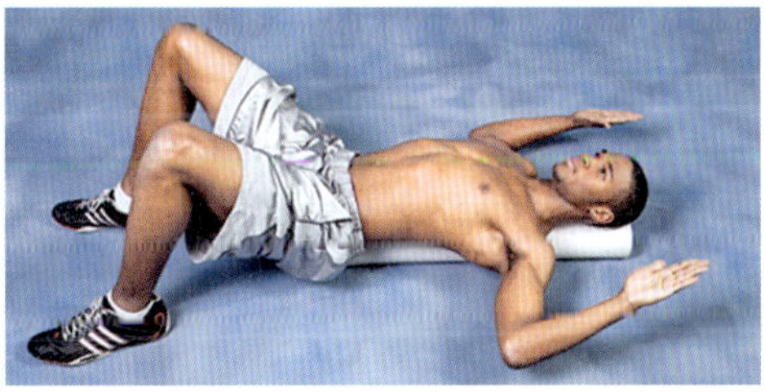

90°/90° 으로 팔을 놓고 폼롤 신장

중간등, 아래등 및 허리부위

목적: 허리오목관절(lumbar facet joint) 신연

기법: 치료 자세

- 옆구리가 완전 신장된 자세로 옆으로 누움
- 옆굽힘을 위해 허리뼈 아래에 수건을 말아넣음
- 가슴에 뒤돌림 추가

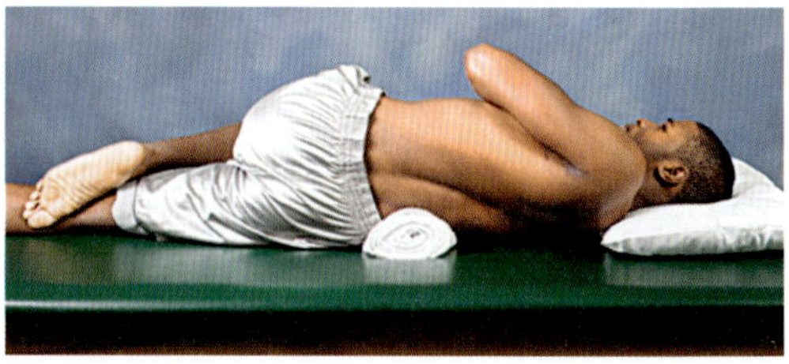

목적: 아래 가슴부위 옆굽힘 증가

기법:

- 옆구리가 완전 신장된 자세로 옆으로 누움
- 옆굽힘을 위해 아래허리뼈 밑에 수건을 말아넣음
- 더 큰 신장을 위해 머리 위로 팔을 놓음.

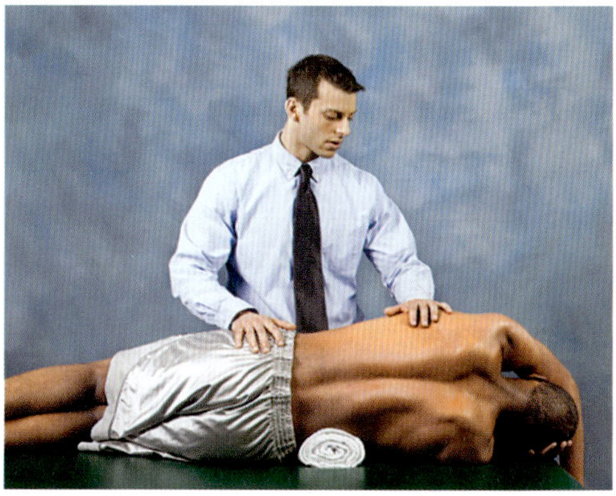

목적: 허리 굽힘 증가

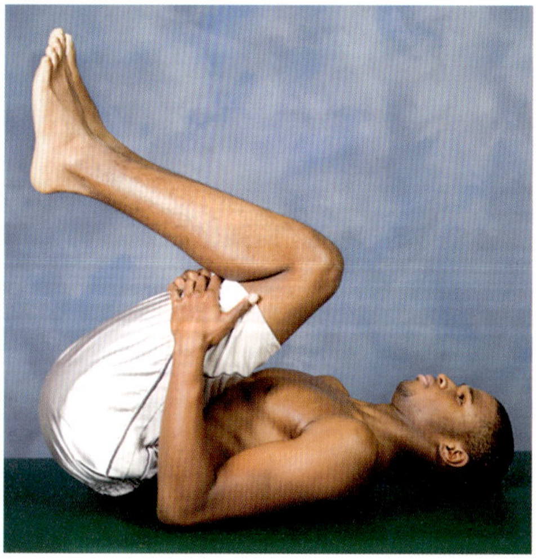

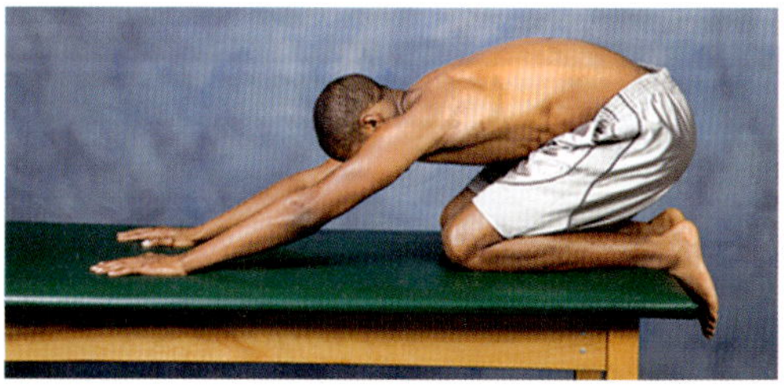

목적: 허리 폄 증가

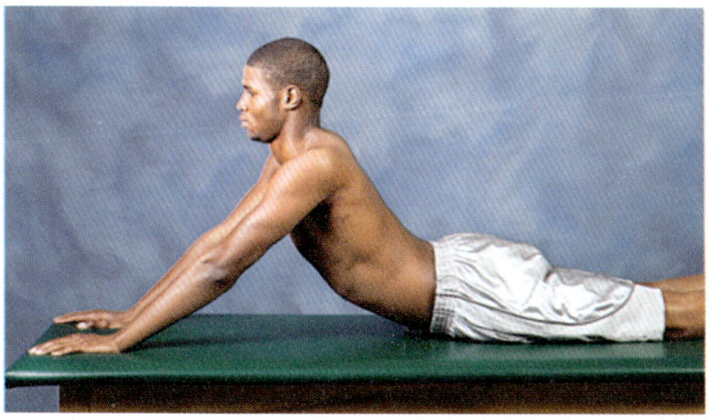

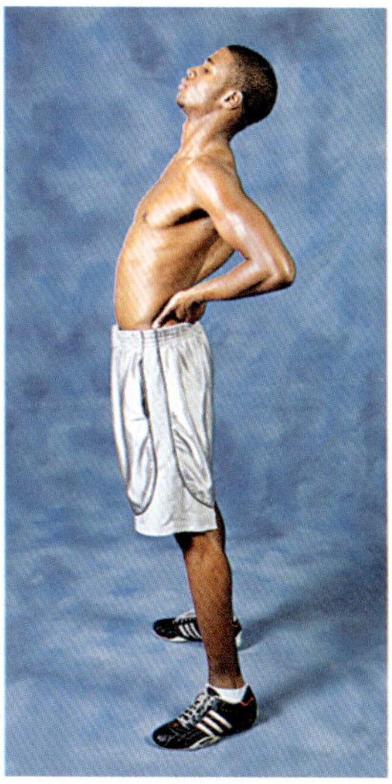

신경 가동술

목적: 정중신경 가동성 증가

기법:

- 팔이음뼈 내림
- 어깨관절 벌림
- 팔꿉관절 폄
- 어깨관절 바깥돌림 및 아래팔 뒤침
- 손, 손가락, 엄지손가락 폄
- 반대편 목 옆굽힘

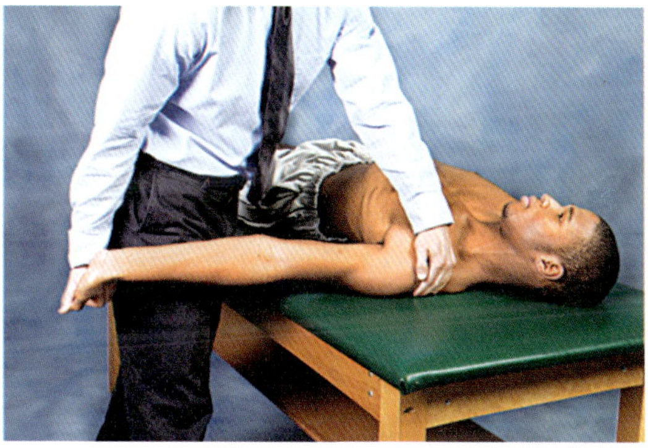

목적: 노신경 가동성 증가

기법:

- 팔이음뼈 내림
- 어깨관절 벌림
- 팔꿉관절 폄
- 어깨관절 안쪽돌림 및 아래팔 엎침
- 손목, 손가락, 엄지손가락 굽힘
- 손목 노측편위
- 반대편 목 옆굽힘

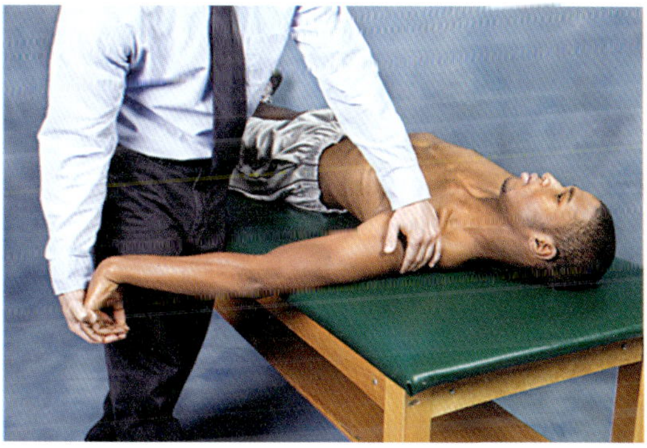

계속

목적: 자신경(ulnar nerve) 가동성 증가 기법: • 팔이음뼈 내림 • 어깨관절 가쪽회전 및 벌림 • 팔꿉관절 굽힘 • 아래팔 뒤침 • 손목관절 폄 • 손목관절 자측편위 • 반대편 목 옆굽힘	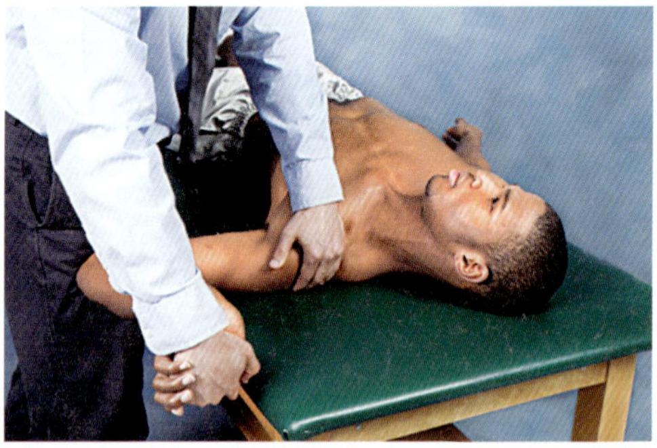
목적: 궁둥신경(sciatic nerve) 가동성 증가 기법: • 엉덩관절 모음 및 안쪽돌림 상태에서 SLR • 발목관절 발등굽힘	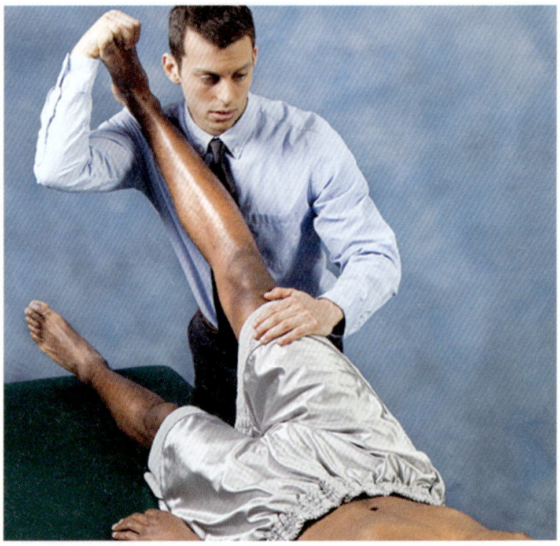
목적: 전체 말초신경계(entire peripheral nervous system) 가동성 증가 기법: • 목, 가슴, 아래 등 굽힘 자세로 구부려 앉은 자세(slump-sitting) • 무릎관절 폄 • 발목관절 발등굽힘	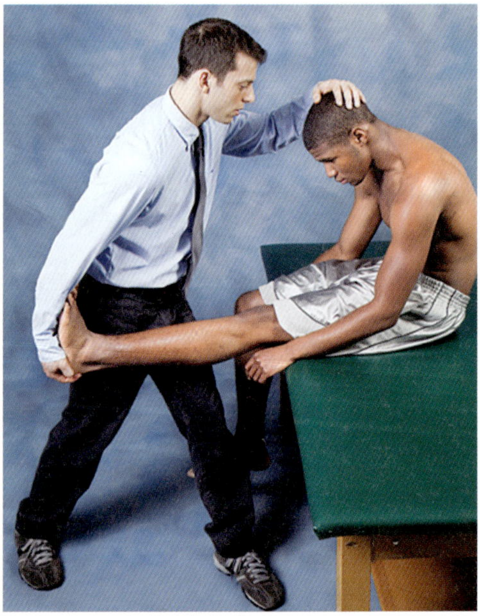

목적: 넙다리신경(femoral nerve) 가동성 증가 기법: • 척추 중립위치(폄 없음)에서 엎드려 누운 자세 • 엉덩관절 폄에서 0 ° • 무릎관절 굽힘	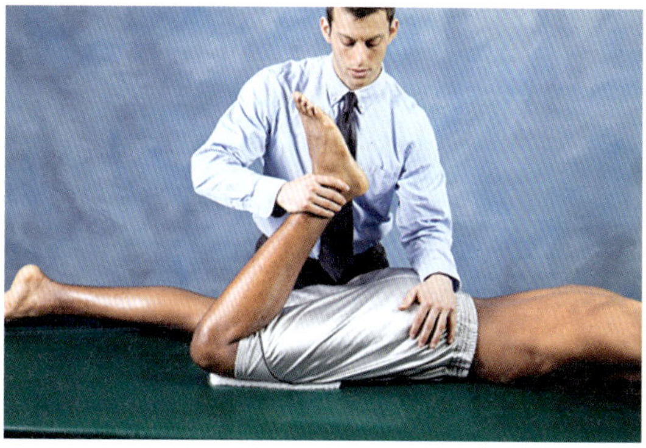

근육 수행력 개선을 위한 운동 (Exercises to Improve Muscle Performance)

안정화 운동: 지침

목뼈와 허리뼈 안정화 운동은 기능적으로 상호 연관되어 있다. 비록 초기 운동기술은 한 영역만을 강조하지만, 효과적인 안정화를 위해서 척추 전영역으로 진행되어야 한다.
통합된 접근법은 아래의 내용을 포함한다:

- **인식과 조절을 위한 운동감각 훈련**
  - 척추 운동을 안정화: 머리 끄덕임 및 골반 기울임
  - 척추를 중립위에 놓고 바로 누운 자세, 엎드린 자세, 앉기 및 서기
  - ADL 및 팔다리 운동에 대한 척추의 영향
  - 구르기, 일어나 앉기/서기 및 다시 돌아가기, 걷기를 위한 척추 조절

- **중립위치에서 분절 조절을 위한 깊은 (핵심) 근육 활동 및 지속적인 수축**
  - 목 부위: 축성 폄의 조절을 위한 긴목근 및 뭇갈래근 활동기술
  - 허리 부위: 배가로근(TA)(드로잉-인 방법) 및 뭇갈래근 활동기법

- **팔다리 부하와 척추자세에 관한 얕은 (대근육) 근육 조절**
  - 다양한 척추분절을 횡단하는 모든 목과 몸통근육들 포함한다.
  - 필요하면 척추자세에 수동지지를 제공한다; 목뼈 및 몸통자세근육으로부터 능동적인 조절로 진행한다.

- 모든 팔과 다리운동과 함께 척추중립자세의 유지를 위한 얕은 근육 활동과 핵심 근육 활동의 협응
- 팔다리를 통해 척추근육에 반복 및 저항부하를 증가; 조절 손실 없이 적용되는 힘에 대항하여 안정화를 유지하기 위한 목과 몸통근육의 도전

운동의 기능적 진전은 다음과 같다:

- 변동하는 부하 아래 안정적인 수축을 향상시키기 위한 대항근과 몸통근육의 리듬감 있는 안정화 사이의 등척성 수축의 대체
- 대체하는 힘(과도기적 안정화)에 대항하여 척추 자세의 조절을 위한 팔다리 움직임과 연관된 자세 변경
- 균형개선을 위한 기대되지 않는 부하와 부하에 대한 신경근 반응을 발전시키기 위해서 운동을 하는 동안 불안정한 힘에 반응하는 불안정한 표면에서 자세 조절
- 효과적인 신체역학, IADL, 직장 및 스포츠 관련 활동을 위한 훈련

안정화 운동: 목 부위

목적: 깊은 목 굽힘근(deep cervical flexors)을 활성화

기법:

- 목뼈 아래 압력커프(pressure cuff)를 접어 넣음; 20 mmHg로 주입
- 22 mmHg로 압력을 상승시키고, 10초 유지 후, 이완
- 24 mmHg에서 반복, 10초 유지 후, 이완
- 30 mmHg에서 계속
- 10초 유지를 10회 반복 후, 2 단계 운동으로 진전

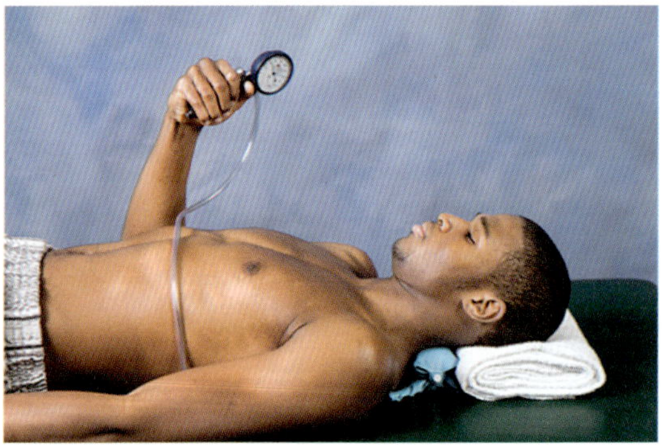

목 안정성: 굽힘근 강조

<table>
<tr><td rowspan="2">지시: 필요한 지지와 보호를 결정;
중립위치에서 축성 폄으로
운동 진행; 운동 동안 유지;
팔다리 반복 증가 후,
진전하기 전에 저항을 추가;
1단계-3단계에서 압력 되먹임
커프를 사용</td><td colspan="4">최대 지지 (maximum support) → 최소 지지 (minimum support)</td></tr>
<tr><td>바로 누운 자세</td><td>앉기 (불안정을 위해 공 위에 앉기)</td><td>벽을 지지하고 서기 (불안정을 위해 머리 뒤에 작은 공을 놓고 서기)</td><td>지지없이 서기</td></tr>
<tr><td>1단계: 핵심 활동</td><td colspan="4">부드러운 머리목 굽힘/축성 폄;
10초 유지 × 10회 반복</td></tr>
<tr><td rowspan="3">2단계: 최대보호에서 중등도 보호</td><td colspan="4">어깨관절 굽힘 90°</td></tr>
<tr><td colspan="4">어깨관절 벌림 90°</td></tr>
<tr><td colspan="4">윗팔은 몸통 옆에 두고 어깨관절 가쪽돌림</td></tr>
<tr><td rowspan="3">3단계: 중등도 보호에서 최소 보호</td><td colspan="4">어깨관절 가동범위 끝까지 굽힘</td></tr>
<tr><td colspan="4">어깨관절 가동범위 끝까지 벌림 및 가쪽돌림</td></tr>
<tr><td colspan="4">사선 유형(patterns)</td></tr>
<tr><td rowspan="2">4단계: 최소 보호에서 비-보호</td><td colspan="4">기능적 유형: 앞으로, 가쪽으로, 위로 뻗기</td></tr>
<tr><td colspan="4">지지없이 서기: 밀기/당기기, 들기</td></tr>
</table>

목적: 팔다리를 움직일 때 안정성을 위한 목 굽힘근 근력 향상;

주의: 다음 그림은 목 굽힘근 안정화 운동의 한 예를 보여준다; 추천하는 운동 진행은 앞의 표에서 설명한다.

2단계: 어깨관절 굽힘 90°

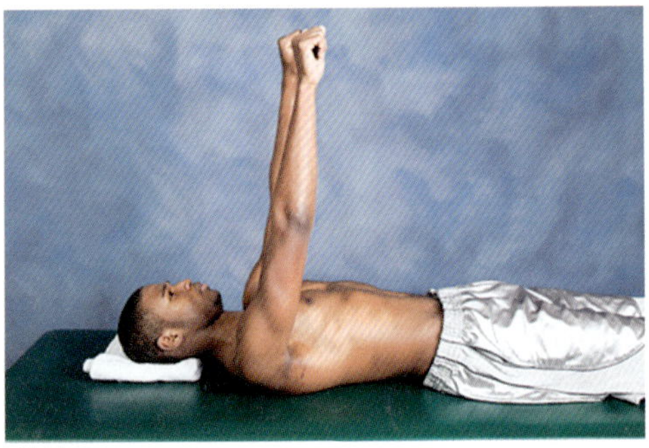

2단계: 어깨관절 벌림 90°

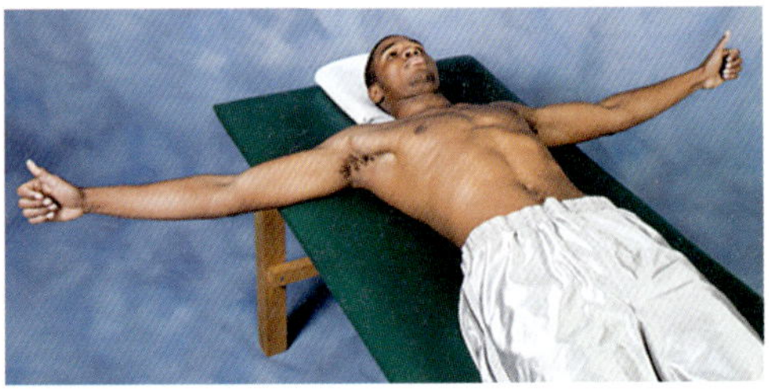

2단계: 윗팔은 몸통 옆에 두고, 어깨관절 가쪽벌림

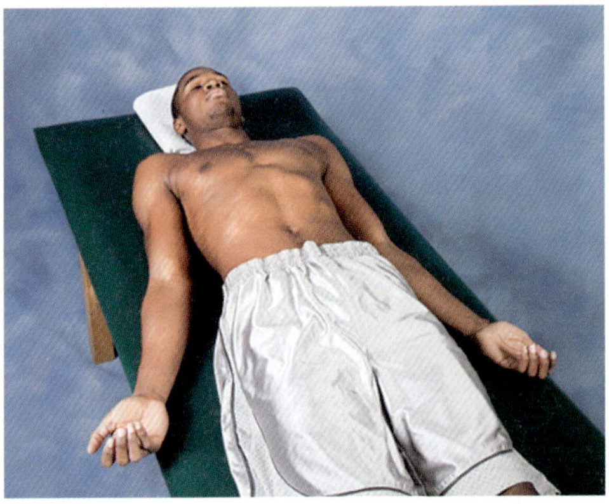

3단계: 사선유형

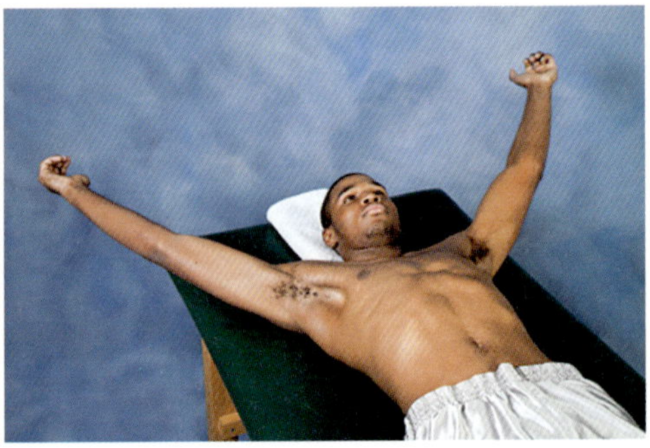

목적: 깊은 목 굽힘근 동적으로 근력강화

기법:

- 바로 누운 자세에서 머리를 들어 올리기가 불안정하면 (SCM 및 목갈비근의 최소 이용으로), 웨지 위에 누워 머리 끄덕임부터 시작한다.
- 바로 누운 자세에서 머리 끄덕임으로 진행한다.

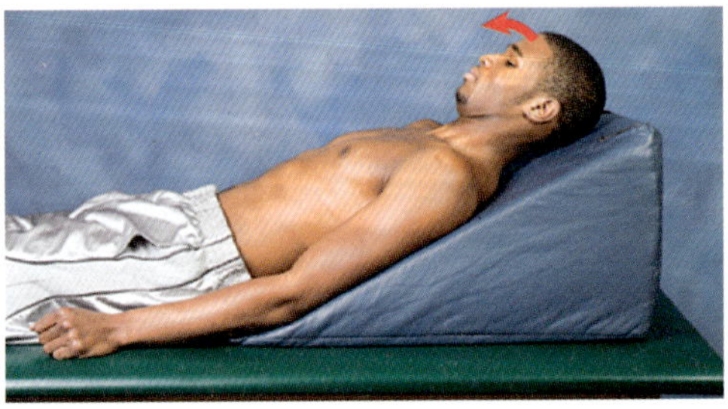

목 안정성: 펌근 강조

<table>
<tr><td rowspan="2">지시: 중심위치에서 축성 펌으로 운동 시작 및 운동하는 동안 유지; 다음 운동단계로 진행하기 전에 팔다리 운동반복을 증가시킨 후 저항을 증가시킴</td><td colspan="4">최대 지지 (maximum support) → 최소 지지 (minimum support)</td></tr>
<tr><td>엎드린 자세 (이마를 매트 위에); 이마 들기</td><td>네발기기 자세 (스툴이나 짐볼 위에): 두 눈은 바닥을 보고 유지</td><td>바로서기 (등을 벽에 지지하거나 머리와 벽사이에 공을 둠)</td><td>바로서기 (지지없이)</td></tr>
<tr><td>1단계: 핵심 활동</td><td colspan="4">매트에서 이마 들기;
10초 유지 × 10회 반복</td></tr>
<tr><td rowspan="2">2단계: 최대 보호에서 중등도 보호</td><td colspan="4">위팔은 몸통 옆에 두고: 어깨관절 가쪽벌림 및 어깨뼈 모음</td></tr>
<tr><td colspan="4">위팔 90°/90° 자세(벌림 및 가쪽돌림),
어깨관절 수평벌림, 어깨뼈 모음</td></tr>
<tr><td rowspan="2">3단계: 중등도 보호에서 최소 보호</td><td colspan="4">어깨관절 전-가동범위 올림</td></tr>
<tr><td colspan="4">어깨관절 90° 벌림, 가쪽돌림,
팔꿉관절 폄: 어깨관절 수평벌림 및 어깨뼈 모음
팔 사선 유형(patterns)</td></tr>
<tr><td rowspan="2">4단계: 최소 보호에서 비-보호</td><td colspan="4">바로 서기: 앞으로, 바깥으로, 위로 뻗기</td></tr>
<tr><td colspan="4">지지 없이 바로서기: 밀기/당기기, 들기</td></tr>
</table>

목적: **1단계 :** 심부 목 폄근 활성화

기법:

- 부드러운 머리 끄덕임으로 시작
- 척추는 중립위치를 유지하고,
  탁자에서 이마 들기; 양쪽 눈은 탁자를 봄
- 10초 유지 x 10회 반복 후,
  2단계로 진행

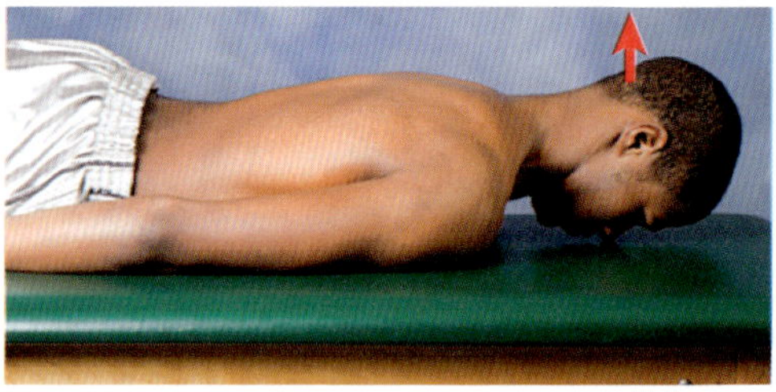

목적: 팔다리 운동을 할 때 안정화를 위해 목 폄근의 근력 향상;

주의: 다음 그림은 어깨뼈 모음과 팔 부하를 사용한 목 폄근 안정화 운동의 한 예이다.

2단계: 어깨뼈 모음 및 어깨관절 가쪽벌림

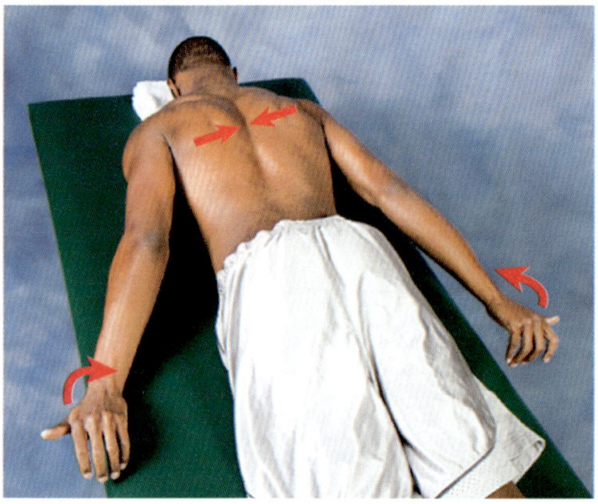

2단계: 어깨뼈 모음 및 90˚/90˚ 자세에서 어깨관절 가쪽돌림

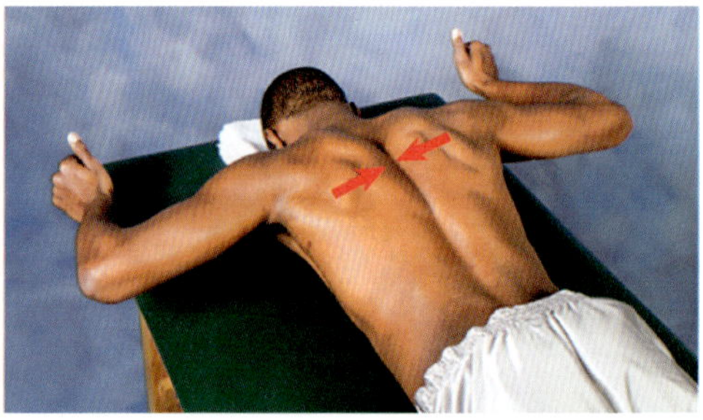

2단계: 저항을 주고 불안정한 지면 위에서 어깨뼈 모음 및 90˚/90˚ 자세에서 어깨관절 가쪽돌림

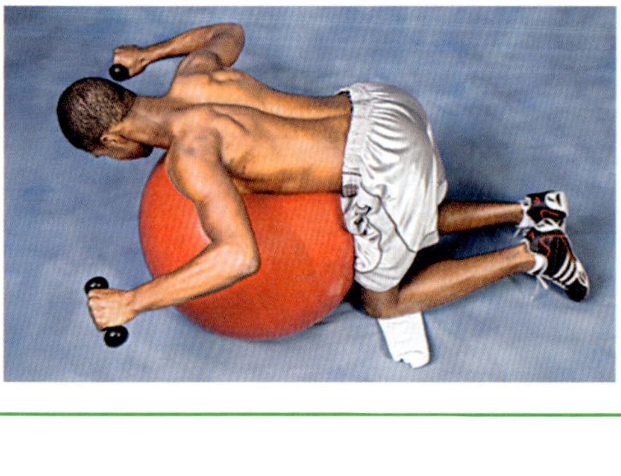

3단계: 어깨뼈 모음 및 어깨관절 수평벌림 및 가쪽 돌림, 팔꿈치 폄

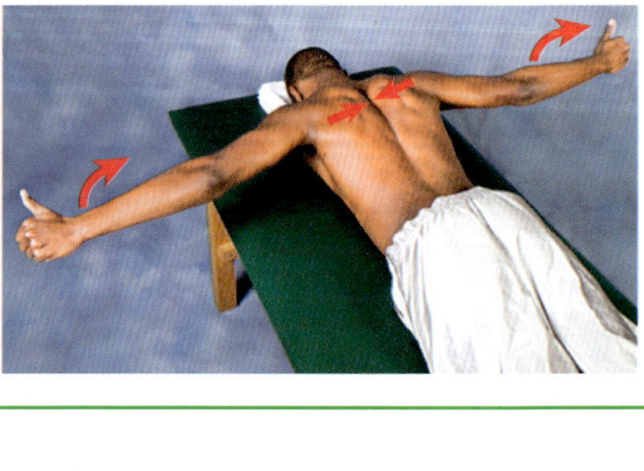

3단계: 팔 사선 유형

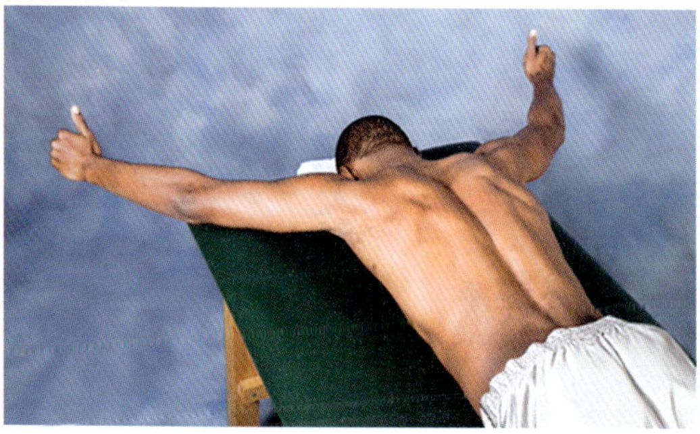

3단계: 저항을 주고 불안정한 지면 위에서 팔 사선 유형

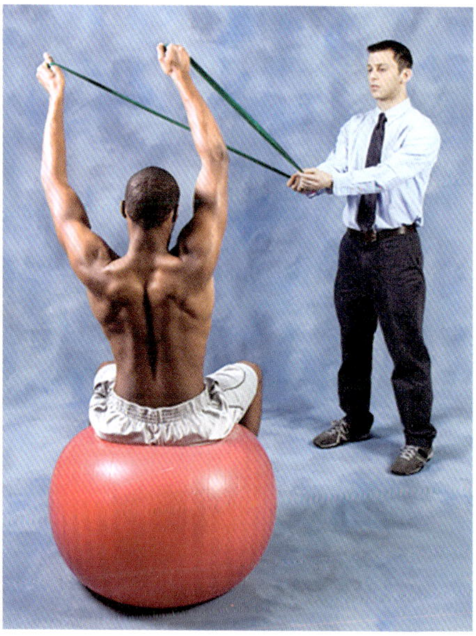

4단계: 저항 아래 지지하고 바로 서서 (불안정한 지면에 대항해 머리를 두고) 어깨관절 굽힘/폄 교대운동

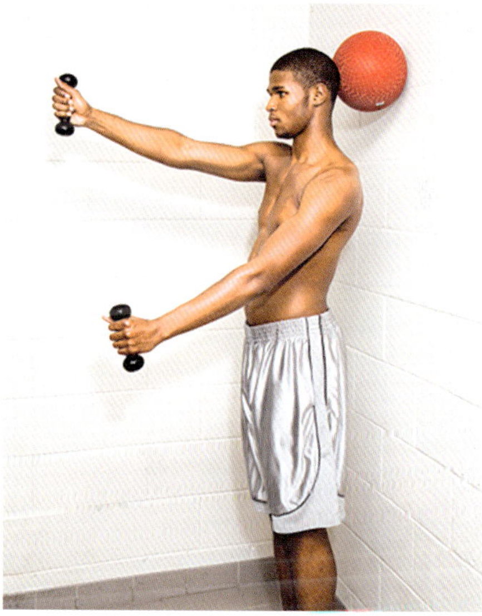

안정화 운동: 허리골반 부위

목적: **배가로근(TA) 활성**

기법: **엎드린 자세 (그림 없음)**

- 배 아래 압력커프를 사용
- 척추는 중립위
- 70 mmHg까지 부풀림
- 환자는 호기 동안 드로잉-인 방법 (척추 쪽으로 근복을 당김)을 수행
- 압력은 10 mmHg 이하로 감소해야 한다.
- 10초 유지 (다시 호흡 시작); 이완; 반복

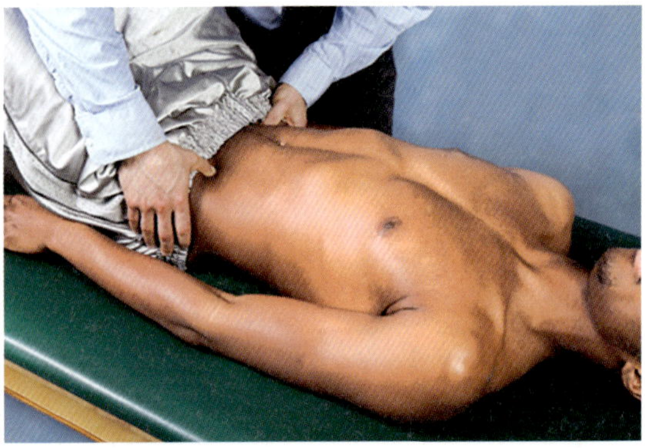

기법: **바로 누운 자세**

- 척추는 중립위
- ASIS의 아래 및 안쪽을 촉진
- 깊은 근육의 장력을 감지 (불룩한 것은 TA가 아니라, 배속빗근이다.)

목적: **뭇갈래근(MF muscle) 활성**

기법:

- 환자는 엎드린 자세(그림 없음)/옆으로 누운 자세를 취함
- 환자가 부드럽게 수축하는 동안 각 수준별로 가시돌기를 따라 깊게 촉진; 촉진하기 위해:
  — 드로잉-인 방법 사용
  — 회음부 근육 수축
  — 골반에 저항 적용

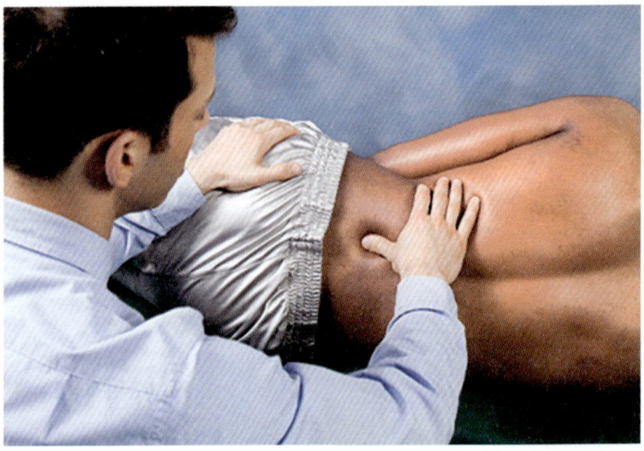

허리골반 안정화: 배근육 강조			
지시: 드로잉-인 방법으로 시작. 환자가 안정한 골반을 유지할 수 있는 다리 부하를 사용; 수회 반복사용/팔다리 움직임 교대	환자는 바로 누운 자세 아주 쉽다 → 아주 어렵다		
	A. 다리를 들어 엉덩관절 90° 굽힘	B. 무릎관절을 펴서 뒤꿈치를 미끄러져 움직임	C. 다리를 편 상태에서 45° 까지 들기
• 1 단계: 핵심 활성	드로잉-인, 10초 유지, 이완, 10회 반복		
• 2 단계:	매트 위에 반대쪽 다리를 놓음; 구부린 다리를 폄		
• 3 단계 A, B 혹은 C	매트 위에 반대쪽 다리를 놓음		
• 4 단계 A, B 혹은 C	팔로 보조한 상태에서 엉덩관절 굽힘 90°에서 다리 유지		
• 5 단계 A, B 혹은 C	팔로 보조하지 않은 상태에서 엉덩관절 굽힘 90°를 유지		
• 6 단계 A, B 혹은 C	양측 다리 움직임		

목적: **허리골반 소실을 위한 배근육 근력 향상; 주의:** 다음 그림은 팔다리 부하를 이용하여 배근육을 강화하는 안정화 운동의 한 예이다. 매 운동을 위해 척추는 중립위치에서 드로잉-인 방법으로 시작한다. 되먹임을 위해서 압력커프를 사용한다(40 mmHg로 부풀림, 운동하는 동안은 +/−10 mmHg). 이전 표를 살펴본다.

2단계: 구부린 다리 펴기

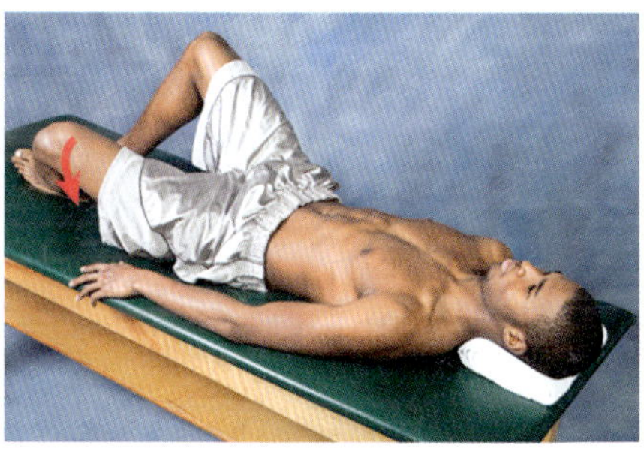

3A단계: 엉덩관절 90° 굽힘; 반대쪽 다리는 hook-lying

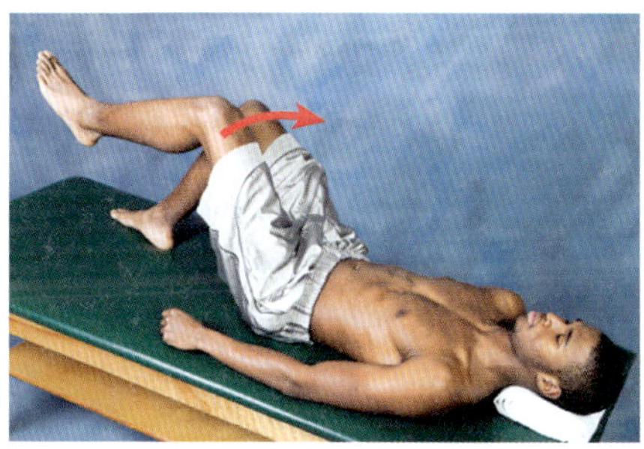

3B단계: 무릎을 펴서 뒤꿈치를 미끄러져 움직인다, 반대쪽 다리는 hook-lying

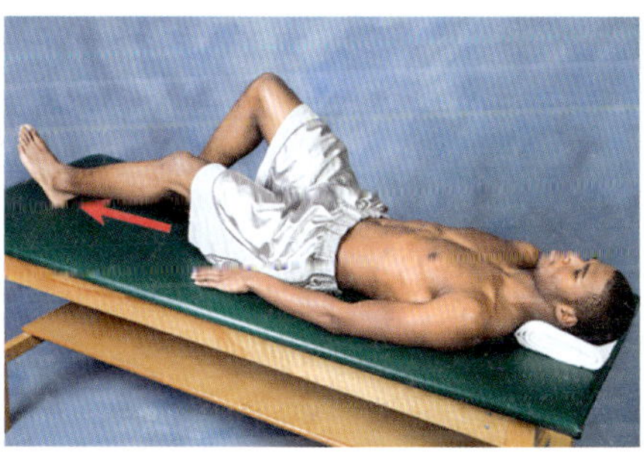

3C단계: SLR 40°; 반대쪽 다리는 hook-lying

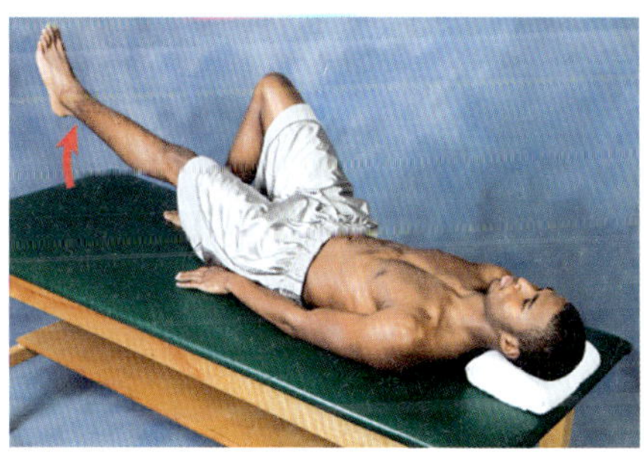

계속

5A단계: 엉덩관절 90° 굽힘;
팔 지지없이 반대쪽 다리 90°

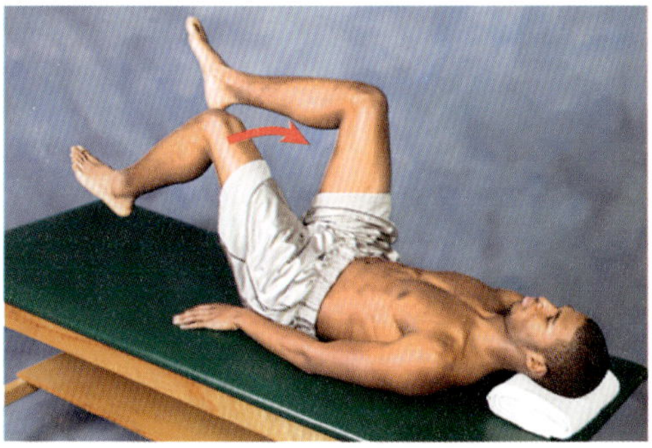

6A단계: 양쪽 엉덩관절 90° 굽힘

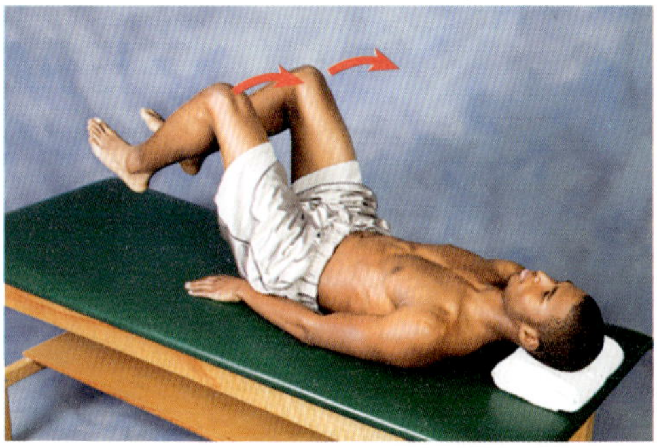

6단계 변형: 팔과 다리 교대운동

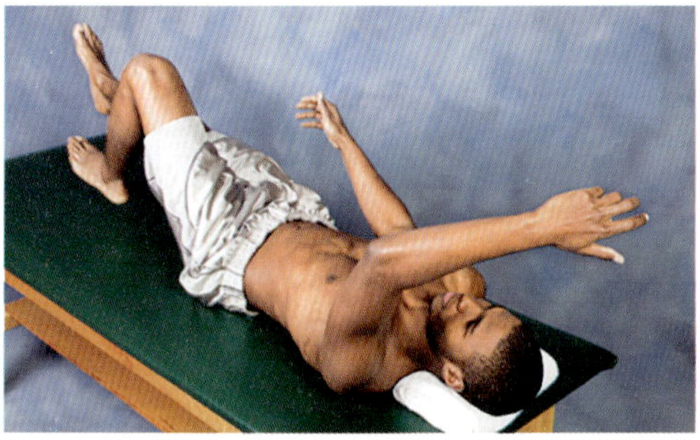

탄력저항에 대항해 양팔을 폄

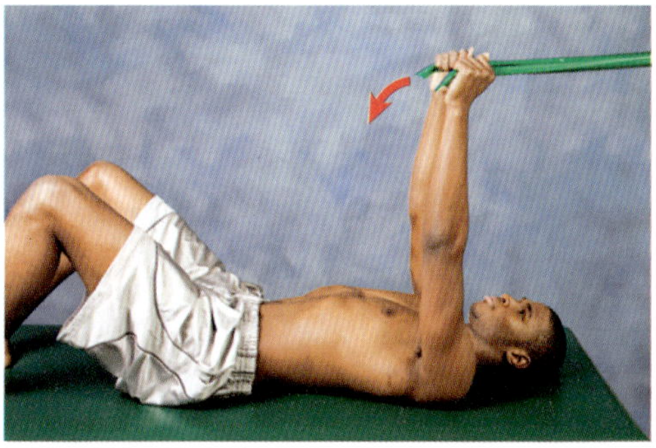

목적: **허리골반 조절을 위한 폄근육 근력 향상; 주의:** 아래그림은 팔다리 부하를 이용하여 폄근육을 강화하는 안정화운동의 한 예이다. 매 운동 동안, 척추는 중립위치이고, 드로잉-인 방법으로 중심근육을 수축하고 시작한다.

팔 굽힘

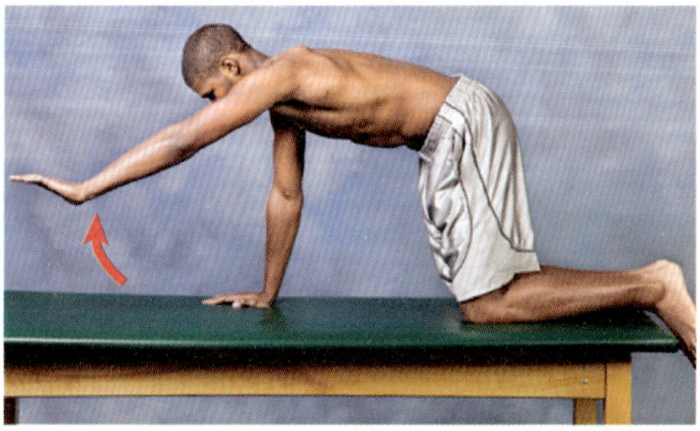

다리를 미끄러져 움직여 폄

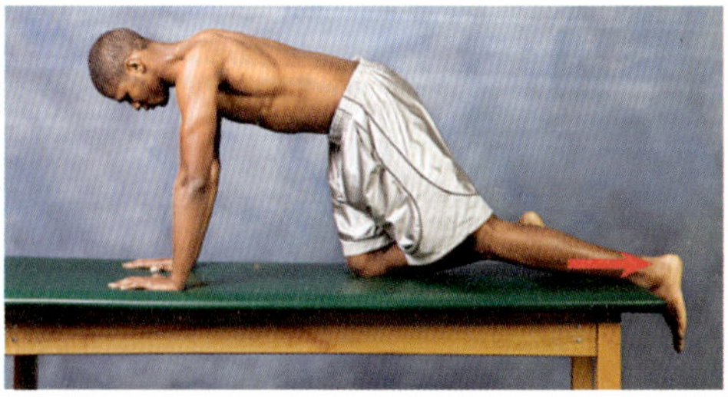

계속

다리를 들어서 폄

주의사항: SI 관절에 스트레스를 주는 지점이나 척추가 신장되는 지점까지 다리를 들지 않는다.

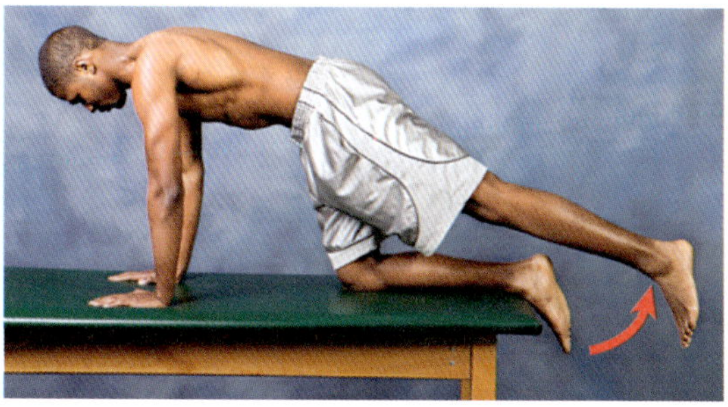

팔 굽힘과 다리 폄의 교대운동; 안정성 강화를 위해 장대 사용.

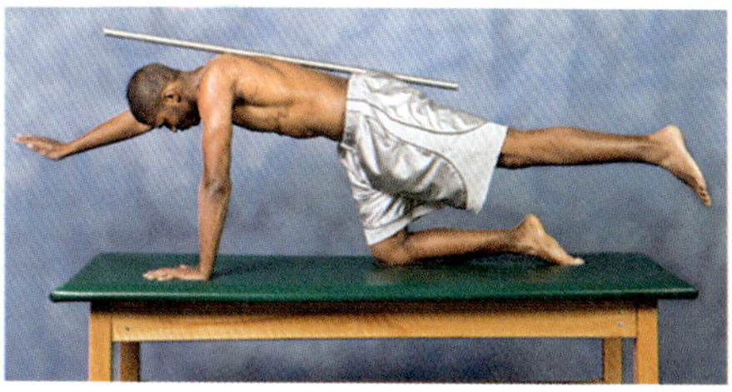

목적: **허리네모근 및 배바깥빗근을 강화로 이마면 안정성 발전**

변화기법:

- 팔꿉관절과 무릎관절로 지지하여 가쪽 들기
- 팔꿉관절과 발목관절로 지지하여 가쪽 들기
- 손과 무릎관절 혹은 손과 발목관절로 지지하여 가쪽 들기
- 자세 유지 혹은 반복 수행
- 자세 유지 및 팔 수평 벌림/모음
- 자세 유지 및 다리 굽힘/벌림

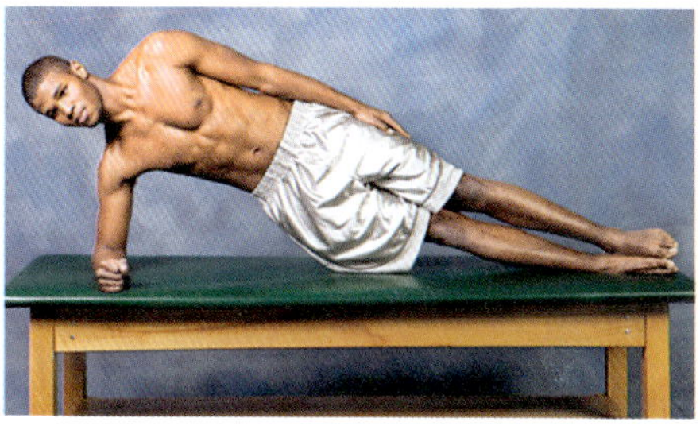

목적: **기능적 활동과 신체역학에 대비하여 근력 및 균형, 안정성 조절 향상; 주의:** 다음의 그림은 도전을 향상시키기 위해서 불안정한 지지면을 이용하여 목과 허리 안정화운동의 다양한 예를 보여준다.	공 위에 앉아서 반대편 팔/다리 굽힘 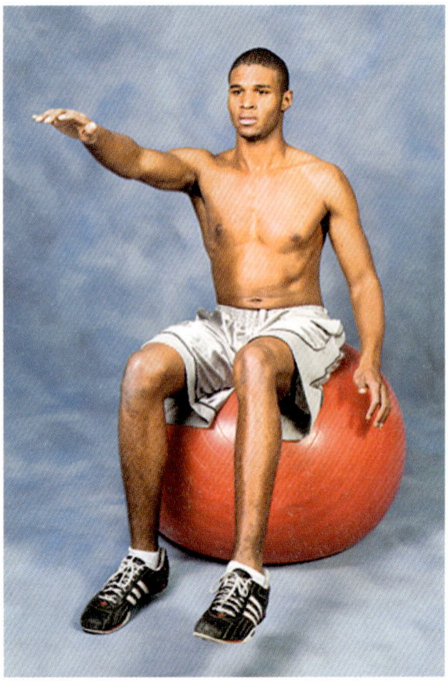
폼롤 위에 누워서 어깨관절 굽힘/폄 교대운동 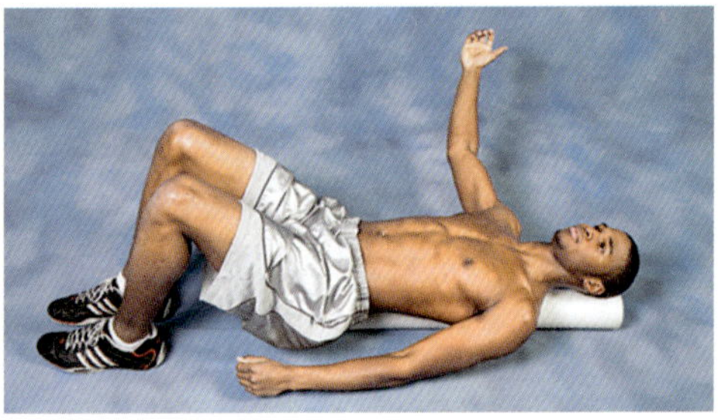	폼롤 위에 누워서 한쪽 어깨관절 및 엉덩관절/무릎관절 굽힘 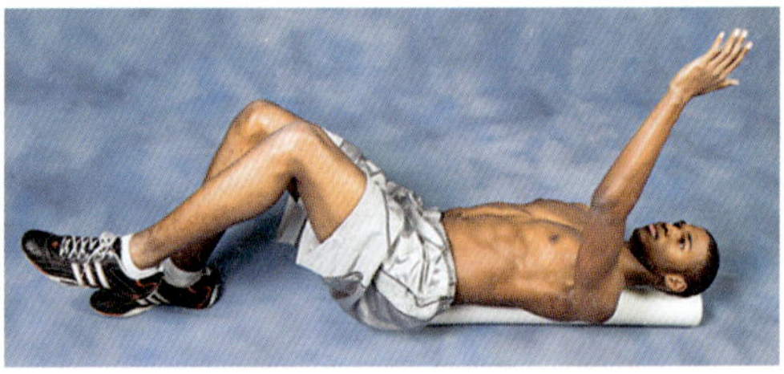
변하는 안정화: 공 위에 가슴을 놓고 시작 (굽힘근 강조) 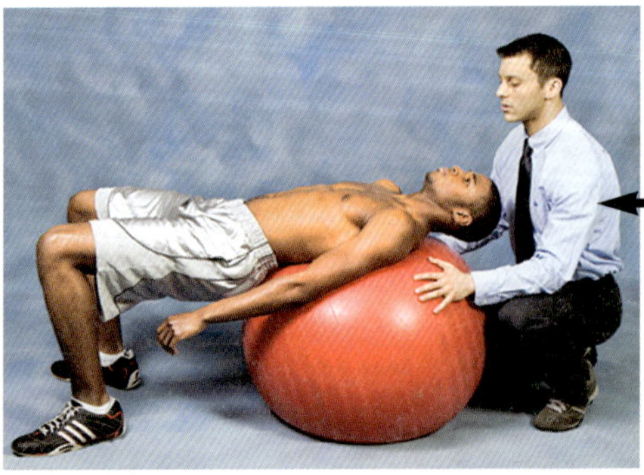	머리가 공 위로 갈 때까지 앞으로 걷기 (폄근 강조) 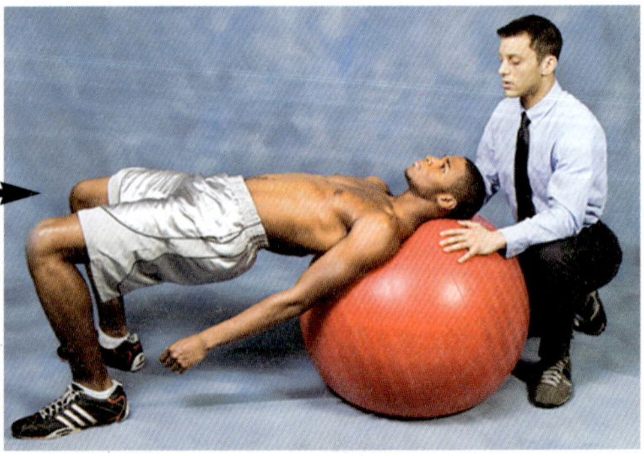

주의: 기술한 운동에 추가로, 불안정한 지지면을 사용하거나 굽힘근과 폄근 사이의 전이를 요구하는 다른 운동은 다음과 같다:

- 벽을 따라서 머리를 지지하면서 작은 공을 굴리기(머리는 벽을 따라 공을 굴리면서 몸을 돌린다)
- 벽을 미끄러지기(등 뒤에 큰 공을 놓거나 놓지않고); 팔운동 및 웨이트를 추가한다.
- 부분 쪼그리기, 런지; 웨이트를 추가한다.
- 바닥에 있는 웨이트를 집어서 척추를 중립위치로 유지하면서, 머리 위로 팔 뻗기(시상면과 사선유형)
- 수정된 교각운동
- 발밑에 큰공을 놓거나, 등에 큰 공을 놓고 교각운동
- 수정된 팔굽혀펴기 운동
- 저항있는 보행

동적 근력강화 운동

동적 운동은 변화된 몸통 근력강화 운동으로 몸통 굽힘근/폄근을 목적으로 한다. 이 운동은 가동범위를 통해 기능하는 근육을 훈련하는데 유용하다(중립위치에서 안정화운동과 대조적으로). 동적 운동과 안정화 운동은 일반적인 지침은 일반적이기 때문에, 여기는 운동 및 그 효과, 주의사항을 요약하고 있다.

일반적인 지침

- 재활과정 후기에 환자가 모든 기능적 활동에서 안정화운동을 위해 핵심근육이 자동적으로 활동할 수 있는 후에 동적 몸통운동을 시작한다.
- 한 운동이 모든 근육을 동일하게 도전하지 않기 때문에 다양한 운동을 선택한다.

주의사항:

- 급성 추간판 손상(acute IV disc lesions)이나 골다공증 환자는 배안압 증가와 추체의 압박력 증가 때문에 동적 몸통 굽힘운동을 해서는 안 된다.
- 만약 환자가 몸통을 굽힐 때 통증이 증가하거나 신경학적 증상이 나타나면, 이 운동을 해서는 안 된다.
- 환자가 허리통증이나 불편감을 느끼면(특히, 척추 과가동성이나 불안정성이 있는 환자) 양쪽 다리 똑바로 뻗어 올리고 내리기 운동은 허리뼈의 엉덩허리근(장요근)을 당기기 때문에 수행해서는 안 된다.

- 엎드린 자세에서 폄운동은 가동범위 끝에서 수행하고 관절염, 신경뿌리압박, 혹은 신경뿌리병증(radiculopathy)이 있는 환자는 적절하지 않다.
- 환자가 폄 가동범위의 끝에서 부하를 느끼면, 중립자세로 수정하고 (네발기기 자세를 이용) 완전히 펴면서 저항보다 등척성 운동을 유지해 안정화 운동을 강조한다.

■ 몸통 굽힘(배근육)

- 컬업(curl-ups): 주로 배곧은근의 근력강화이며, 약간의 배속빗근, 배바깥빗근, 큰허리근의 근력강화.
- 탄력저항이나 도르래에 저항하여 몸통 굽힘 바로서기(다음 그림을 참조)
- 불안정한 지지면 위에서 curl-ups: 단단한 지지면과 비교하면, 배곧은근 활동을 2배로 증가하고 배바깥빗근의 활동을 4배로 증가(다음 그림을 참조)[Vera-Garcia 2000]
- 윗몸일으키기: 배곧은근, 배바깥빗근, 큰허리근의 높은 활동: 척추압박 증가
- 철봉잡고 다리 위로 올리기: 배바깥빗근의 높은 활동 및 척추압박 증가
- 양 다리 올리고 바로 눕기: 가동범위의 초기에 배곧은근, 배바깥빗근, 배속빗근의 높은 활동. 주의사항: 허리에 호를 만들지 마라.
- 다른 배근육 운동:
  - 윗몸 내리기: 바로 선 자세에서 시작하고 원심성 조절로 몸을 내린다.
  - 골반 들어 올리기

■ 체간 폄(척추세움근 및 뭇갈래근)

- 엎드린 자세에서 등뼈부 올리기
- 엎드린 자세에서 다리 들기
- 탄력 저항이나 도르래에 대항하여 허리 폄 바로서기(다음 그림을 참조.)
- 탄력 저항을 이용하여 폄과 돌림

불안정한 지지면에서 몸통 들어 올리기

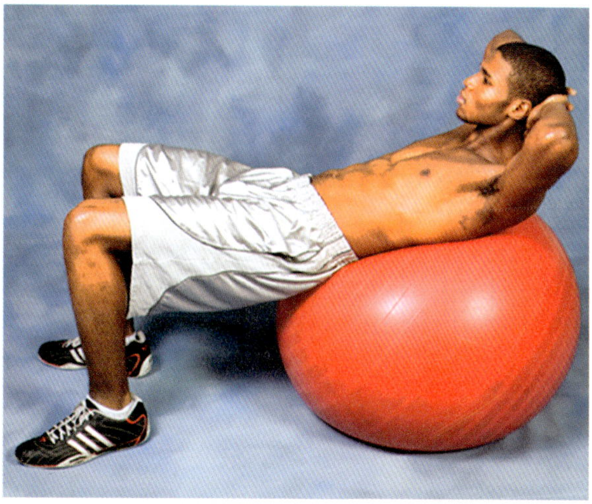

탄력저항에 대항하여 몸통 들어 올려 바로서기

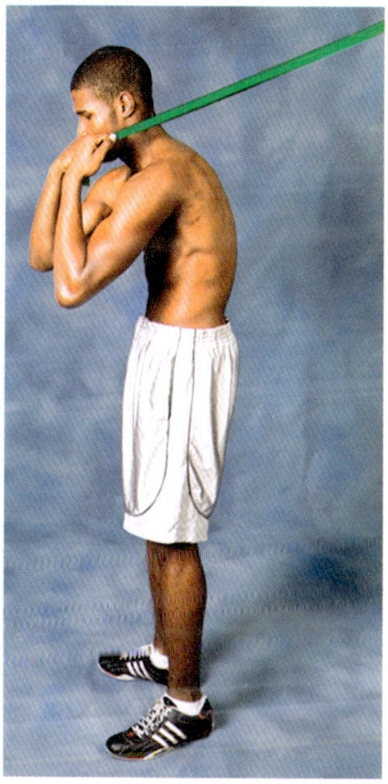

탄력저항에 대항하여 몸통 편 바로시기

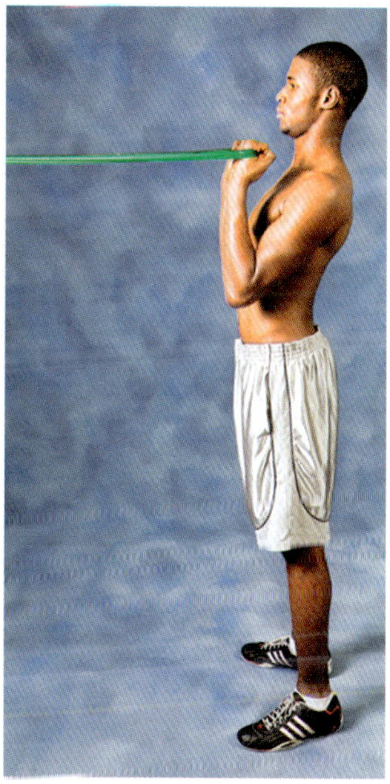

관리지침 (Management Guidelines)

의학진단만으로 효과적인 재활을 지도하기는 부족하다. 손상(진단학적) 분류의 분류체계는 현재 환자에게 나타나는 증상/징후에 근거하여 치료적 중재를 발전시키는 훈련자가 지도하기 위해서는 다음을 따라야 한다.

분류 체계

손상(진단학적) 분류는 일반적인 증상/징후와 치료접근의 분류에 근거한다.[Delotto 1995, Fritz 2000, McKenzie 2003, Riddle 1998] *편향(bias)*은 증상을 이완하는 척추 자세나 치료 강조와 관련되어 있다.

- 비체중지지(NWB) 편향: 치료 접근
- 폄 편향: 폄 접근
  - 진단은 추간판 손상, 체액정체, 굽은 자세가 포함된다.
- 굽힘 편향: 굽힘 접근
  - 척추증, 척추협착증/추간공협착증, 폄 부하 손상, 부운 오목관절, 목뼈 신경뿌리병증, 허리뼈 신경뿌리병증이 포함된다.
- 과가동성/기능적 불안정: 안정화/고정 접근
  - 진단은 외상(즉, 편타성 손상, 낙상), 인대 느슨함, 척추증, 척추탈위증이 포함된다.
- 저가동성: 가동술/교정술 접근
  - 진단은 척추증, 자세성 기능부전, 연장된 고정, 일반적인 목/허리 통증, 뻣뻣함이 포함된다.
- 연부조직 손상
  - 진단은 열상, 타박상, 지속적이거나 반복적인 활동에 의한 좌상, 관절이나 주변조직의 손상에 대한 보호기전(방어/경련)
- 자세성 통증 증후군: 운동 및 컨디셔닝 접근법

회복의 단계에 근거한 일반적인 관리지침은 초기에 설명한 것이고 그 후에는 각각 손상 분류와 목뼈와 허리뼈의 관련된 중재기법을 고려한 것이다.

일반적인 관리지침: 목뼈 혹은 허리뼈 문제에 기초한 회복 단계 (General Management Guidelines: Cervical or Lumbar Spinal Problems Based on Stages of Recovery)

초기 (급성): 최대보호기(0-4주)

환자 상태	중재
• 지속적인 급성 통증이나 급성 신경 증상(피부분절과 관련된 감각변화; 손상된 근절에서 근약화가 있다) • 통증이 팔이나 다리로 방사될 수 있음 • ADL 및 IADL 수행 불능 • 근경련 및 방어적인 자세 주의사항: 급성 외상, 척추 골절, 척수 손상의 과거력이 있는 환자는 먼저 배제되어야 한다. 주의해야 할 일: • 양쪽 신경학적 증상 • 회음부의 안장감각 손실 • 식이조절과 연관없는 방광이나 장(bowel)의 변화 • 목 손상 환자의 다리 증상	• 필요하면, 기계, 마사지, 견인 혹은 교정술 • 필요할 때 1~3일 휴식을 취한다; 수동적인 지지 • 통증 없는 운동 및 척추 중립위치나 편향 위치를 가르친다 (특별한 진단분류를 참조) – **목뼈부:** 목뼈 가동범위 운동 – **허리뼈부:** 골반 기울임 • 핵심 활동 기술 – **목뼈 영역:** 부드러운 머리 끄덕임, 목뼈 들임(축성 폄), 어깨뼈 들임; 어깨뼈의 기본적인 안정화운동과 어깨관절의 90° 굽힘과 벌림 – **허리뼈 영역:** 무릎 구부리고 누운 자세 혹은 네발기기 자세: 드로잉-인 방법과 뭇갈래근 수축; 팔다리 운동과 기본적인 안정화 운동(필요하면, 수동지지를 제공) • 기본적인 움직임을 연습한다: 구르기, 앉기, 서기, 척추중립자세에서 걷기 • 30분 이상 앉기, 15분 이상 서기, 1마일 이상 걷기 위한 내구성 진전

중간(아급성): 중등도 보호기(4-12주)

환자 상태	중재
• 상처 입기 쉬운 조직 위에 스트레스를 가하면 통증 • 신경운동 검사에 양성 (통증, 신장 자세에서 신경학적 증상) • 지속적이거나 반복적인 부적절한 자세나 활동에서 통증 • 손상된 자세/자세 인식 • 손상된 가동범위 • 안정화 근육의 비효율적인 신경근육 조절 • 안정화 근육의 근지구력 및 근력 감소 • 전신 탈컨디셔닝(deconditioning) • 장시간 IADL 수행 불능 • 비효율적인 신체역학	• 직장과 가정환경의 인간공학적 적응 • 통증 없는 자세와 모든 운동 및 활동에서 능동적인 척추 조절 사용 • 자세 수정/인식 훈련 • 관절 가동술/교정술(joint mobilization/ manipulation) (등급 3 또는 4), 근육억제, 제한된 몸통과 팔다리 근육의 자가-신장 • 적응증이면, 신경 가동술 • 안정화운동: 반복과 난이도 증가 • 핵심 근육 활동 및 척추 중립자세에서 함께 팔다리 근력강화 운동 시작 • 저강도-중등도 강도 유산소운동; 척추 편향 강조 • 이완 운동 및 자세성 스트레스 이완 기법 • 뻗기, 쪼그려앉기, 런지(lunging) 자세를 할 때, 기능적 활동 동안 안정한 척추 연습; 가벼운 저항을 들어 올리기, 밀기, 당기기, 뻗기로 진전 • 척추 조절, 근지구력, 근수축 타이밍을 강조하는 바람직한 결과에 대한 활동 연습 • 위의 활동을 강조하는 가정운동프로그램 (HEP)

만성: 기능회복기(12주 이상)

환자 상태	중재
• 반복적이거나 지속적인 활동 동안에 상처받기 쉬운 조직에 과도한 스트레스가 가해졌을 때만 통증 • 고강도나 불안정한 위치에서 비효율적인 신경근육 조절 및 지구력 • 유연성 및 근력의 불균형 • 전신 탈컨디셔닝 • 장기간 고-강도 신체 요구 수행 불능	• 균형에 도전하는 다양한 활동에서 능동적인 척추 조절 • 관절가동술/교정술 등급 3과 4; 근육억제, 자가-신장 • 동적 몸통 및 팔다리 저항운동, 기능적 결과 강조 • 스트레스를 이완하기 위한 운동 및 자세; 직장/가정 환경에 대한 인간공학적 변화 • 활동-특이성 훈련, 척추조절, 근지구력, 타이밍, 속도를 강조 • 가정운동프로그램: 주요 운동과 진전을 확인; 적응수준 유지 및 안전한 신체역학의 이점, 증상의 예방 및 관리를 강조

관리지침: 특이 진단분류
(Management Guidelines: Specific Diagnostic Categories)

주의: 다음 진단분류는 징후/증상으로 구분하고 초기, 중기, 후기 프로토콜에서 설명한 내용에 추가로 고려해야 할 특별한 중재와 주의사항을 작성한 것이다.

목뼈부 혹은 허리뼈부: 비-체중지지 편향-견인 접근

환자 상태

- 중요한 통증 및 근방호가 나타나는 급성 증상
- 바로 선 자세나 움직임 동안 최소 이하 내구성
- 견인 검사할 때 증상 이완

중재

- 치료
- **목뼈부:** 휴식 시 목뼈보호대 사용
- **허리뼈부:** 척추에 부하를 제거하기 위한 허리뼈코르셋 사용
  - 척추에 부하를 제거하는 멜빵을 사용하고 트레드밀 보행; 멜빵 안에서 부드러운 팔다리운동을 함께 실시.
  - 깊은 물에서 부력벨트를 사용하여 수중운동; 중심안정화운동 및 부드러운 팔다리운동을 시작
- 증상 안정화처럼, 일반적인 관리지침에서 설명한 재검사 및 중재 진전
  - 목뼈보호대나 허리뼈코르셋 사용 감소

허리뼈부: 폄 편향 – 폄 접근

진단은 추간판 손상, 굽은(납작한 등) 자세, 체액정체

환자 상태

- 방사통이나 신경뿌리증상은 관련 피부분절에서 나타난다.
- 환자는 전형적으로 굽은 자세를 보인다.
- 등의 가쪽기울임(급성 옆굽음증, acute scoliosis)이 있고, 전형적으로 통증이 있는 쪽이 멀리 떨어짐
- 간헐적 혹은 지속적인 운동검사(가쪽 기울임은 수정한 후에 수행)는 통증 감소 혹은 중심화함
- 굽힘 검사/자세는 증상을 증가시킴.

금기증 및 주의사항

- 다음과 같은 상태이면, 폄 자세나 운동은 하지 않는다:
  - 어떤 자세나 운동도 통증/증상을 감소나 중심화하지 못함
  - 폄이 증상을 말초화한다(협착증, 심한 추간판 가쪽탈출, 척추공의 후면에 병증이 있을 때)
  - 안장감각손실 및 방광약화(척수손상이나 말총증후군)
  - 수정을 시도할 때 과도한 통증과 근방호
- 추간판 손상(disc lesion): 증상이 안정화될 때까지 굽은 자세와 굽힘 활동을 피한다.

초기 중재 – 허리뼈 추간판 손상(lumbar spine disc lesion)

- 허리뼈 폄과 체액 역학을 증진시키기 위해 규칙적인 간격에서 보행과 짧은 침상안정; 바로 선 자세가 불안정하면 목발을 사용
- 수동 허리뼈 폄: 엎드린 자세, 팔꿉관절로 지지하기 및 상체 들어 올리기로 진전; 증상 모니터(증상이 감소하거나 중심화)
- 가쪽기울임 수정: 도수 혹은 자가-수정에 이어서 상체 들어 올리기나 뒤쪽 구부리기

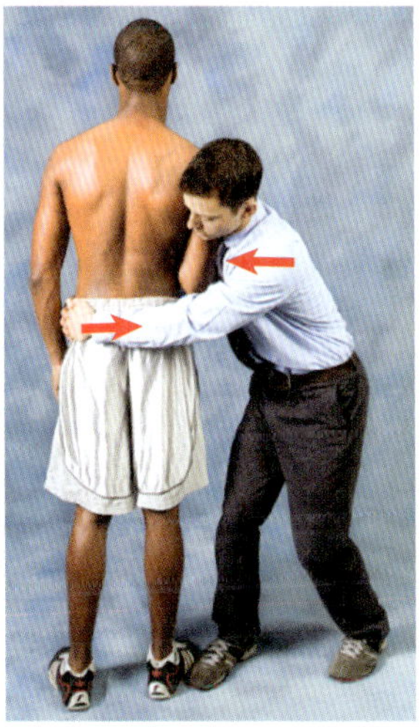

기법: 가쪽기울임 수정

- 기울어진 등의 옆에 선다.
- 환자의 팔꿈치에 대항하여 치료사의 어깨를 민다.
- 환자의 골반 주변을 치료사의 손으로 감싼다.
- 치료사 쪽으로 골반을 기울인다.

- 환자교육: 환자는 자세와 운동의 인식을 증가하고, 증상을 감소하도록 돕는다; 자가-수정 및 안전한 움직임 유형을 교육한다.
- 핵심근육활동; 척추 폄자세에서 기본 안정화운동

증상이 안정화되면 (추간판 손상에서 척수변형 감소, 운동 증가, 그리고 음성 경막운동 증상)

- 일반적 관리지침에서 재-검사 및 중재 진전
- 추가 진전 및 환자 지도
  - 굽힘운동에 이어 폄운동 실시
  - 폄운동으로 연장된 굽은 자세 중단
  - 앉은 자세 동안 옆굽음 유지를 도와주기 위해 베개를 허리뼈를 지지

목뼈부: 폄 편향 – 폄 접근

진단을 추간판 손상, 거북목(forward head posture), 체액정체

환자 상태

- 팔의 관련 피부분절에 방사되는 통증 및 신경학적 증상
- 전형적으로 환자는 굽은 거북목 자세를 보임
- 환자는 머리를 가쪽기울임 혹은 돌림을 하고 있음
- 간헐적 혹은 지속적인 폄 검사(가쪽 기울임이 있으면 수정 후 실시)에서 증상이 감소하거나 중심화됨
- 굽힘검사/자세는 증상을 증가시킴

금기증 및 주의사항

- 다음과 같은 상황에서는 머리/목을 폄 자세를 취하면 안 된다:
  - 자세나 움직임이 설명된 통증/증상을 감소시키거나 중심화시키지 못할 때.
  - 폄이 증상을 말초화시킬 때(협착증, 심한 가쪽추간판탈출증, 척추공의 뒤쪽에 발생한 병변)
  - 안장감각 손실 및 방광 약화(척수손상의 가능성 있음)
  - 자세 수정을 하려하면 과도한 통증이나 근방호
- 추간판 손상: 증상이 안정화될 때까지 굽은 자세와 활동을 피함.

초기 중재 – 목뼈 추간판 손상(cervical spine dise lesion)

- 바로 누운 자세에서 목을 평편하게 하기 위하여 머리를 부드럽게 끄덕임
- 목이 편위되거나 돌림되었으면, 목을 중심선으로 움직인다; 목의 중심선 이동은 수분이 걸릴 수 있다.
- 목뼈 젖힘, 그다음 돌림으로 진전
- 주의사항: 증상이 팔 아래로 말초화되면 진전하지 않는다.
- 환자교육: 환자는 자세와 운동이 증상을 악화시키고 경감시키는지 인식한다; 자가-수정 및 안전한 움직임 유형을 교육.

증상이 안정화 되면:

- 전체 척추자세와 안정화를 강조하는 일반적인 관리지침으로 재-검사 및 진전.
- 진전에 따른 환자 추가교육
  - 굽힘 운동 후에 폄운동 수행
  - 축성폄(목뼈 들임)으로 연장된 굽은 자세 중지.
  - 잠잘 때 목뼈부 앞굽음증을 유지하기 위하여 목뼈 베개를 사용하여 지지.

목뼈부 혹은 허리뼈부: 굽힘 편향 – 굽힘 접근

진단은 척추분리증(spondylosis), 척추/추간공 협착증(spinal or foraminal stenosis), 넓부하 손상, 부은 오목관절(swollen facet joints), 신경뿌리병증(radiculopathy) 등이다.

환자 상태

- 전형적으로 환자는 굽은 자세 및 거북목(forward head)을 보인다.
- 굽힘자세가 더 편안하다.
- 폄은 증상을 악화시키거나 말초화한다.

금기증 및 주의사항

- 신경학적 증상이나 통증이 증가하면 폄과 펴면서 돌림을 피한다.
- 류마티스관절염 환자는 견인이나 관절가동술/교정술을 하지 않는다.

초기 중재

- 증상이 급성이면, 염증조직에 휴식을 제공하기 위하여 목뼈보호대나 허리뼈코르셋을 사용한다; 급성 증상이 감소하면 퇴원한다.
- 편안한 자세를 위해 척추 굽힘을 허용한다.
- 급성 증상일 때 부드러운 견인이나 관절진동기술을 한다.
- 척추분리증 또는 협착증 환자가 급성 염증 증상을 보이지 않으면, 더 강한 견인력을 적용한다.

증상이 안정화되면:

- 일반적인 관리지침으로 재-검사 및 중재로 진전
- 퇴행성 뼈 변화가 있는 척추 굽힘은 편안한 자세에서 계속된다; 따라서 다음의 환자 교육이 포함한다:
    - **목뼈 영역:** 연장된 뒤쪽 굽힘, 위쪽 보기는 피한다; 엎드려 눕지 않는다.
    - **허리뼈 영역:** 엎드려 누울 때 배부에 베개를 놓는다. 바로 선 자세에서 한쪽 다리를 스툴 위에 올려놓는다. 앉은 자세에서 엉덩관절 위에 무릎을 위치시킨다.

목뼈부 혹은 허리뼈부: 과가동성/기능적 불안정 – 안정화/고정 접근

진단은 외상(trauma), 인대 느슨함(laxity), 척추분리증(spondylolysis), 척추처짐증(spondylolisthesis)을 포함한다.

환자 상태

- 과가동성 척추분절(분절 혹은 전체)
- 자세가 불안정할 때 안정화 근육에 활동 감소
- 중심 및 전신 안정화 근육의 비효율적인 신경근조절 및 지구력
- 척추 가동범위(중간범위) 동안에 비정상적인 움직임
- 불완전한 호흡 유형

초기 중재

- 환자가 급성 증상을 보이면, 통증을 관리하는 일반적인 관리지침을 참조(53쪽).
- 핵심(깊은) 근육 활동; 되먹임 이용[촉진 및 되먹임(feedback) 단위]

- 목뼈부(cervical region)
  - 목뼈 앞굽음증을 약간 평편하게 하면서 머리를 부드럽게 끄덕임
- 허리뼈부(lumbar region)
  - 척추 중립위치(보통 중간범위)
  - 드로잉-인 방법으로 배가로근 활성화; 환자에게 배가로근의 자가-촉진을 교육
  - 뭇갈래근 활성화; 뭇갈래근의 자가-촉진을 교육
  - 중심근육 촉진 위한 회음부 근육의 부드러운 동시수축
- 핵심 근지구력(목표: 10초 동안 수축, 10회 반복)
- 안정화운동으로 진전
  - 얕은(천부) 근육을 이용한 일반적인 안정화운동
    - 운동이 습관화될 때까지 각각 운동에서 척추 중립위치와 중심근육 활성화 강조
    - 팔다리운동을 보충하고 척추조절을 강조
  - 바로 누운 자세와 네발기기 자세에서 시작(내구성이 있으면 엎드린 자세도 가능); 앉기와 바로서기로 진전
  - 체중지지운동, 벽 미끄러지기, 부분 런지, 부분 쪼그려앉기를 포함한다.
- 일상적인 안정화 운동(뻗기, 밀기, 당기기, 가벼운 무게 들기)에서 기능적 활동 및 예전 신체역학을 포함한다.

목뼈부와 허리뼈부: 저가동성-가동술/교정술 접근

진단은 척추분리증, 자세성 기능부전, 연장된 고정, 일반적인 목/등 통증, 뻣뻣함 등이 포함된다.

환자 상태

- 하나 이상의 척추분절의 제한된 가동성
- 중재 초기에 척추 조작에 이점이 있는 환자를 확인하는 임상적 예견
  - 목뼈부Cleland 2007
    - 증상기간이 30일 이하
    - 먼쪽에서 어깨관절로 증상 없음
    - 뒤쪽 굽힘이 증상을 악화시키기 않는다.
    - 신체활동의 공포-회피반응질문지〔Fear-Avoidance Beliefs Questionnaire Physical Activity (FABQPA)〕 12점 이하.
    - 위쪽 등뒤굽음증 감소(T3-T5)
    - 30° 이하의 목뼈부 폄

- **허리뼈부(lumbar spine)** Childs 2003, Cleland 2006
    - 증상 기간이 16일 이하; 먼쪽에서 무릎으로 뻗는 증상 없음
    - 허리뼈의 적어도 한 분절은 저가동성
    - 적어도 한쪽 엉덩관절은 35° 이상의 안쪽돌림
    - 공포-회피 측정 점수가 19점 이하

초기 중재

- 일반적인 교정술에 이어서 능동적인 척추 가동범위운동을 교육
    - 목뼈부 통증: 등뼈부 밀기
    - 허리뼈부 통증: 돌림

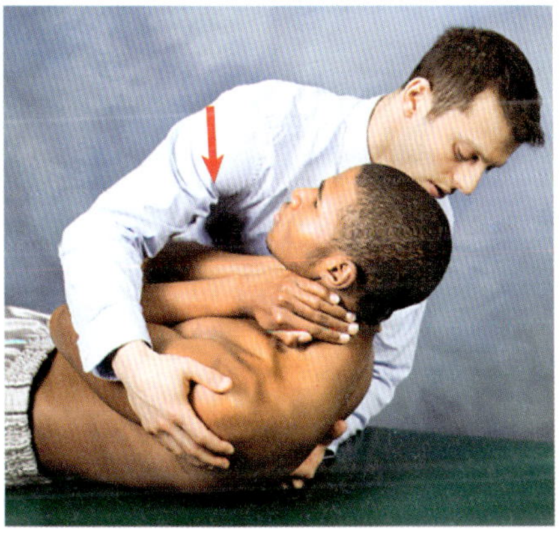

등뼈부 교정술(thoracic spine manipulation)
바로 누운 자세

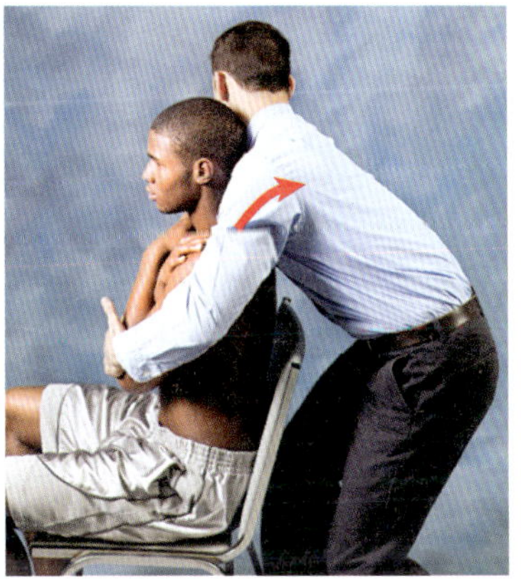

등뼈부 교정술(thoracic spine manipulation)
앉은 자세

허리뼈부 돌림 교정술(lumbar spine rotation manipulation)

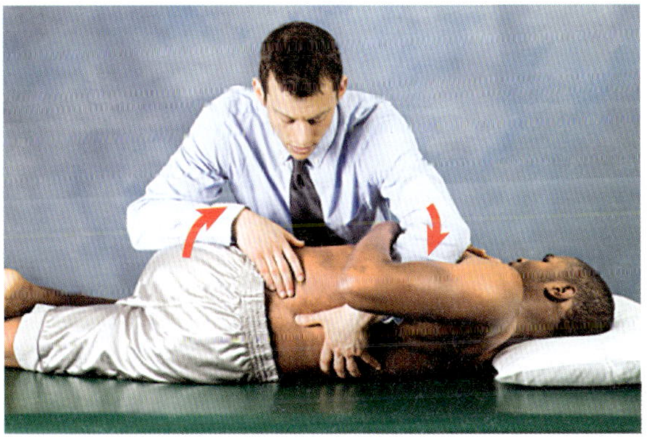

- 2가지 세션 동안 조작을 반복한 후 자세 및 안정화운동 (일반적인 관리지침을 참조)

목뼈부 또는 허리뼈부 – 연부조직 손상

연부조직 손상은 열상, 타박상, 지속적이거나 반복적인 활동으로 인한 좌상, 보호적인 근방호/경련을 포함한다.

중재

- 분류체계에서 설명된 특별진단분류로 확인한 증상과 징후를 정의하는 검사과정에 상관없이, 급성, 아급성, 만성 증상(이전 장)을 위해 설명한 프로토콜을 따른다.

자세 통증 증후군–운동 및 컨디셔닝 접근

불완전한 자세는 자세에 영향을 주는 다른 척추 손상이나 질병의 근본적인 위험요인이다.

환자 상태

- 민감 구조에 가해진 기계적 스트레스에 통증
- 자세와 움직임 변화로 근긴장 이완
- 대항근군의 근길이와 근력 불균형; 전형적으로 다음 근육을 포함한다:
- 안정화 근육의 불충분한 자세조절

단단한 근육(tight muscles)	약한 근육(weak muscles)
• 뒤통수아래근(suboccipital muscles) • 어깨올림근(levator scapulae) • 목갈비근(scalenes) • 큰가슴근, 작은가슴근 (pectoralis major & minor) • 넓은등근(latissimus dorsi) • 허리 및 엉덩관절 폄근/굽힘근 (lumbar & hip extensors/flexors) • 넙다리근막긴장근(TFL) • 뒤넙다리근(HS)	• 목긴근, 깊은머리굽힘근 (longus colli & deep capital flexors) • 아래 목 폄근(lower cervical extensor) • 어깨뼈 들임근(scapular retractors) • 어깨관절 가쪽돌림근 (shoulder external rotators) • 벌림근(Abs) • 뭇갈래근 및 척추세움근(MF & ES) • 뒤 중간볼기근(post glut med) • 넙다리네갈래근(quads)

- 자세근육의 비효과적인 지구력
- 비효과적인 신경근조절 및 연장된 불완전한 자세와 연관된 자세에 대한 운동감각 변경
- 척추조절 및 역학에 대한 지식 부족
- 심폐지구력 감소

중재

- 급성 증상을 보이면, 일반적인 관리지침을 따른다.
- 안전한 움직임과 자세의 운동감각 훈련
- 지속적이거나 반복적인 자세의 증상들의 상관관계를 증명
- 정렬을 제한하는 조직의 신장 및 관절가동술
- 안정화운동
- 동적 근력강화 운동으로 진전
- 밀기(pushing), 당기기(pulling), 뻗기(reaching), 쪼그려 앉기(squatting), 런지운동(lunging exer)에서 척추 중립위 조절을 강조하는 교육
- 직장, 가정, 레크리에이션 환경에서 인간공학적 적응
- 이완운동 및 자세성 스트레스 이완기술
- 일상생활 안에서 적응(fitness) 프로그램, 전신운동, 안전한 신체역학의 통합

제 3 장

어깨관절(Shoulder)

어깨관절 재활을 위한 지침 (Guidelines for Shoulder Rehabilitation)

어깨관절 기능회복을 위하여 다음의 내용을 발전시키거나 개선한다:

- 근육 유연성 및 근력의 균형을 포함한 척추, 어깨뼈 및 어깨관절의 정렬 및 동적 안정성
  - 어깨뼈 내밈근과 들임근
  - 작은가슴근 및 아래 등세모근/앞톱니근
  - 어깨관절 안쪽돌림근 및 가쪽돌림근
  - 목뼈등뼈부 굽힘근 및 폄근
- 어깨관절 가동성 및 결합조직 유연성
- 다음에 영향을 주는 어깨뼈와 어깨관절 근육의 협응된 신경근조절:
  - 어깨위팔리듬
  - 어깨세모근-돌림근띠 기전
  - 위팔뼈 올림 동안 위팔뼈 위쪽(봉우리아래) 공간에 끼임을 최소화하기 위한 적당한 가쪽돌림.
- 연관된 인체 체계 및 부위의 기능은 다음을 포함한다:
  - 심폐지구력
  - 몸통과 다리 근력 및 안정성

가동범위 증가를 위한 운동 (Exercises to Increase ROM)

관절가동술

관절 미끄럼의 방향에 대한 지침	
어깨관절의 생리적 움직임	관절 미끄럼(위팔뼈머리의 움직임)
• 전체(general) • 굽힘(flexion) • 폄(extension) • 안쪽돌림(internal rotation) • 가쪽돌림(external rotation) • 벌림(abd) • 올리면서 벌림(abd w/elevation)	• 신연(distraction) • 뒤쪽(posterior) • 앞쪽(anterior) • 뒤쪽(posterior) • 앞쪽(anterior) • 꼬리(caudal) • 꼬리 미끄럼 진전(caudal glide progression)

목적: 전체 가동성을 위한 어깨관절의 신연

기법: 윗팔뼈머리를 떼어놓음

- 초기에 어깨뼈면 (55° 벌림, 30° 가로모음, 중립돌림)에 위팔뼈 위치; 끝범위로 진전
- 겨드랑이에 손을 놓고 관절오목에 수직으로 몸쪽 위팔뼈에 힘을 적용

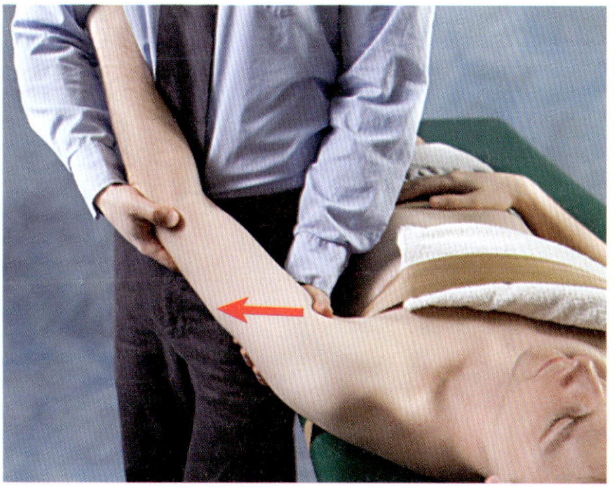

목적: 관절주머니 앞쪽 구조의 불안정이나 외과적 안정으로 인해 앞쪽 미끄러짐이 금기일 때 가쪽돌림 증가

기법: 가쪽돌림 자세에서 위팔뼈머리를 떼어놓음

- 자세: 어깨뼈면 (55° 벌림, 30° 가로모음)에 위팔뼈 위치 및 끝범위 가쪽돌림
- 겨드랑이에 손을 놓고, 관절오목에 수직으로 몸쪽 위팔뼈에 힘을 적용

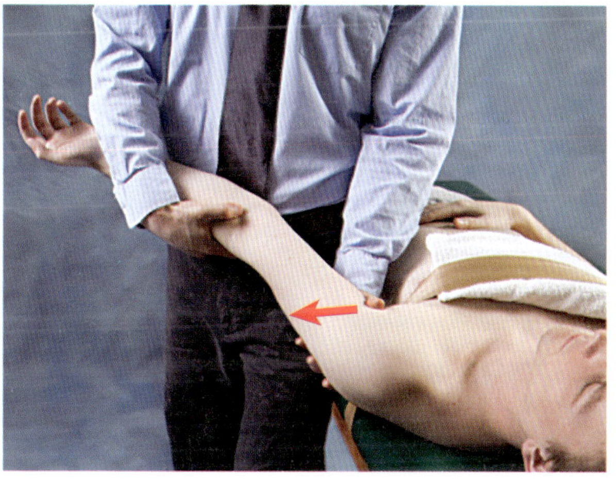

목적: 어깨관절 벌림 증가

기법: 위팔뼈머리 꼬리쪽 미끄러짐.

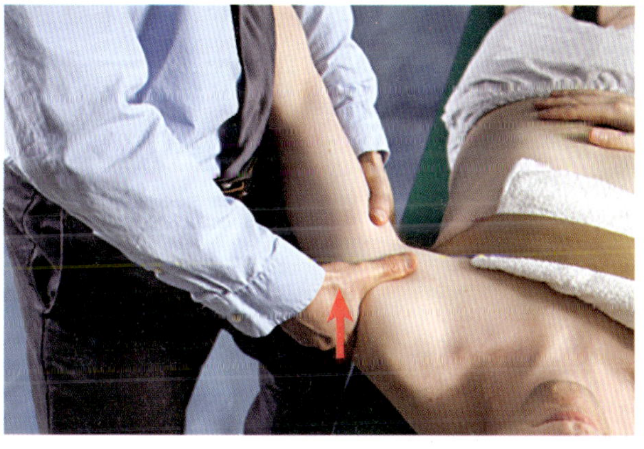

계속

목적: 어깨관절 90° 이상 올림 기법: 꼬리쪽 미끄러짐 진전 • 위팔뼈 끝범위 올림 및 가쪽돌림에 위치 • 위팔뼈 긴축을 당겨서 떼어놓음 • 관절오목에 평행하게 몸쪽 위팔뼈에 힘 적용	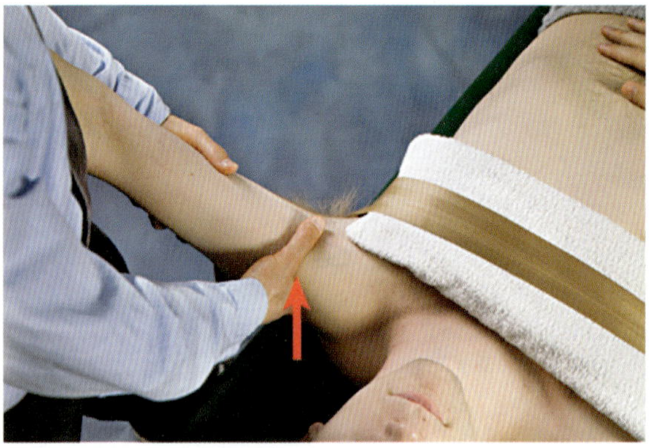
목적: 어깨관절 안쪽돌림 및 굽힘 증가 기법: 휴식자세에서 위팔뼈머리 뒤쪽 미끄러짐 • 환자의 가슴과 위팔뼈 사이에 치료사의 엉덩관절을 위치시키고 바로 선 자세: 몸쪽 위팔뼈를 부드럽게 밀면서 어깨관절을 떼어놓은 쪽으로 치료사의 엉덩관절을 사용 • 위팔뼈머리 근처에 손을 놓고 미끄러짐 힘을 적용	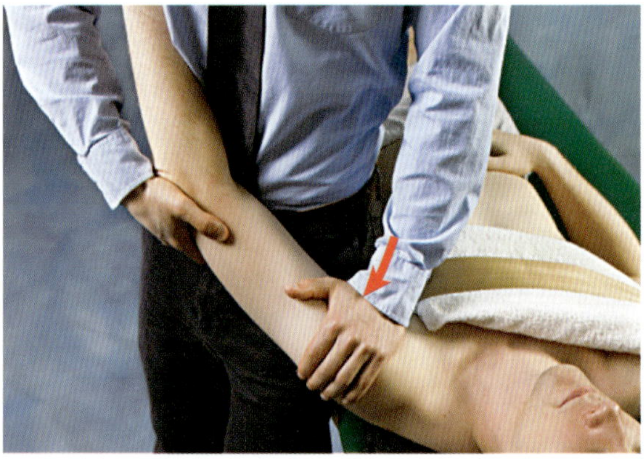
목적: 어깨관절 안쪽돌림 및 굽힘 증가 기법: 뒤쪽 미끄러짐 진전 • 위팔뼈머리 근처에 손을 놓고 떼어놓음 • 위팔뼈의 긴축을 통해 팔꿉관절에서 아래쪽으로 힘을 적용	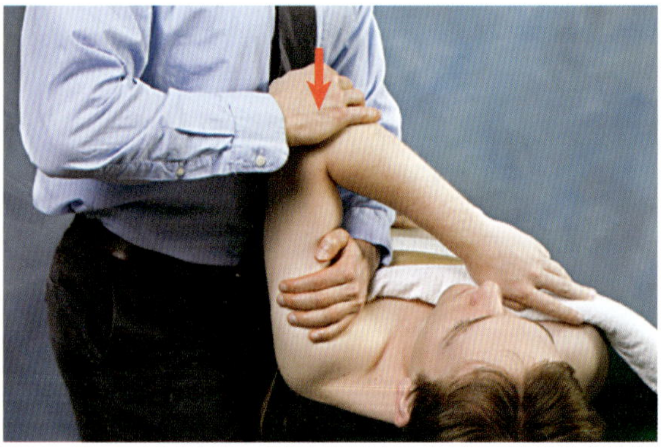

움직임 가동술(Mobilization with Movement)

목적: 가쪽벌림(ER) 증가

기법:

- 수건을 접어 어깨뼈를 고정
- 위팔뼈는 부분 벌림 및 끝범위 가쪽벌림에 위치
- 반대쪽에 바로 선 자세; 위팔뼈머리에 뒤가쪽 미끄러짐 적용을 위해 환자의 몸통을 가로질러 뻗기
- 동시에 환자는 손에 지팡이를 잡고 더 크게 가쪽돌림 되는 방향으로 위팔뼈를 민다.

주의: 위팔뼈 돌림을 야기하기 위해 팔꿉관절 90° 굽힘 및 위팔뼈 90° 에서 지팡이를 잡음

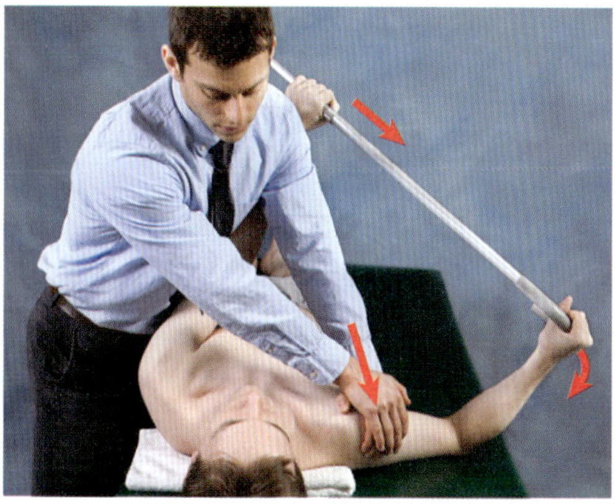

목적: 위팔뼈 올림(humeral elevation) 증가

기법:

- 어깨뼈 고정
- 몸쪽 위팔뼈에 뒤쪽 미끄러짐 적용
- 동시에 환자는 유용한 범위 내에서 위팔뼈 올림

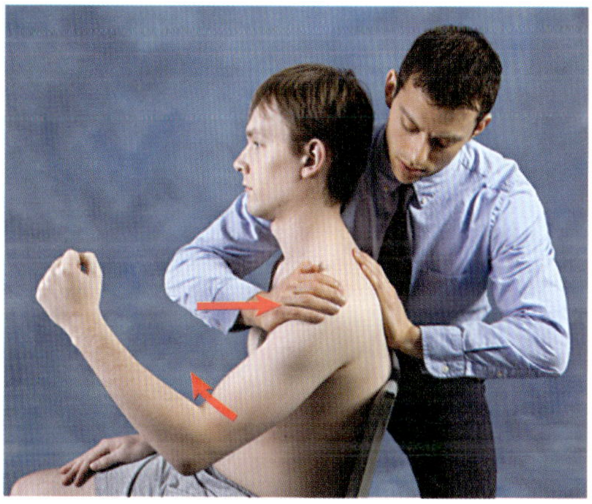

목적: 안쪽돌림 증가

기법:

- 환자는 가능한 한 등 뒤쪽으로 손을 뻗어 수건을 잡음
- 치료사의 가슴으로 환자의 위팔뼈를 고정
- 액와에 손을 놓고 신연 적용
- 환자가 수건을 당기는 동안 환자의 굽은 팔꿈치에서 아래쪽으로 힘을 적용

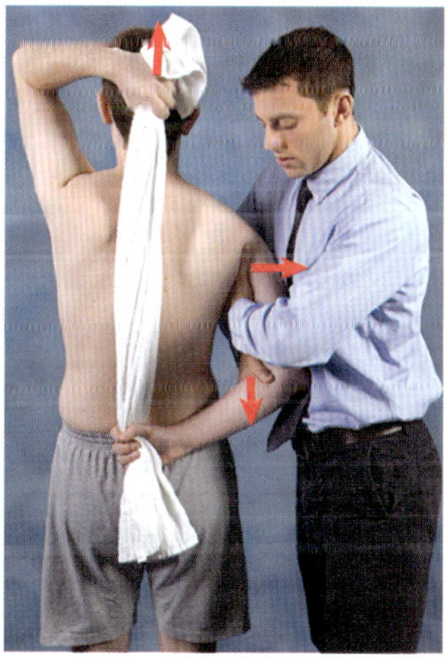

신장(Stretching)

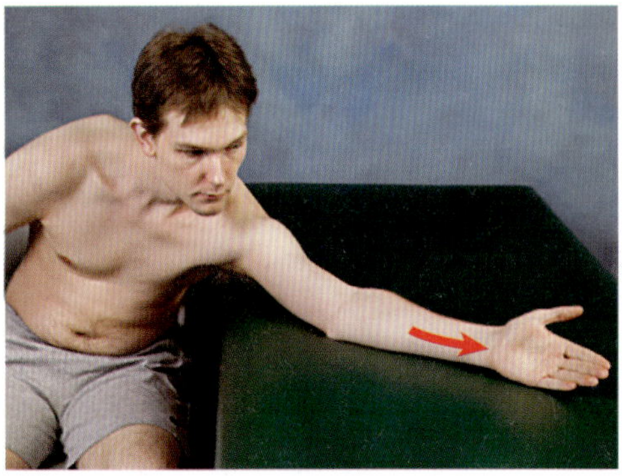

목적: 위팔뼈 모음근 신장
(어깨관절 벌림 및 올림 증가)

기법:

- 탁자 위에 가쪽돌림 상태로 팔을 둠
- 탁자를 가로질러 팔을 미끄러트림

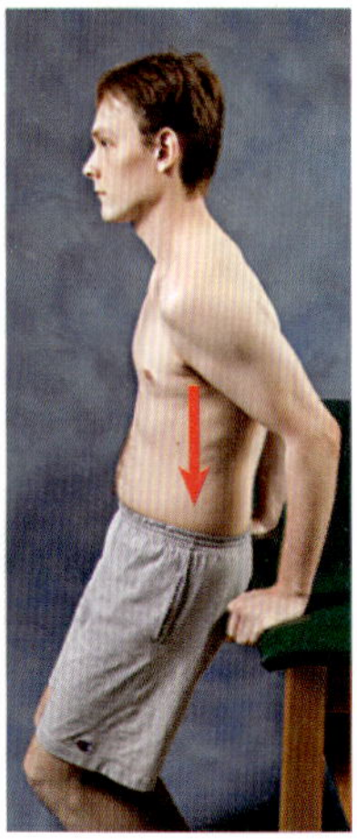

목적: 어깨관절 굽힘근 신장
(어깨관절 폄 증가)

기법:

- 엉덩관절 및 무릎관절 굽힘과 몸통을 아래로 내리면서 체중을 이용한 신장

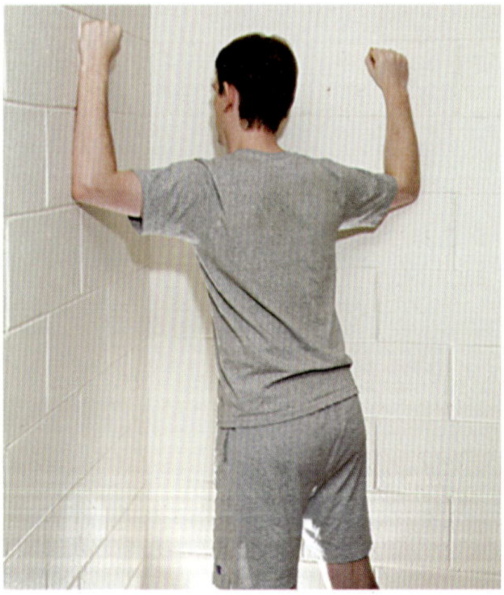

목적: 큰가슴근 신장(빗장뼈 부위)
(가로벌림과 가쪽돌림 증가)

기법: 모서리 신장

- 팔꿉관절 90° 굽힘자세에서 아래팔을 벽에 위치
- 앞으로 몸을 기울이고 안정된 몸통 유지

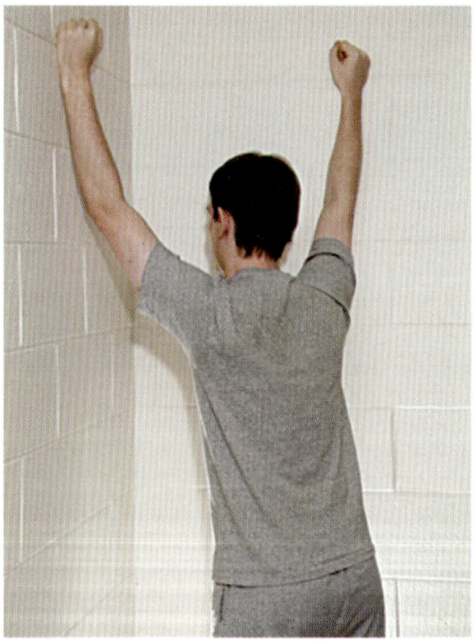

목적: 큰가슴근 신장(복장뼈 부위)
(사선 굽힘과 가쪽돌림 증가)

기법: 모서리 신장

- 어깨관절 사선굽힘 및 가쪽돌림 자세에서 아래팔을 벽에 위치
- 앞으로 몸을 기울이고 안정된 몸통 유지

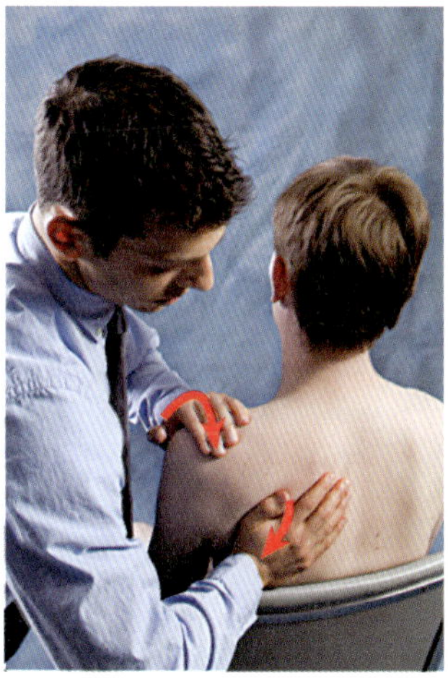

목적: 작은가슴근 신장
(어깨뼈의 뒤쪽 치기 증가)

기법:

- 손꿈치를 위쪽과 뒤쪽 방향에서 부리돌기를 올림
- 다른 손으로 어깨뼈의 아래각을 아래쪽으로 내림

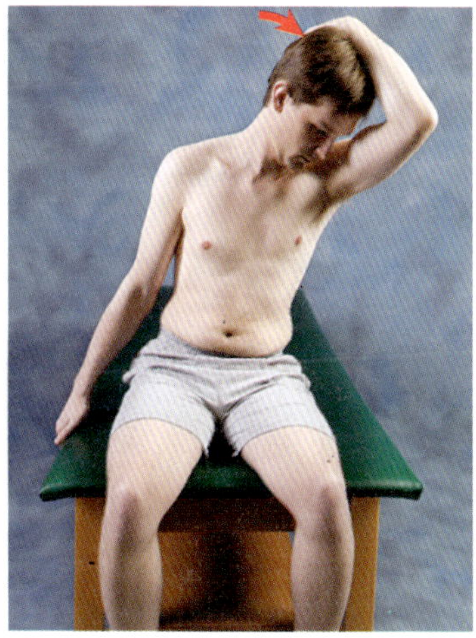

목적: 어깨올림근 신장 (어깨뼈 내림 증가)

기법:

- 단단한 근육 반대쪽으로 목을 돌리고 아래를 봄
- 탁지 가장자리를 삽고 어깨뼈가 내려가게 몸을 멀리 기울임.
- 머리 뒤에 신장력을 적용.

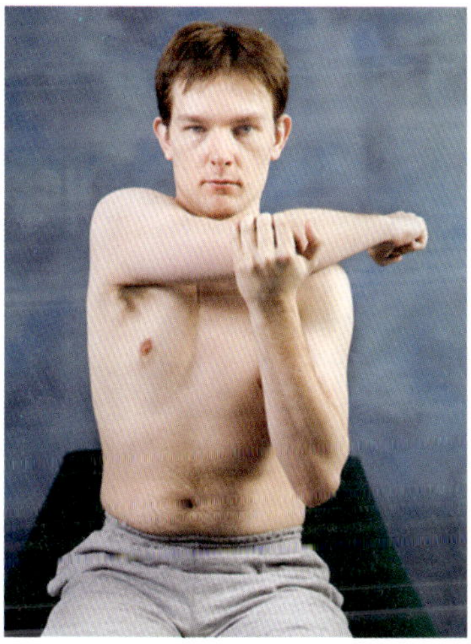

목적: 뒤쪽 어깨세모근 신장
(어깨관절 가로모음 증가)

기법: 가슴 가로질러 신장

- 팔꿉관절에 신장력을 적용하면서 몸통쪽으로 팔을 밈.

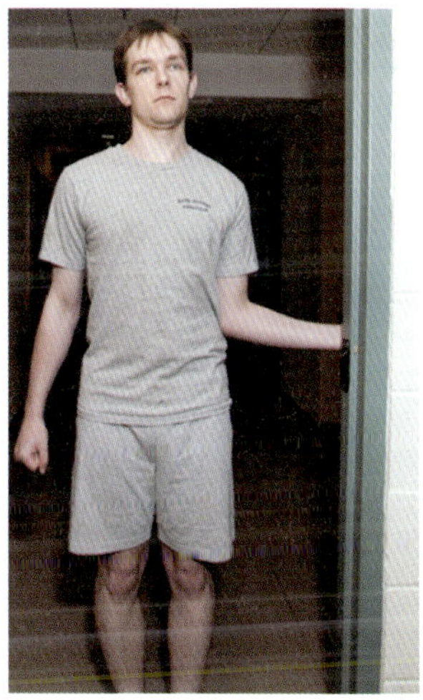

목적: 안쪽돌림근 신장(가쪽돌림 증가)

기법:

- 팔꿉관절 굽힘 90° 자세에서 손으로 문틀을 잡음.
- 문틀로부터 멀리 몸을 돌림.

근수행력 개선을 위한 운동
(Exercises to Improve Muscle Performance)
보조운동

주의: 다음의 기술은 능동-보조 움직임의 한 예를 설명하는 것이다.

목적: **팔이음뼈의 신경근 조절을 위한 능동-보조 움직임**

기법: 봉운동

- 지팡이, 봉, T-막대를 이용하여 위팔뼈 움직임을 보조 및 안내
- 어깨뼈를 최대로 고정하기 위하여 바로 누운 자세에서 시작하여 앉기와 서기로 진전

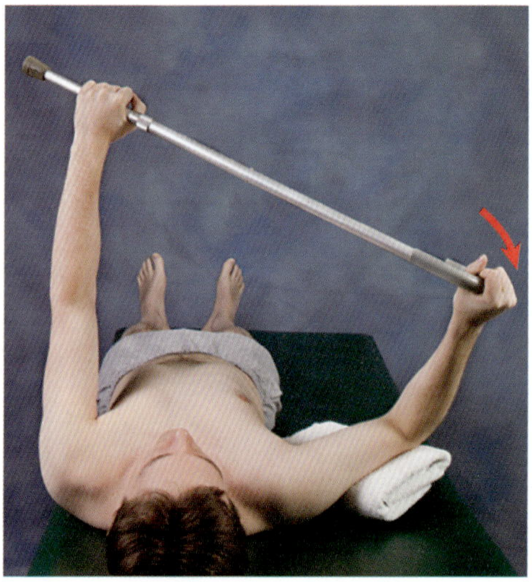

어깨관절 돌림

- 한쪽(그림 아님)이나 어깨뼈 면에 위팔뼈 위치
- 팔꿉관절 90°에서 지팡이로 위팔뼈 돌림을 만듦

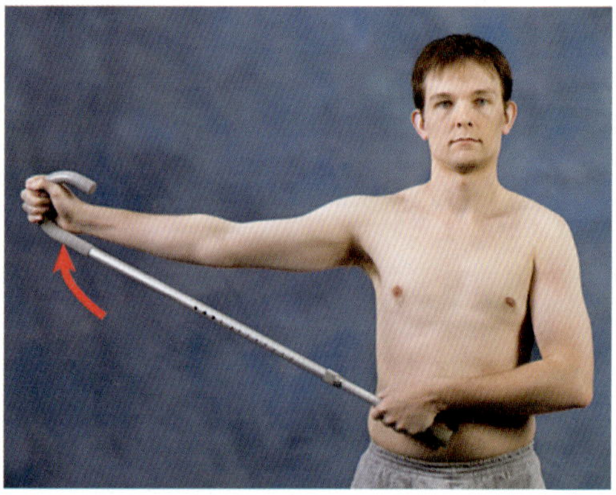

어깨관절 벌림

- 팔을 올려서 위팔뼈 가쪽돌림자세

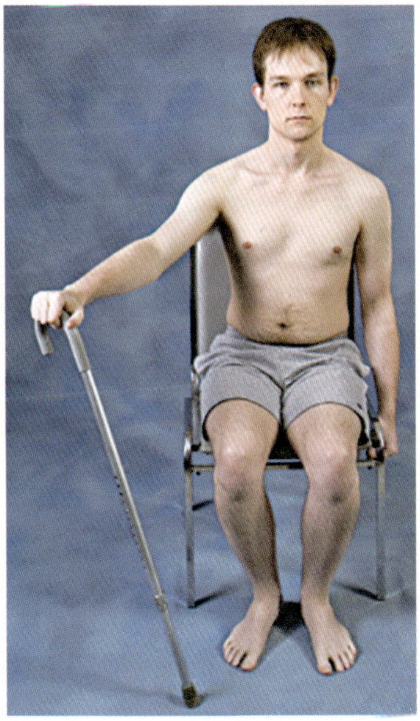

기법: 기어 기울임운동

지팡이를 앞/뒤, 왼쪽/오른쪽, 회전 유형으로 움직인다.

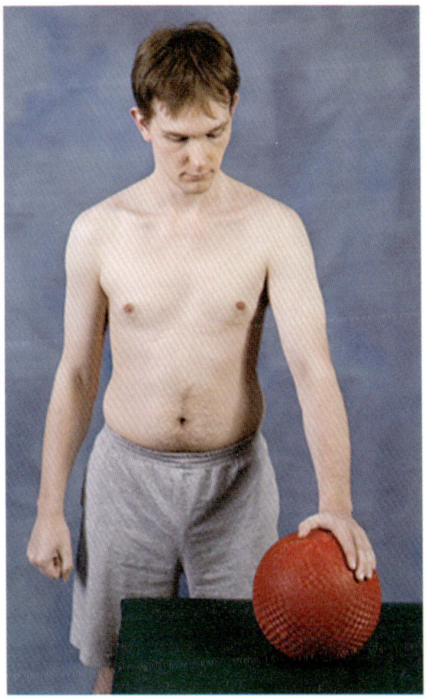

기법: 공 굴리기(탁자끝 먼지털기)

몸통 움직임이 어깨관절 움직임의 초기 보조

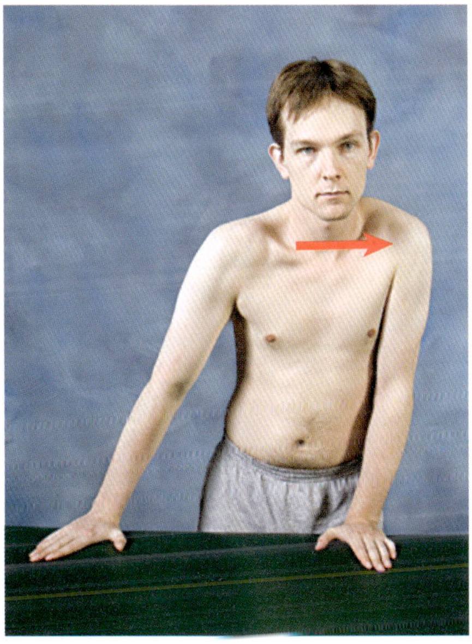

기법: 탁자끝에서 어깨관절 벌림

- 탁자 끝에 손을 놓음.
- 손상된 팔을 몸에서 멀리 움직임

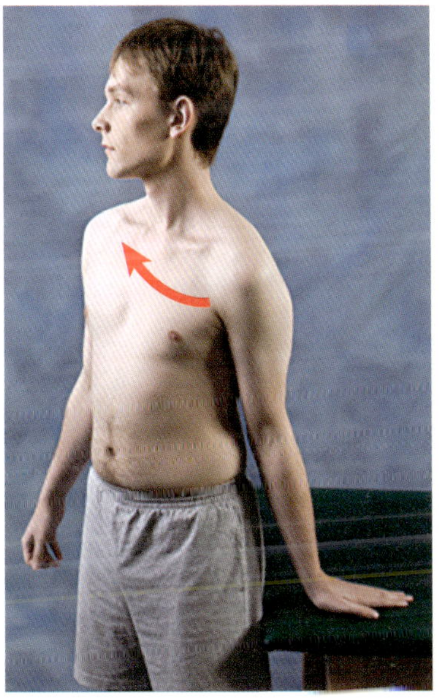

기법: 탁자끝에서 어깨관절 가쪽돌림

- 탁자 끝에 손바닥을 위치
- 몸통을 팔에서 멀리 돌림

등척성 (안정화) 운동

목적: 어깨뼈, 어깨관절 근육의 신경근 조절 및 안정화 개선

기법: 등척성 운동: 비체중부하 및 체중부하

- 천천히 시작하고 지시하면 유지; 속도를 높이고 지시를 감소하여 진전

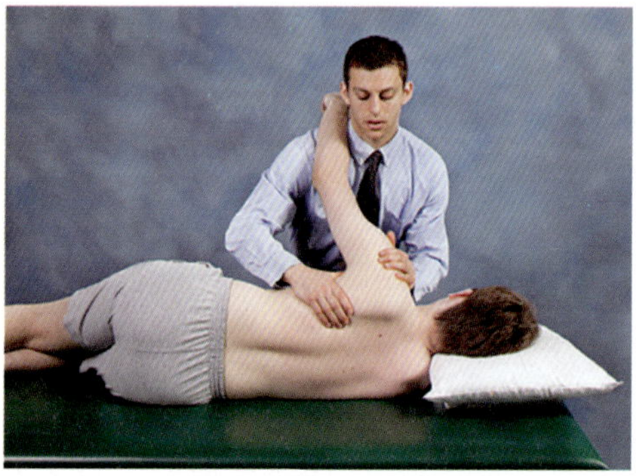

기법: 어깨뼈 근육의 등척성 교대운동

- 내밈/들임 및 올림/내림에 교대로 저항함

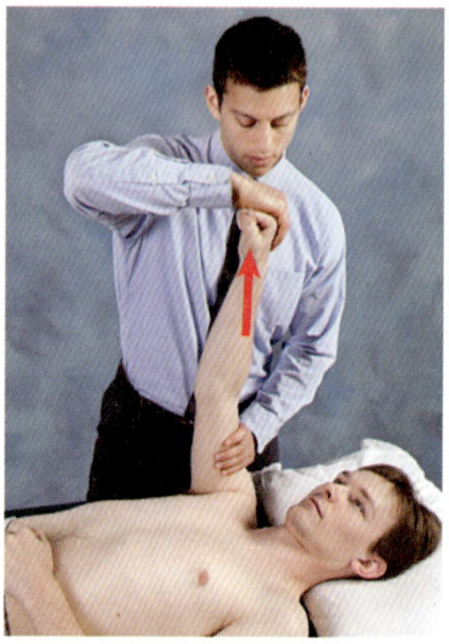

기법: 등척성 어깨뼈 내밈

진전: 바로 누운 자세에서 동적 근력강화운동 동안 천장을 향해 "펀치"

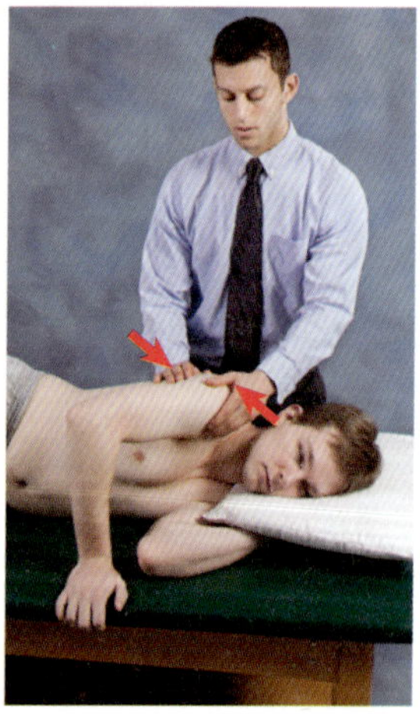

기법: 비체중부하 자세에서 어깨뼈 근육의 등척성 교대운동

진전: 동적 근력증강을 위하여 환자는 손바닥을 밀고 몸통을 뒤쪽으로 굴림

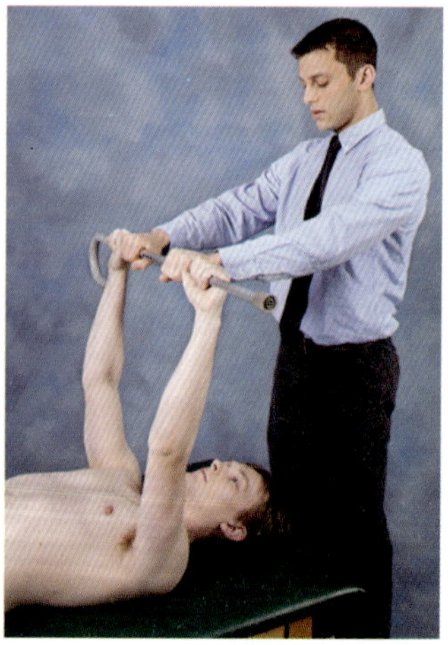

기법: 어깨관절 근육의 등척성 교대운동

- 굽힘/폄, 벌림/모음, 돌림(지팡이에 시계방향과 시계반대방향으로 압력)의 등척성 유지에 대항하여 지팡이에 교대 저항

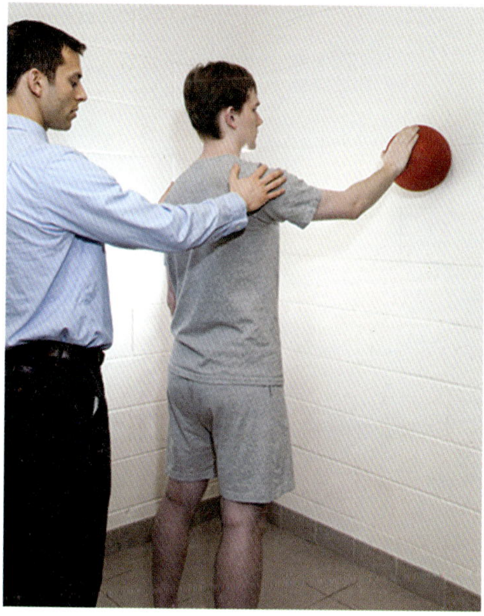

기법: 불안정한 지지면에서 체중부하 상태로 등척성 교대운동

- 환자가 공을 밀 때 치료사는 어깨에 저항을 줌

진전: 동적 근력증강을 위하여 어깨뼈 내밈으로 벽을 향해 공을 압박

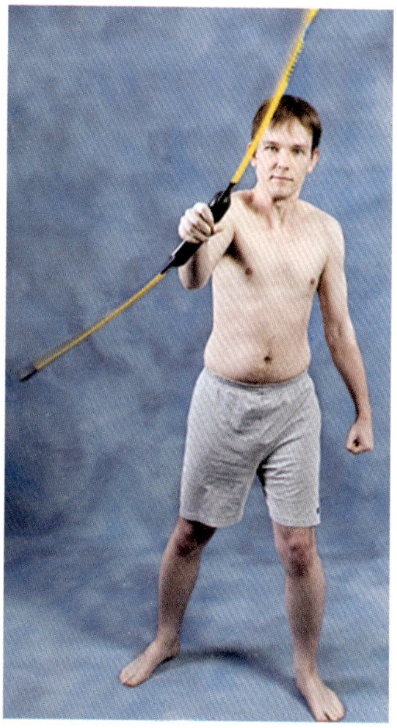

기법: 바디블레드를 이용한 등척성 교대운동

- 팔의 자세가 다양.

비체중부하 / 열린사슬운동

주의: 다음의 예들은 다양한 팔이음뼈 운동을 설명한다. 추가로, 앞에서 설명한 등척성 운동을 저항 없이 또는 저항을 추가한 동적 운동으로 진전한다; 팔을 위한 비체중부하 플라이오메트릭 운동에 대한 설명은 제8장을 참조.

목적: 어깨뼈 들임근 (모음근) 근력강화 운동

기법: 엎드린 자세, 앉은 자세, 바로 선 자세

- 어깨관절과 팔꿉관절의 위치는 저항을 높이고, 특정 근육(specific muscles)을 목표로 하기 위하여 다양하다.
- 외부 부하에 대항한 운동 수행(환자가 할 수 있는 휴대용 웨이트나 탄력저항)

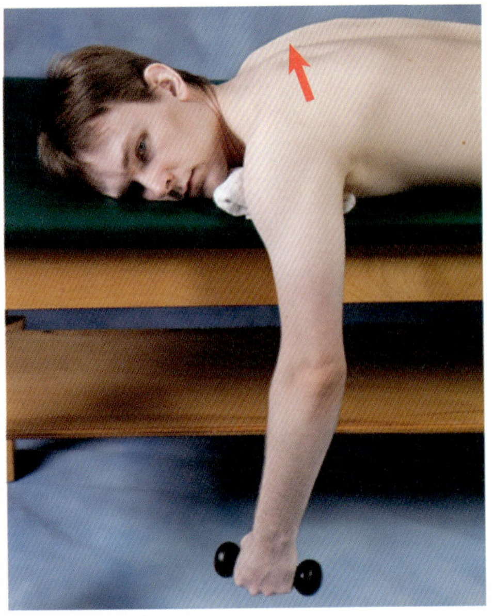

기법: 한쪽 어깨뼈 모음

- 중간 등세모근과 마름근이 목표
- 초기에 휴대용 웨이트 없이 수행

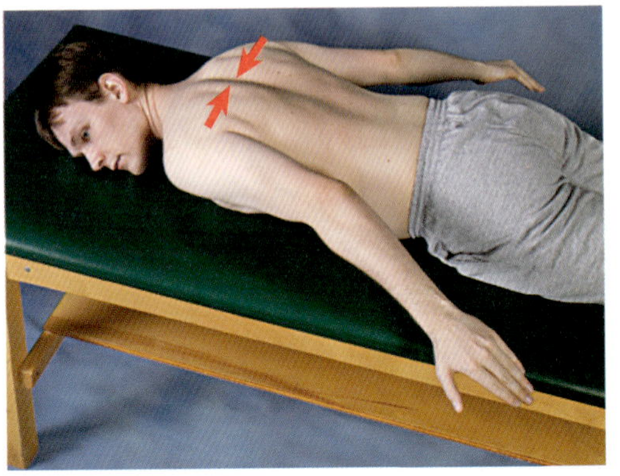

기법: 어깨관절 편 상태에서 어깨뼈 모음

- 마름근 목표

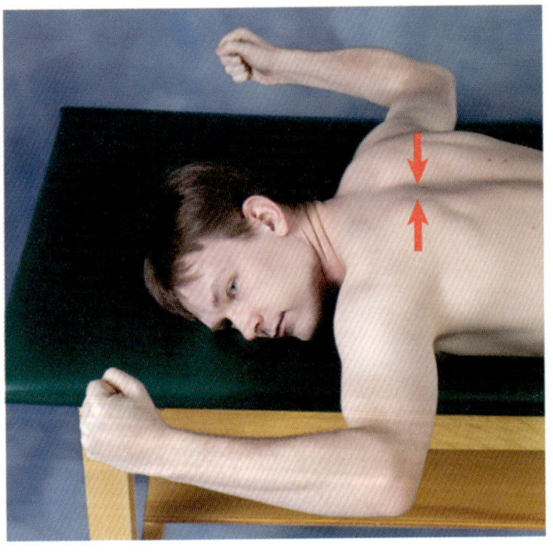

기법: 어깨관절과 팔꿉관절 90°/90° 자세에서 어깨뼈 모음

- 중간 등세모근 목표

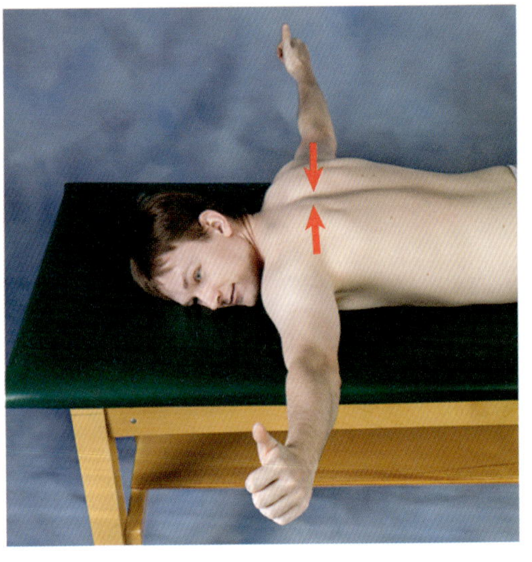

기법: 팔꿉관절 편 상태에서 어깨뼈 모음

- 중간 등세모근 목표

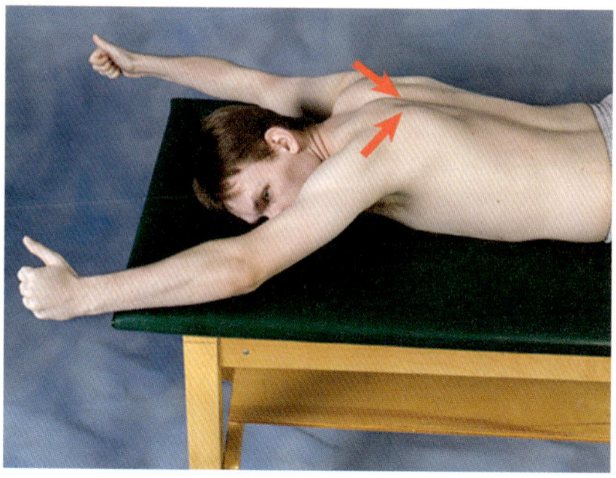

기법: 어깨관절 올림자세에서 어깨뼈 모음 및 위쪽돌림

- 아래 등세모근 목표

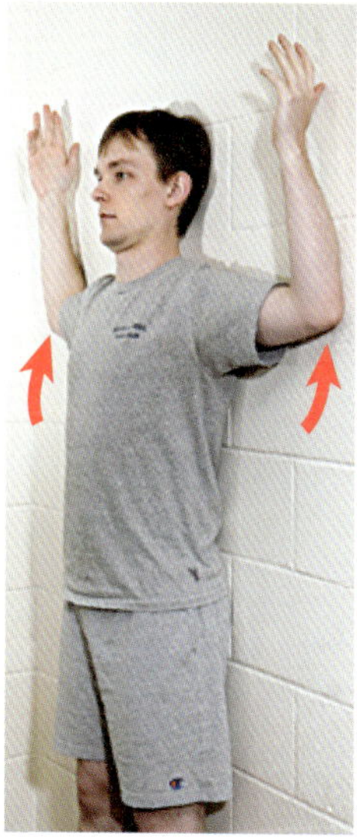

기법: 가동범위 내내 어깨관절 벌림위치에서 어깨뼈 모음

- 어깨뼈 근육의 동적 안정화 강조

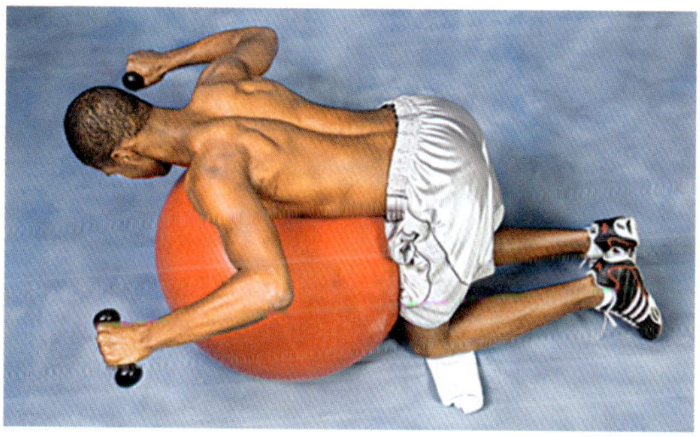

기법: 어깨관절 가로벌림 자세에서 어깨뼈 모음

- 저항을 주기 위해 휴대용 웨이드를 손을 듦

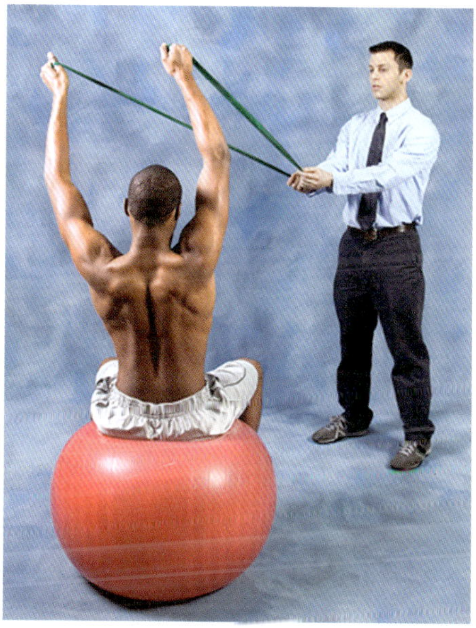

기법: 어깨뼈 모음 및 팔 올림

- 저항을 주기 위해 탄력밴드나 튜브 이용

계속

목적: **어깨뼈 내밈근(벌림근) 근력강화 운동** • 앉은 자세나 바로 선 자세에서 탄력저항 이용 • 바로 누운 자세에서 휴대용 웨이트 이용(그림 없음)	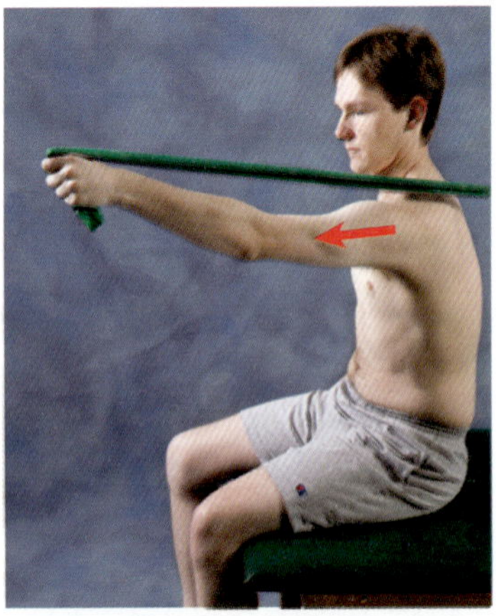
목적: **어깨관절 가쪽돌림근 (가시아래근 및 작은원근) 근력강화 운동** 기법: 휴대용 웨이트를 들고 가쪽돌림 • 어깨관절을 어깨뼈면에 놓고 팔을 탁자에 지지하고 웨이트를 듦. 대체자세: 옆으로 누운 자세 (그림 없음) • 어깨관절의 최상의 근력강화 운동: 팔이 어깨뼈면에 위치하도록 베개로 지지.	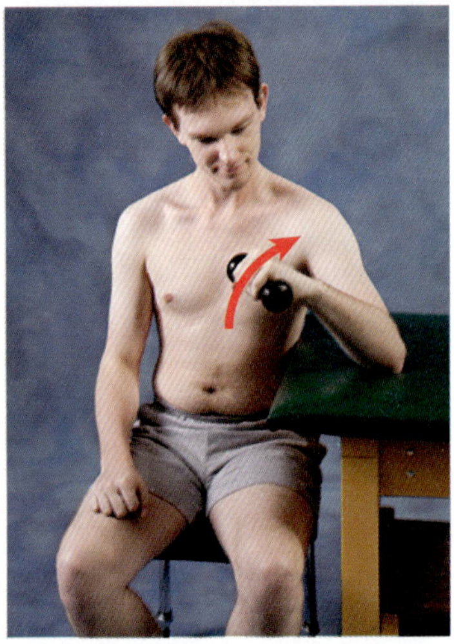
기법: 옆에서 팔로 탄력저항에 대항하여 가쪽돌림.	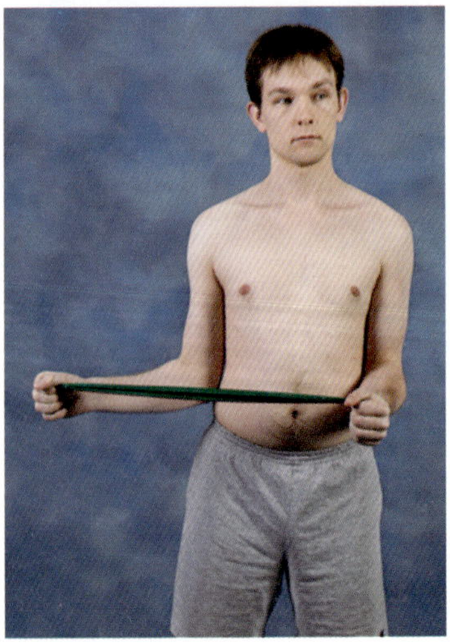

기법: 엎드린 자세에서 어깨관절 90° 벌림 및 가쪽돌림

- 팔꿉관절은 90° 유지; 어깨관절 돌림 동안 팔꿉관절은 굽히거나 펴지 않음.

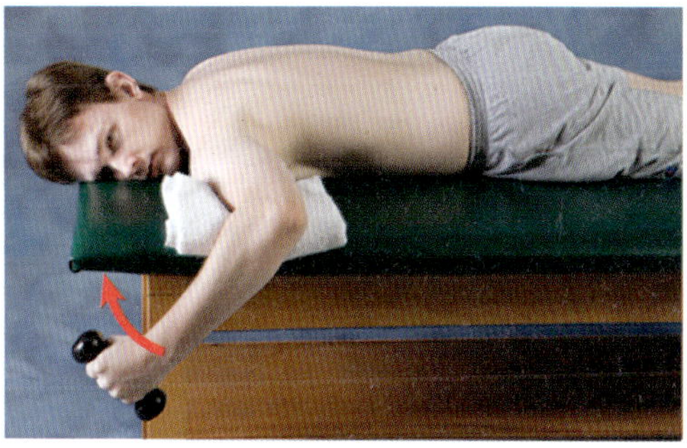

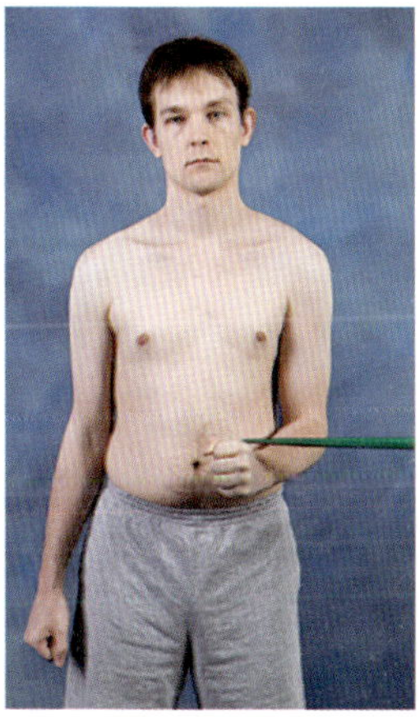

목적: **어깨관절 안쪽돌림근(어깨밑근) 근력강화 운동**

기법: 탄력저항에 대항하여 안쪽돌림

- 팔꿉관절 90° 유지; 어깨관절을 돌림 동안 팔꿉관절은 굽히거나 펴지 않음.

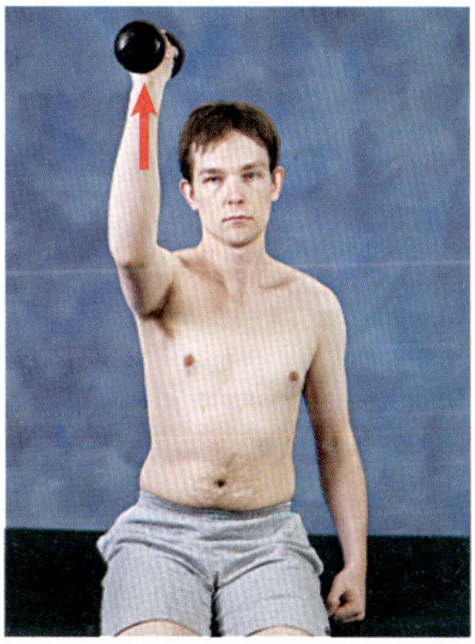

목적: **어깨관절 굽힘근(앞 어깨세모근)과 팔꿉관절 폄근의 근력강화**

기법: 밀리터리 프레스(military press)

- 휴대용 웨이트를 수직으로 들어 올리고 내림.

목적: **어깨뼈면 안에서 어깨관절 굽힘근(가시위근, 어깨세모근)의 근력강화 운동**

- 휴대용 웨이트를 들고 팔을 천장으로 들어 올린(full can) 자세

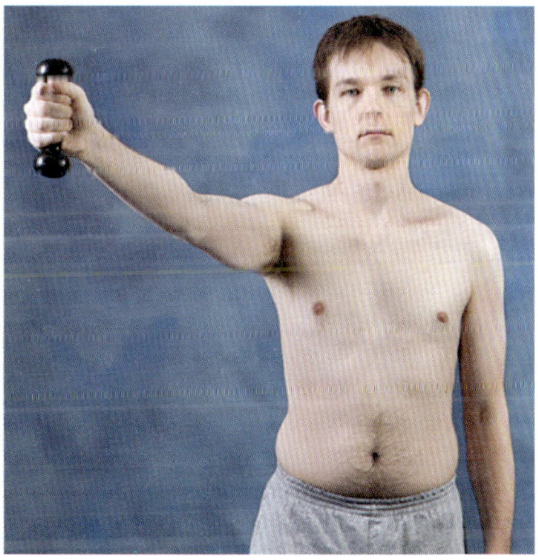

계속

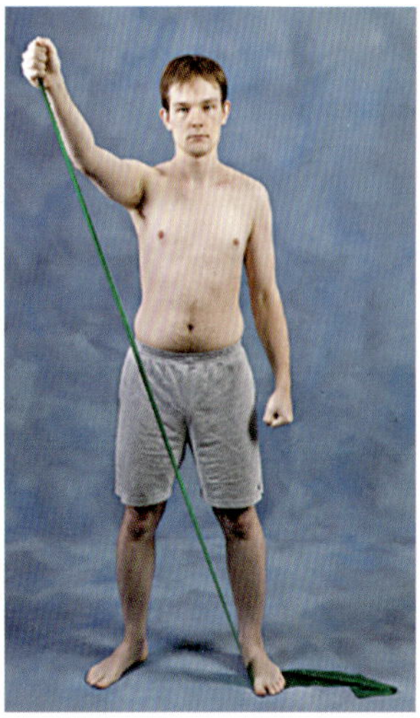

목적: 사선유형에서 어깨관절 굽힘근, 벌림근, 가쪽돌림근 근력강화운동

기법: 한쪽 고유수용성감각촉진법 유형; 탄력저항에 대항하여 D_1 굽힘

- D_1 폄에서 시작

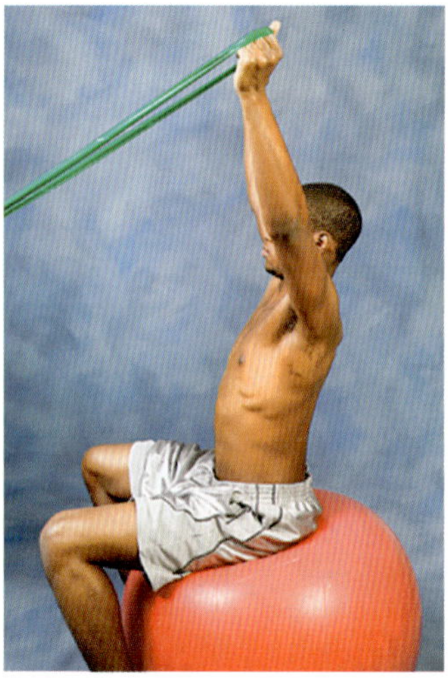

목적: 어깨관절 굽힘근(앞 어깨세모근, 가시위근) 근력강화운동

기법: 탄력저항에 대항하여 양쪽 어깨관절 굽힘

- 불안정한 지지면 위에 앉은 자세는 몸통근육에게 도전함.

목적: 어깨관절 폄근(넓은등근, 큰원근, 뒤 어깨세모근) 및 어깨뼈 들임근(마름근)의 근력강화운동

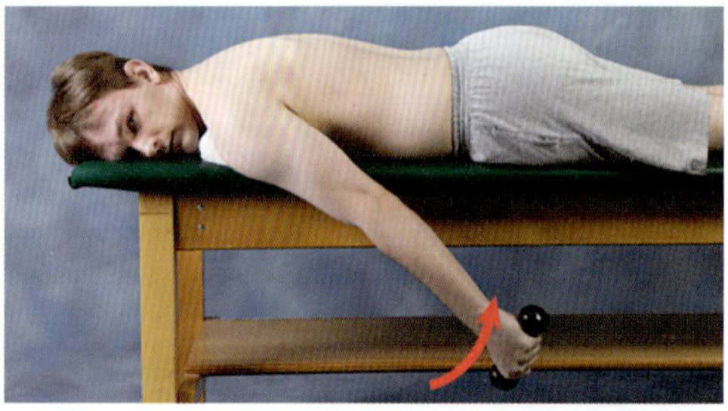

기법: 휴대용 웨이트를 들고 한쪽 어깨관절 폄: 엎드린 자세

- 팔을 탁자에 수직자세에 놓고 시작 (어깨관절 90° 굽힘)

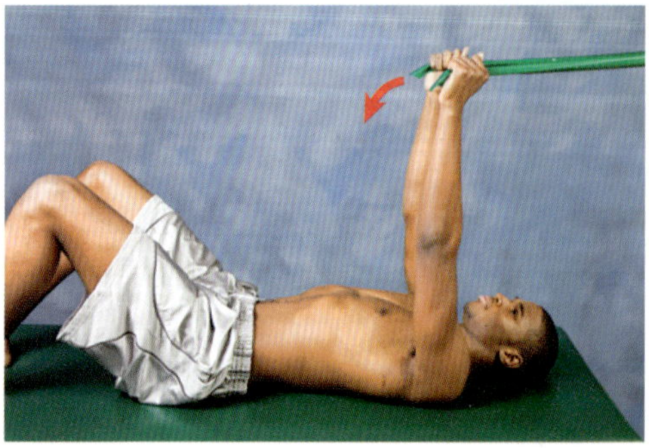

기법: 양쪽 어깨관절 폄: 바로 누운 자세

- 팔을 완전 올림에서 시작
- 탄력저항에 대항하여 어깨관절을 펴서 손을 엉덩관절을 향해 가져감.

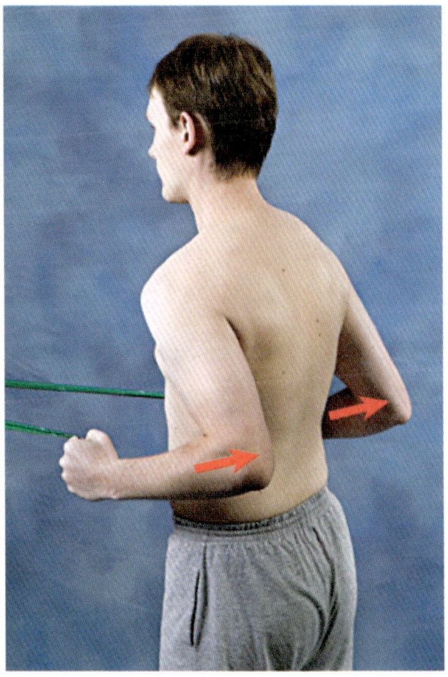

기법: 양쪽 배 젓기

- 환자 앞에 고정된 탄력저항을 당김

기법: 아래로 당김(그림 없음)

- 머리 위에 고정된 저항에 대항하여 아래로 당김

목적: **어깨관절 가로벌림근 (뒤 어깨세모근)의 근력강화 운동**

기법: 어깨관절 벌림 자세에서 양쪽 배 젓기

- 환자의 어깨관절 높이에서 앞쪽에 탄력저항을 고정.
- 팔을 벌림자세에서 "배 젓기"

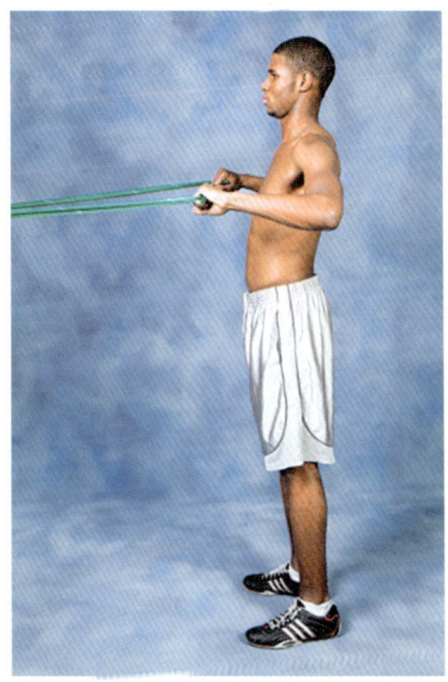

목적: **어깨관절 가로모음근 (큰가슴근, 앞 어깨세모근)의 근력강화운동**

기법: 한쪽 또는 양쪽 가로모음근

- 휴대용 웨이트를 들고 바로 누운 자세
- 바로 선 자세: 환자의 뒤쪽에 어깨관절 높이에 고정된 탄력저항 당김 (그림 없음)

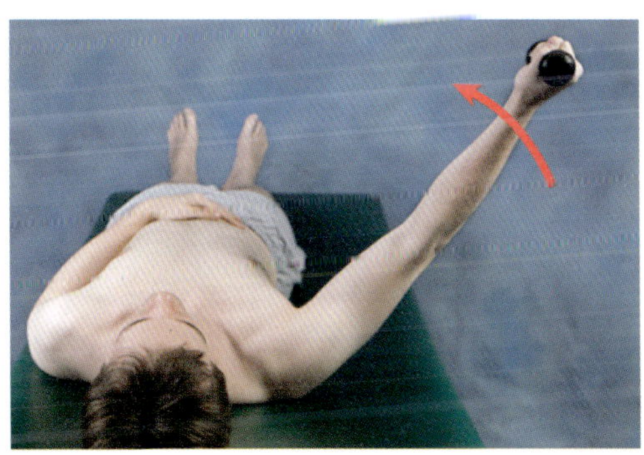

체중부하/닫힌사슬운동

목적: **어깨뼈 내림근 근력강화**(strengthen scapular depressors)	
기법: • 팔꿉관절 90° 굽힘을 유지하고, 공이 주는 저항에 대항하여 팔꿉관절 아래로 밀기	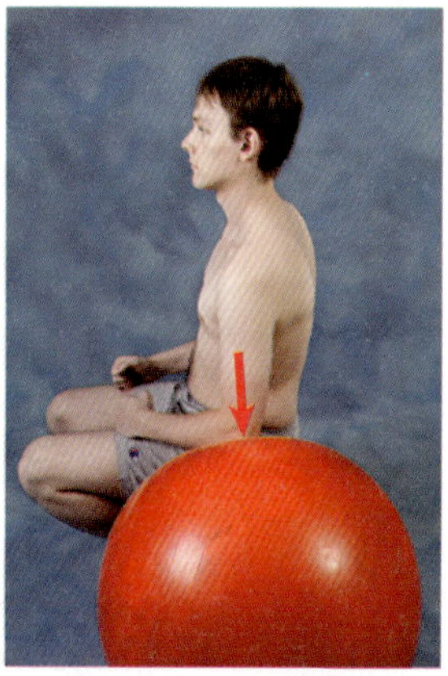
기법: 팔걸이의자 밀기 • 발은 바닥에 유지한 채 의자에서 엉덩이 들기	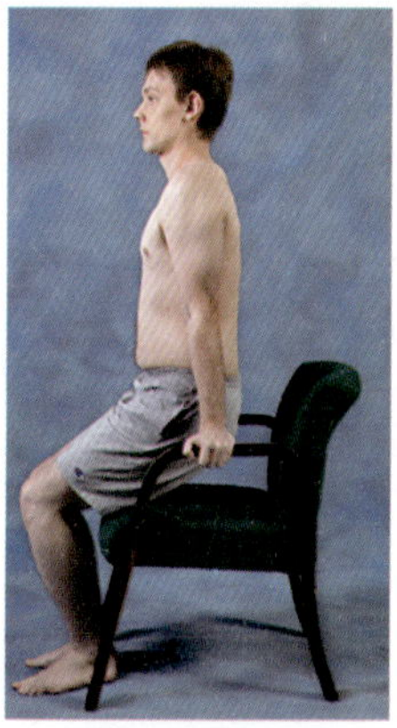
목적: **어깨뼈 내림근**(depressors)**과 내밈근**(protractors) **근력강화 운동** 기법: 앉은 자세에서 밀어 올리기	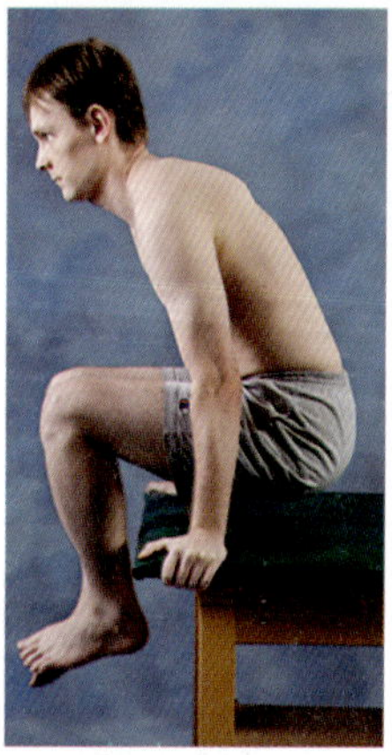

목적:
어깨뼈 내밈근과 어깨관절 안정근 근력강화 운동

기법: 벽 밀기

대체기법: 무릎 선 자세에서 밀어 올리기 (그림 없음)

- 무릎 선 자세에서 의자 위에 손을 놓음.

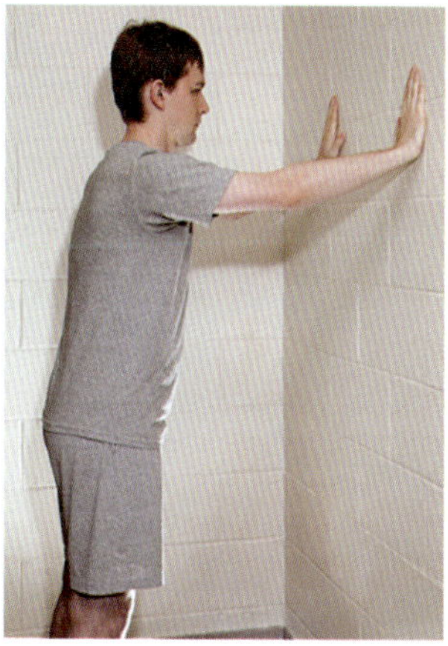

기법: 엎드린 자세에서 손과 무릎관절로 밀어 올림.

진전: 손과 발로 밀어 올림 (그림 없음)

추가기법: 표준 이상의 밀어 올림

- 팔꿈치가 완전히 펴질 때까지, 추가적인 들어 올림을 위해 어깨뼈를 내밈.

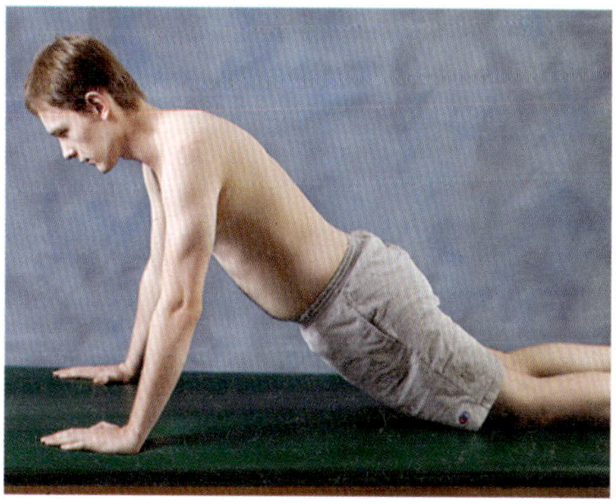

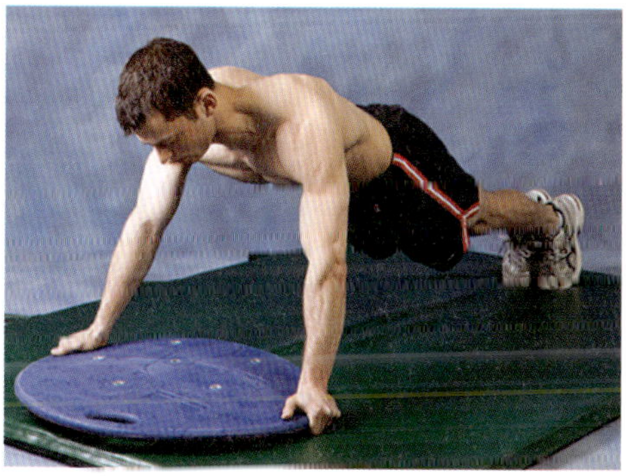

기법: 균형판 위에서 밀어올림.

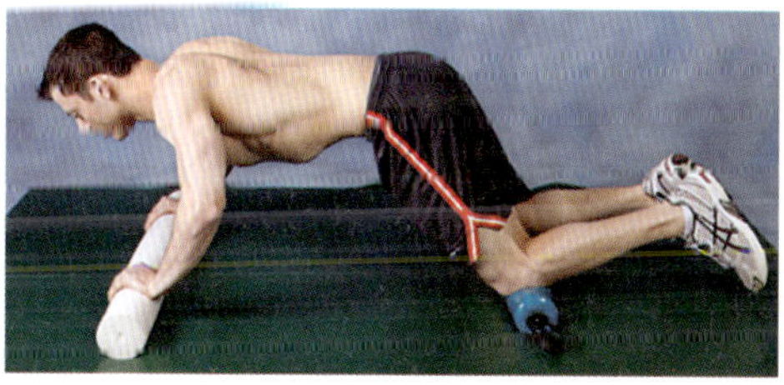

기법: 폼롤 위에서 밀어올림.

- 손과 무릎관절 아래에 폼 롤을 두면 안정성은 떨어지고 난이도는 상승.
- 상체를 들어 올리고 내림.

어깨관절 뼈관절염 및 동결견 (유착성 관절주머니염) (GH Joint Arthritis & Frozen Shoulder)

정상 관절가동성을 방해하는 관절 병변 및 관절주머니 유착

- **관절증:** 류마티스관절염과 뼈관절염이 포함됨
- **동결견:** (유착성 관절주머니염/관절주위염):
  - 만성 염증에 대한 반응이나 고정, 외상 혹은 류마티스관절염(RA)이나 뼈관절염(OA)으로 인한 이차적인 반응으로 발생한다.
  - 돌림근띠 질환/만성 끼임증후군(chronic impingement syndromes)의 진전으로 발생한다.
  - 특발성 동결견은 다음과 같은 전형적인 유형이 있다:
    - **결빙기(freezing):** 휴식 시 강한 통증, 발병 2~3주에 운동 제한; 10~36개월간 지속.
    - **동결기(frozen):** 움직일 때만 통증, 유착; 어깨관절 움직임 제한, 어깨뼈 대용, 어깨세모근 및 돌림근띠, 위팔두갈래근, 위팔세갈래근의 약화; 4~12개월간 지속.
    - **해빙기(thawing):** 통증과 활액염(synovitis)은 없음, 유착으로 인한 심한 관절주머니(capsular) 제한; 24개월까지 지속; 환자는 정상 관절가동범위(ROM)를 획득하지 못함.

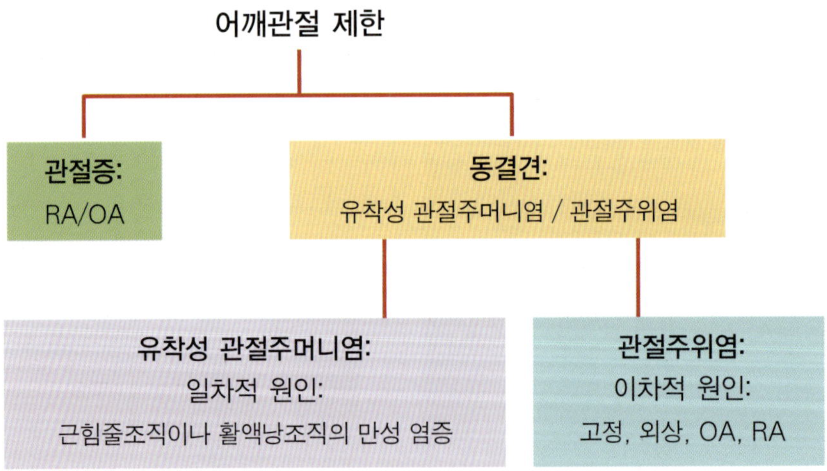

어깨관절 뼈관절염: 비수술적 관리
(GH Joint Arthritis: Nonoperative Management)

초기: 최대보호기

환자 상태	중재
• 팔꿉관절 아래로 방사되는 급성 통증으로 수면장애 발생 • 봉우리 아래, 뒤 어깨세모근과 중간 어깨세모근 사이 촉진 시 압통 • 통증과 근방호로 인해 수동 및 능동 관절가동범위 제한, 전형적으로 가쪽돌림과 벌림이 제한 • 자세 손상: 앞쪽으로 기운 머리, 둥근 어깨/등뼈부 척추뒤굽음증(kyphosis) 증가	• 통증을 유발하는 자세와 활동을 피함 • 전기치료 • 자세 훈련: 목뼈부-등뼈부 정렬 및 어깨뼈 들임을 강조 • 근육 세팅: 어깨뼈 및 어깨관절 • 통증 없는 가동범위에서 PROM → A-AROM • 진자운동(웨이트 없이) • 관절 신연: 통증 없는 자세에서 등급 I 또는 II 주의사항: 통증이 증가하거나 가동범위가 감소하면 운동 강도를 감소시키거나 운동을 중단. • 가정운동프로그램: 자가 A-AROM, 근육 세팅, 반사성 교감신경위축증(RSD)(CRPS type I)의 가능성을 최소화하기 위한 팔꿉관절 및 손 움직임 유지의 중요성

중간기: 중등도 보호기

환자 상태	중재
• 관절주머니가 단단해져서 전형적으로 가쪽돌림과 벌림이 제한 • 유용한 수동 가동범위의 끝에서 통증 • 관절놀이(joint play) 및 가동범위 제한 • 팔이음뼈의 근길이와 근력 불균형 • 어깨위팔리듬 손상	• 통증 없는 범위 안에서 어깨관절 및 어깨뼈의 운동을 A-AROM → AROM (봉, 벽 미끄러짐) • 관절가동술 등급 III과 IV: 통증이 감소하는 방향으로 신연 및 미끄러짐; 끝범위 뒤쪽 미끄러짐 및 꼬리쪽 미끄러짐으로 진전

계속

환자 상태	중재
• 오목위팔관절의 벌림에 대한 어깨뼈의 위쪽 돌림의 대상작용 • 만약 치료되지 않으면, 머리 위, 등뒤와 바깥으로 뻗는 능력이 심각한 손실을 가지고 오는 제한이 진행된다.	주의사항: 관절주머니 초기 신장을 할 때 조심; 신장 후에 관절 통증이 4시간 이상 지속되어서는 안 됨. • 짧아진 어깨뼈와 어깨관절 근육 신장 주의사항: 끼임을 피하기 위하여 적합한 가쪽돌림이 발생할 때까지 머리 위에서 벌림을 증가시키는 신장은 하지 않음. • 최대하 등척성 운동 → 저-부하 저항운동: 어깨뼈 들임과 내림, 어깨관절 가쪽돌림 강조; PRE와 PNF를 통한 근력강화 운동 진전 • 저-부하 기능적 들기 및 뻗기 활동; 가동범위 및 근력을 증진하기 위해 강도 진전 • 목뼈부 등뼈부 및 팔이음뼈(shoulder girdle) 정렬을 강조한 전신 자세훈련 강화 • 가정운동프로그램: 충분히 활용하지 않는 근육의 활성화 및 근력강화를 위한 자가-신장 및 R-ROM/PRE

만성기: 기능 회복기

뼈관절염의 잠재적인 결과 및 가능한 장기간 영향을 고려한다.

- 가정운동프로그램(HEP): 관절 보호를 위한 근력 및 효과적인 어깨위팔리듬과 관절 역학을 위한 자세 정렬을 강조
- 자가-신장: 어깨관절 가쪽돌림 자세에서 위팔 올림, 안쪽돌림에서 어깨관절 폄 (등 뒤로 뻗기), 및 어깨뼈 내림에서 들임 유지 진전/유지(progressing/maintaining) 강조

어깨관절 인공관절 전치환술: 수술후 관리 (중요한 수술전 돌림근띠 결함 없음)

[Total Shoulder Arthroplasty: Postoperative Management (No Significant Preoperative Rotator Cuff Deficiency)]

초기: 최대보호기 (0 → 4 / 6 주)

환자 상태	중재
• 수술후 통증 및 염증 • 어깨 고정 • 근방호; 어깨관절 수동 움직임에 불안 • 자세: 등뼈부 뒤굽음증 증가, 둥근 어깨(rounded shoulders) • 팔이음뼈 근육 위축 • 기능직 활동 동안 수술한 팔의 사용 제한	• 슬링/임모빌라이저(immobilizer) 사용 • 환자교육: 자세 및 주의사항, 초기 가정운동프로그램 주의사항: 87쪽 참조. • 직립 및 대칭적 몸통을 강조한 자세 인식 훈련 • AROM: 목뼈부, 어깨뼈, 팔꿉관절, 손목관절/손(어깨관절은 어깨뼈 들임을 강조하기 위하여 구름) • 슬링을 제거하고 진자운동 • 바로 누운 자세에서 어깨관절 A-AROM (자가-보조운동 혹은 봉운동): 어깨뼈 면에서 90°로 앞쪽 올림, 가쪽돌림에서 팔꿉관절 30°-45° 굽힘 자세로 팔 아래 타올을 접어 놓음, 가로벌림에서 중립위치, 가로모음으로 중립위를 지남. • 앉은 자세에서 A-AROM: 보호범위에서 기어-기울임 운동 및 봉운동 • 초기 보호된 체중부하에서 가동범위 운동 (손을 탁자 위에 놓음) • 팔꿉관절은 허리높이에 팔은 몸통 앞에 놓고 일상생활동작(ADL) (손/얼굴 씻기, 먹기, 타이핑)

계속

<table>
<tr><th colspan="2">중간기: 중등도 보호기
(4 / 6 주 → 12/16 주) – 계속</th></tr>
<tr><th>환자 상태</th><th>중재</th></tr>
<tr><td>• 절개 부위 치유 양호
• PROM(90° 올림, 45° 가쪽돌림)에서 최소 통증
• 안쪽돌림 등척성 저항운동을 할 때 어깨밑근 힘줄에 통증 없음
• 어깨관절 수동 및 능동 가동범위의 제한
• 머리 위로 뻗기 동안 어깨위팔리듬 손상
• 기능 활동의 중요한 제한</td><td>• 앉은 자세/바로 선 자세에서 어깨뼈 및 어깨관절의 AROM(가쪽돌림이 충분히 가능하면, 90° 이상 올림)
(벽-오르기 운동; 봉운동, 등 뒤를 포함)
• 저-강도 자가-신장운동
(탁자 표면 위에서 팔을 미끄러트림)
• 저강도 등척성 운동, 돌림근띠와 어깨세모근을 강조
• 부분체중부하 자세(팔꿉관절이나 손 위로 기울임)에서 팔이음뼈의 안정화 운동
• 몸통 안정화 운동
• 팔 근력기록기(ergometry)
• 저-부하, 통증 없는 ADL 및 IADL</td></tr>
<tr><th colspan="2">후기: 기능 회복기
(12주 또는 16주 & 그 이상)</th></tr>
<tr><th>환자 상태</th><th>중재</th></tr>
<tr><td>• 잘 치유된 반흔
• 통증 없이 기능적임, PROM 및 AROM에서 제한적임.
• 어깨관절 근력 혹은 지구력 손상
• 기능적 활동의 중등도 제한</td><td>• 어깨관절 130°–140° 수동 올림 및 60° 수동 가쪽벌림, 바로 선 자세에서 120°까지 도달하는 동안 능동 올림을 성취하기 위하여, 끝범위에서 자가-신장운동 (문틀/벽 신장)
• 어깨관절 가동술 등급 III
• 가벼운 무게, 가벼운 등급의 탄력밴드/튜브를 사용하여 어깨관절의 저-부하, 고-반복 점진적 저항운동
• 저항을 준 올림이 90°에서 제한
• 상지 체중부하운동으로 진전
• ADL & IADL: 통증이 없으면, 중등도 부하 활동으로 진행</td></tr>
</table>

어깨관절 인공관절 수술 후에 자세 초기: 최대보호기 (Positioning After Shoulder Arthroplasty Early: Maximum Protection Phase)

바로 누운 자세

- 슬링으로 팔 고정
  - 팔꿉관절 90° 굽힘
  - 휴식 시 아래팔과 손을 배 위에 놓음
- 베개나 담요를 접어서 팔꿈치 관절에 놓아 몸통에서 멀리 팔을 떨어뜨림.
  - 앞쪽 굽힘(10°–20°), 어깨관절 약간 벌림, 안쪽돌림
- 침대에서 머리를 약 30° 구부림

앉은 자세

- 슬링으로 팔을 지지하거나 랩보드나 의자의 팔걸이에 베개를 놓고 휴식

얕은 돌림근띠 치료

- 슬링이 돌림근띠 치료에 관한 적절한 보호를 제공하지 못하면, 어깨관절 벌림 부목 사용

어깨관절 인공관절 수술 후 주의사항 초기: 최대보호기 (Precautions After Shoulder Arthroplasty Early: Maximum Protection Phase)

운동(0–6주)

- 짧고 빈번한 운동 세션(1일 4–5회)
- 운동 당 적은 반복수
- 편안한 범위와 "안정(safe)" 안에서 어깨관절의 PROM/A-AROM 운동은 수술 동안 제한; 끝범위 신장 없음
  - 등뼈부에 어깨뼈를 고정하기 위하여 바로 누운 자세나 반-기댄 자세에서 어깨관절을 앞으로 올림을 시작
  - 어깨밑근(수술전 구축으로 제한한 가쪽돌림을 수정하기 위하여 수술로 짼 후, 회복 길어진)의 과도한 신장을 피하기 위하여 중립위치나 30° 이하에서 어깨관절 가쪽벌림을 수행
  - 앞쪽 관절주머니와 수술선에 과도한 스트레스를 피하기 위하여
    - 바로 누운 자세에서 수동적 혹은 보조된 가쪽돌림/안쪽돌림 동안에 타올을 접어서

팔을 지지하여 팔을 몸통 중심선에서 약간 앞쪽에 위치
   - 첫 6주 동안 어깨관절 젖힘 혹은 가로벌림(중립위 넘어서)을 피함.
  - 팔 올림을 보조하기 위하여 활차장치를 사용하면, 초기에는 제한된 범위 안에서 어깨관절 올림이 발생
- 앉은 자세 혹은 바로 선 자세에서 팔을 수동이나 보조로 올림 동안에, 연부조직의 봉우리밑 끼임을 최소화하기 위하여 몸통을 바로 세워 유지
- 일반적으로 비-능동적(비-보조적), 항중력, 어깨관절 동적 운동 (어깨밑근의 치유를 위해 특히 안쪽돌림)
- R-ROM/PRE 운동은 금기
- 수술 전보다 심각하게 손상되고 회복된 돌림근띠는 더 점진적으로 운동을 진전

일상생활동작(ADL)(0-6주)

- 먹기, 얼굴 씻기, 쓰기, 타이핑하기와 같은 팔꿈치를 허리높이에 두고 수행하는 활동은 제한
- 어깨관절에 갑자기, 힘을 주는 움직임은 피함
- 등 뒤로 팔뻗기 피함
- 일상생활동작 동안 수술된 팔다리에 체중부하 피함 (침대에서 이동할 때 기울기나 밀기, 특히 수술 후 첫 주에)
- 무거운 물건 들기 피함
- 장시간 바로 선 자세나 걷기 동안 슬링으로 팔을 지지
- 취침이나 사람이 붐비는 공간으로 외출할 때 슬링 착용
- 수 주 동안 운전 금지

어깨관절 통증증후군: 연부조직 끼임, 돌림근띠 질환, 어깨관절 불안정성 (Painful Shoulder Syndromes: Soft-Tissue Impingements, Rotator Cuff Disease, GH Joint Instabilities)

- 구조적 손상 및 기계적 손상 포함
- **일차적인 끼임(돌림근띠 질환)**: 내적 혹은 외적 요인으로부터 위팔뼈 윗 공간에 있는 봉우리 아랫부분에 대항하여 돌림근띠의 기계적 손상으로부터 발생
  - **내적 요인**: 돌림근띠 힘줄의 혈관 변화, 봉우리의 구조적 다양성, 봉우리빗장관절의 비대성 퇴행성 변화
  - **외적 요인**: 수술후 관절주머니 단단함, 돌림근띠 또는 어깨뼈근육의 불완전한 신경근

조절, 잘못된 어깨등 자세, 근길이-근력 불균형, 돌림근띠의 부분 또는 완전 열상

- **이차적인 끼임:** 어깨관절의 불안정이나 아탈구로 발생
  - **다방향성 불안정:** 결합조직의 생리학적으로 느슨함으로 발생한 과도한 가동성
    - 정상보다 위팔뼈머리가 더 크게 변형
    - 안정성을 위해 좋은 신경근 조절 및 근지구력을 요구
  - **끼임 있는 혹은 없는 단일방향성 불안정:** 보통 외상의 결과, 돌림근띠 열상을 포함하고 관절테두리 혹은 지지하는 인대 손상
- 어깨관절 통증증후군은 특발성 동결견(유착성 관절주머니염)으로 진전한다.

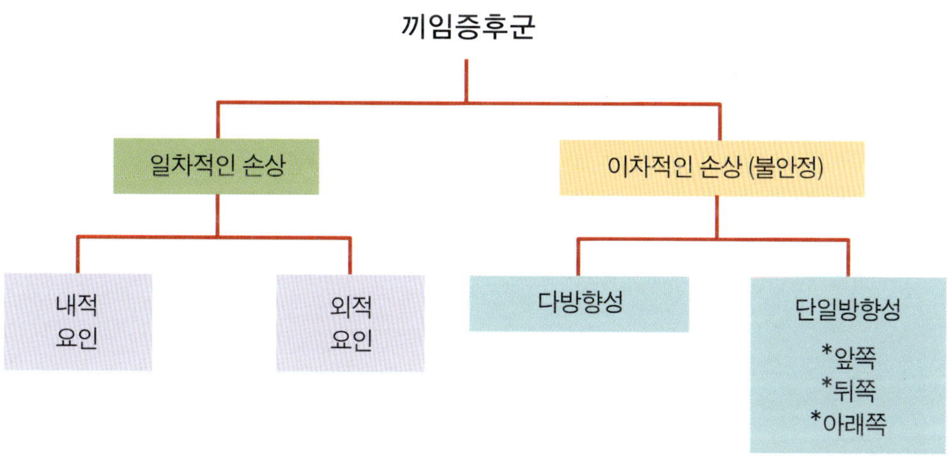

어깨관절 통증증후군: 비수술적 관리 (Painful shoulder Syndromes: Nonoperative Management)

초기: 최대보호기

환자 상태	중재
• 급성 통증 및 염증 • 통증으로 가동범위 제한 • 통증호(painful arc) • 양성 끼임 징후 • 근방호(muscle guarding) 및 억제	• 통증-유발 자세/활동을 피함; 편안과 휴식을 위해 슬링(고정기) 이용 • 자세성 훈련: 목등뼈 및 어깨뼈 부위 강조

계속

초기: 최대보호기 – *계속*

환자 상태	중재
• 자세 손상; 앞쪽 머리, 등뼈부 뒤굽음증 증가, 어깨뼈 앞쪽 기울임, 어깨관절 안쪽돌림	• 세팅운동: 어깨뼈 및 어깨관절 근육 • 통증 없는 범위에서 어깨관절 PROM → A-AROM 및 자가-보조가동범위 운동 • 진자운동 • 관절 신연 및 진동: 등급 I 또는 II • 가정운동프로그램 교육: 진자운동, 자세, 팔을 부드러운 등척성 가쪽돌림 및 벌림 • 환경적인 수정

중간기: 중등도 보호기

환자 상태	중재
• 통증호 • 팔이음뼈 근길이/근력 불균형이 전형적으로 작은가슴근, 어깨올림근, 어깨관절 안쪽돌림근에서 나타난다; 어깨뼈와 어깨관절 안정근, 어깨관절 가쪽돌림근, 어깨뼈 위쪽돌림근, 내림근의 근지구력 저하 또는 위약 • 수술후 어깨관절 관절주머니의 가동성 감소 • 손상된 어깨위팔리듬	• 어깨관절의 AROM 운동 • 관절가동술: 등급 III 또는 IV (보통 뒤쪽 미끄러짐) • MWM 뒤-가쪽 미끄러짐 • 짧아진 어깨뼈, 어깨관절(GH joint), 목등부(cervicothoracic) 근육 신장 • 가벼운 등척성 운동(비체중부하) → 저-부하 R-ROM: 어깨뼈 들임근, 내림근, 어깨관절 돌림근띠를 강조 • 체중부하와 등척성 교대운동을 사용한 어깨뼈 및 어깨관절 돌림띠근 (GH rotator cuff) 안정화운동 • 팔이음뼈(shoulder girdle) 정렬을 강조한 전신 자세훈련 강조 • 치유조직에 교차섬유마사지 • 가정운동프로그램 진전 • 작업 및 활동의 인간공학적 적응 강조

후기: 기능으로 회복기

환자 상태	중재
• 기능적 활동에 참여하기 위한 신경근육의 근력(strength), 협응력(coordination), 근지구력(muscular endurance) 손상	• 근육 신장 및 유연성 운동 • 관절가동술: 등급 III 또는 IV • 근력강화 운동: PRE & PNF • 플라이오메트릭 훈련 (plyometric training) • 신경근 반응 및 근지구력을 강조하는 기능적 운동

봉우리밑 관절경 감압술: 수술후 관리 (일차적인 끼임 및 돌림근띠 손상) [Arthroscopic Subacromial Decompression: Postoperative Management (Primary Impingement & Intact Rotator Cuff)]

초기: 최대보호기(0 → 3주 또는 4주)

환자 상태	중재
• 수술후 통증 및 염증 • 초기에 슬링을 이용한 어깨관절 고정 • 근방호 및 억제 • 제한된 어깨관절 가동범위 • 손상된 자세: 과도한 등뼈부 뒤굽음증, 둥근 어깨 • 기능적 활동 동안 수술한 팔의 사용 제한	• 어깨관절은 편안하기 위해 슬링을 하고 자가-관리 일상생활동작 및 운동 시에는 제거 • 환자교육: 가정운동프로그램(HEP) (1일 3-4회 실시) 가동범위를 회복하는 동안 치유조직 보호를 강조 (수술 부위 치유 모니터); 주의사항: 통증을 유발하는 운동 및 활동을 피함 • 목뼈부, 어깨뼈, 팔꿉관절의 AROM; 팔을 올리면서 손을 꽉 쥠. • 진자운동(슬링은 제거하고 실시)

계속

초기: 최대보호기(0 → 3주 또는 4주) – *계속*

환자 상태	중재
	• 통증 없는 가동범위에서 A-AROM: 자가-보조나 봉운동을 사용하여 어깨뼈면에서 어깨관절 올림 및 가쪽돌림/안쪽돌림 (등 위에 어깨뼈를 고정하기 위하여 바로 누운 자세나 반-누운 자세에서 시작; 앉은 자세로 진전: 기어-기울임 및 봉운동) • 비-체중부하 자세에서 저강도 팔 안정화운동 • 등뼈부 폄 및 어깨뼈 들임을 강조하는 자세훈련 • 어깨뼈와 어깨관절 근육의 저강도(최대하), 통증없는 다각도 등척성 운동 • 앉은 자세나 바로 선 자세에서 어깨관절의 AROM으로 진전(어깨뼈면에서 올림으로 "full-can" 및 한쪽 옆에서 팔을 가쪽돌림/안쪽돌림) (주의사항: 어깨등뼈 안정성을 유지할 때까지 어깨관절 90° 이상의 능동 올림을 피함). • 2-4주 동안 제한된 범위에서 가벼운 ADL, 과도한 체중부하와 통증을 유발하는 활동은 피함

중간기: 중등도보호기(3주 또는 4주 → 8주 또는 10주)

환자 상태	중재
• 관절경 입구는 잘 치유됨 • 통증은 감소하였으나, 머리 위로 뻗기를 할 때 발생	• 슬링(sling)은 제거 • 가정운동프로그램은 수정 및 진전; 어깨뼈 및 어깨관절 근육의 근력 및 지구력 회복을 강조

환자 상태	중재
• 보행하는 동안 팔은 편안히 둠; 팔은 흔듦 • 최소로 제한된 어깨뼈 가동성은 영구적임 • 통증 없는 범위에서 PROM: 어깨뼈 면에서 120° 굽힘, 60° 이상 가쪽돌림 • 통증 없는 범위에서 AROM: 90° 이상 굽힘/벌림 • 팔이음뼈의 손상된 신경근 조절 • 어깨뼈 및 어깨관절 동적 안정근의 상당한 근력 감소 (MMT 등급 3/5–4/5) 및 지구력 감소 • ADL 및 IADL: 적당한 제한	• AROM: 어깨관절 폄 및 가로벌림/모음 • 관절 가동술(등급 II → III): 어깨관절 및 어깨등뼈등뼈관절; 봉우리빗장관절, 복장빗장관절 • 등뼈부 폄을 증가시키기 위한 자가-신장운동: 폼롤이나 접은 타올 위에 바로 누운 자세 • 어깨관절 구조의 자가-신장 및 자가-가동술(가쪽돌림을 증가시키기 위한 문틀 신장; 가로모음을 증가시키기 위한 가슴 가로질러 신장; 굽힘, 벌림, 폄을 증가시키기 위해 벽이나 탁자 표면에서 팔을 미끄러짐 • 체중부하와 비체중부하 자세에서 어깨뼈와 몸통 안정화운동 • 다양한 자세에서 가벼운 탄력저항, 웨이트, 활차 등을 이용하여 R-ROM, PNF 및 PRE (어깨뼈 안정근, 돌림근띠, 어깨세모근, 위팔두갈래근을 강조) • 근지구력을 위한 팔 측력계(ergonometry) • 중등도 부하의 기능적 활동의 기간을 진전 (뻗기, 들기, 운반하기, 밀기)

후기: 기능 회복기 (10주)

환자 상태	중재
• 끼임 검사 음성 • 대상작용 없이 어깨관절 전범위 능동 움직임 • 비손상측 어깨관절과 비교하여 어깨관절 근력 75% 이상	• 가동범위 제한 구조는 지속적인 신장 • 직업이나 스포츠-특이성 근력 및 지구력 훈련을 통합하는 PRE 프로그램으로 진전

계속

후기: 기능 회복기 (10주) – *계속*

환자 상태	중재
• 때때로 연장된 머리 위 작업의 어려움 • 고-부하 작업이나 스포츠 활동으로 회복을 위한 요구/바램	• 고-부하 활동의 회복을 위한 플라이오메트릭 팔 운동(신장-단축 훈련) (8장을 참조) • 작업-강화(work-hardening) 혹은 스포츠 관련 컨디셔닝 • 고-강도 머리 위 활동의 점진적 재개 • 가정운동프로그램 진전; 연장된 머리 위 활동을 위한 근지구력 강조; 필요하면, 고-부하(high-demand) 기능적 활동 및 어깨관절 통증의 재현을 막기 위한 방법

전체 돌림근띠 열상 복원: 수술후 관리 및 주의사항
(Repair of Full-Thickness Rotator Cuff Tears: Postoperative Management & Precautions)

주의: 운동 지침은 끼임증후군(impingement syndrome)을 위한 봉우리밑 감압술 이후와 비슷하지만, 재활기간은 열상의 크기와 특징(작은, 중간, 큰), 외과적 접근의 유형 및 절차〔전체 관절경수술(fully arthroscopic)이나 "소형-개방"복원(mini-open repair)〕, 힘줄의 조직 상태에 따라 더 느리게 진전된다.

초기 어깨관절 가동범위 운동 (수술후 0-6주)

- **어깨관절 가동범위운동 시작:** 첫 주에 슬링을 제거하고 간단한 세션 동안 운동
  - 작은 열상(1 cm 이하)에 대한 관절경수술이나 "최소-개방" 복원: 수술 후 1일 또는 2일
  - 중등도 이상의 열상(1 cm 이상 & 4 또는 5 cm)에 대한 관절경수술이나 "최소-개방" 복원: 수술 후 3일 또는 4일
- **진자운동:** 가능한 한 빨리 슬링을 제거하고 운동을 시작

- **어깨관절의 PROM이나 A-AROM(봉운동이나 자가-보조운동)**
  - **편안하고 안전한 가동범위 안에서 수행**
    - 회복에 과도한 긴장은 없고, 회복에 관한 가동성 및 근력의 수술내 관찰에 기초
  - **어깨뼈 면 안에서 앞쪽 올림**
    - 등뼈 위에 어깨뼈를 고정하기 위해 바로 누운 자세에서 시작
    - 1-2주 동안 90°-100° 까지 제한
  - **어깨뼈 면에서 가쪽돌림/안쪽돌림:** 바로 누운 자세에서 수건을 접어 팔을 지지하고 팔꿉관절을 굽히고 시작
    - 첫 2주 동안 45° 이하까지 가쪽돌림 제한
  - 6주에 타올을 접어 겨드랑이 아래 놓고 앉은 자세나 바로 선 자세에서 가쪽돌림 70° 까지 진전
  - **탁자 표면에 팔이나 손을 높고 기어-기울임 운동 및 가동범위운동:** 보호된 범위 안에서만 수행

- **AROM**
  - **어깨뼈 움직임: 수술 첫 주에 시작**
  - **어깨관절 운동**
    - "full-can" 자세에서 능동 굽힘, 벌림, 어깨뼈 면 운동; 어깨관절 휘돌림 없이 능동운동을 수행할 때 시작
    - 능동 폄: 첫 6주에 실시하면, 90° 부터 중립위치까지 엎드린 자세에서 수행

- **운동 주의사항(0-6주)**
  - 어깨뼈 AROM 동안, 팔은 어깨높이 아래에서 유지
  - 어깨관절 폄이 중립위치를 지나가지 않도록 함; 등 뒤에서 봉운동을 하지 않음
  - 가로모음이 중립위치를 지나가지 않도록 함
  - 4-6주 동안 90° 벌림에서 가쪽돌림/안쪽돌림을 하지 않음
  - 운동 동안에 수술한 팔에 체중부하를 하지 않음
  - 적어도 6주까지는 R-ROM 운동은 금기
  - 위팔뼈 위 끼임의 위험을 최소화하기 위하여 앉은 자세나 바로 선 자세에서 어깨관절 올림을 할 때 몸통을 바로 세움

근력강화 운동 및 근지구력 운동

- **일반적인 지침**
  - 어깨뼈와 어깨관절의 동적 안정성을 강조
  - 저-부하, 고-반복을 사용

- 등척성 근력강화운동으로 시작
  - 주의사항: 추가되는 저항없이 움직임을 수정할 때까지 가동범위 내내 저항운동은 금기

최대하, 통증 없는 등척성 운동(수술후 0-6주)

- 수술 후 처음 며칠 안에 시작하는 것이 안정하고, 회복에 따라 몇 주 동안 미룬다.
- 어깨관절 수준아래로 팔을 유지하는 동안 비체중부하 자세에서 어깨관절 근육의 등척성 운동을 초기에 수행
  - 회복된 어깨관절 근육 안에 과도한 긴장을 피하기 위하여 팔 무게를 지지
  - 가벼운 도수저항에 대항하여 등척성 교대운동 적용
  - 어깨뼈 안정근, 어깨관절 굽힘근, 벌림근, 폄근, 팔꿉관절 굽힘근 강조; 이후에 어깨뼈 면에서 돌림근띠를 포함하고 팔꿉관절은 굽힌 채 유지

WB/CKC 운동(수술 6주 후)

- 바로 선 자세에서 체중부하운동을 시작하고 팔은 어깨관절 수준 아래에 위치
  - 탁자 표면이나 벽에 손을 놓고 기댐
- 자세를 변경해서 체중부하량을 점진적으로 증가(즉, 네발기기에서 체중 기울임, 앉은 자세에서 밀어올림, 엎드린 자세에서 밀어올림)

저항 가동범위운동(수술 8주 후)

- 전형적으로 0주에 시작하지만, 중등도 이하의 열상을 복원한 후에는 빠르면 4-6주에도 실시
- 어깨뼈, 어깨관절, 팔꿉관절 근육을 목표
- 저강도 도수저항, 저강도 탄력저항, 가벼운 웨이트를 이용하여 어깨관절 아래에서 R-ROM/PRE를 시작
  - 어깨관절 가쪽돌림/안쪽돌림에 저항하는 동안 액와롤을 사용
- 주의사항: 복원된 힘줄의 과도한 긴장은 금기
  - 가시위근을 복원했다면, 가쪽돌림의 저항운동은 주의해야 함
  - 어깨밑근을 복원했다면, 안쪽돌림의 저항운동은 주의해야 함
- 어깨관절 수준 위에서 어깨관절 굽힘근 및 벌림근의 동적 근력강화 운동 이전
  - 위팔뼈의 적당한 내림을 획득하고 위팔뼈머리의 위쪽 이동을 피하기 위하여 돌림근띠, 특히 가시위근과 가시아래근의 근력강화
  - 어깨관절 휘돌림 없이 어깨관절 수준까지 팔을 올릴 수 있음
- 12-16주에, 팔 근력강화 프로그램에 기능적 활동을 통합 (물체를 들기, 운반하기, 밀기, 당기기)

- **근지구력을 위한 팔 에르고미터(ergometry)**
  - 주의사항: 에르고미터(ergometry)의 핸들을 조절하여 어깨관절의 움직임이 어깨관절 수준 이하와 가쪽돌림이나 중간회전에서 발생하도록 함
- **플라이오메트릭 훈련(신장-단축훈련) (수술 12-16주 후)**
  - 적당한 팔 및 몸통 근력을 획득한 후 재활 후기까지 연기
  - 젊고 능동적인 환자 혹은 운동선수에게 처방
  - 팔 플라이오메트릭운동의 예는 8장을 참조한다
- **스포츠- 혹은 과제-특이성 운동(수술 12-16주 후)**
  - 고-강도 레크리에이션 혹은 경쟁 스포츠, 중노동의 재개를 위해 필요

신장 및 관절가동술(수술후 6-8주 후)

- **일반적인 지침**
  - 필요하면 재활의 중간단계에서 시작
  - 선택적인 저-부하, 연장된 신장, 및 관절가동술 등급 III-V를 사용
- **가정운동프로그램을 위한 자가-신장운동 혹은 자가-가동술**
  - 몸통 옆에 팔을 놓고 어깨관절 돌림을 증가시키기 위하여 문틀 신장
  - 어깨관절 뒤쪽 근육을 연장하고 가로모음을 증가시키기 위하여 가슴 가로질러 신장
  - 큰가슴근의 신장, 어깨관절 굽힘 및 가로벌림 증가를 위한 모서리 신장
- **주의사항:**
  - 수술 12-16주 후 동안에는 수축-이완 절차와 같은 고강도 신장은 금기
  - 가시위근이나 가시아래근이 복원되었으면, 초기에 안쪽돌림에서 끝범위 신장을 피함
  - 어깨밑근이 복원되었으면, 초기에 가쪽돌림의 끝범위 신장을 피함

기능적 활동 및 주의사항

- **6주 동안 가벼운 기능적 활동을 위해 수술한 팔의 사용을 지연**
  - 적어도 6주 동안 ADL을 할 때 체중부하는 지연
  - 12-16주 동안 무거운 물체를 들기, 운반하기, 밀기, 당기기는 금기 또한 빠르고 고-부하운동은 금기
  - 16주 후에 대부분 활동 재개; 통증이 있으면, 고-부하 활동을 수정하거나 배제

어깨관절 안정화 수술 이후에 재활 진전에 영향을 주는 요인들 (Factors Influencing Progression of Rehabilitation After GH Stabilization Surgery)

요인	재활의 잠재적인 영향
• 불안정의 발현 (외상성 혹은 비외상성)	• 탈구에 대한 높은 위험 때문에 비외상성 손상도 보존적 치료로 진전
• 연관 손상의 심각성	• 병이 심각할수록 재활 진전은 느림
• 이전에 실폐한 안정화 수술	• 일차적인 안정화 이후에 안정화에 실패하면 진전에 주의를 요함
• 불안정성의 방향	• 앞쪽 불안정 보다 뒤쪽이나 다방향 불안정일 때 재활 진전이 더 느림
• 수술접근 유형(관절경 혹은 개방)	• 관절경수술이 수술후 통증이 더 적지만, 재활과정을 개방접근과 비슷함
• 수술절차의 유형	• 전열적인 보조절차 → 열적 접근이 없는 수술후보다 재활 진전이 느림
• 어깨관절 안정근의 수술이전 근력 및 지구력	• 수술전 근력 및 근지구력이 약화 → 재활 진전이 느림.
• 다관절의 고탄력 조직의 성질 및 과가동성	• 전신적으로 과도한 관절 느슨함이 있을 때는 더 주의해서 진전.

재발성 어깨관절 불안정/탈구를 위한 앞쪽 관절주머니테두리 재건술: 수술후 관리 및 주의사항 (Anterior Capsulolabral Reconstruction for Recurrent GH Instability/Dislocation: Postoperative Management & Precautions)

주의: 운동지침 및 주의사항은 재활초기(0–6주)에 주로 적용한다. 첫 6주 동안 허용 가능한 가동범위와 재활프로그램 진전은 어깨관절 병증의 정도, 외과적 수술법의 유형 및 절차, 환자 조직의 성질, 어깨관절 안정성에 관한 수술적 평가에 의존한다.

초기 어깨관절 가동범위(0 → 4주 또는 6주)

■ 슬링 사용과 어깨관절 가동범위 시작

- 관절주머니테두리 재건술(Bankart 복원술)이나 관절경수술 앞쪽 안정화 이후에 슬링을 사용하는 기간은 다양함
  - 전형적으로 슬링은 수술후 첫 주 안에 간단한 운동을 위해 제거
- 뼈의 치유과정 중이면, 고절을 유지하고 어깨관절 운동은 뼈 치유의 시간을 허용하기 위하여 6-8주 동안 지연
- 낮 시간에는 슬링을 착용하고, 필요하면 취침 시에 어깨관절을 보호하기 위하여 사용
- 앉은 자세에서, 슬링은 주기적으로 제거하고 팔은 연장된 안쪽돌림을 피하기 위하여 중립위치에서 지지

■ 진자운동: 가능한 한 빨리 슬링을 제거하고 진자운동을 시작

■ PROM, A-AROM – 진전 및 주의사항

- 수술후 첫 주 안에 바로 누운 자세에서 가동범위 운동(봉이나 자가-보조)과 어깨뼈 면에서 어깨관절 운동을 시작
- 재활초기에는 가쪽돌림 및 가로벌림, 폄을 제한(관절주머니 앞쪽에 스트레스가 가해지는 자세)
  - 관절경의 안정화(어깨뼈밑이 정상으로 남아 있음) 이후에, 고정물이 빠지는 것을 피하기 위하여 수술후 첫 2주 동안 가쪽돌림은 중립을 지나 약간 벌림이나 옆으로 5°-10°까지 제한
  - 다음 2-4주 동안, 점진적으로 어깨관절 가쪽돌림 45° 및 벌림 45°까지 증가.
  - 안정화가 희박할 때, 수술후 첫 4-6주 동안은 가쪽돌림을 중립위치로 제한
  - 어깨뼈밑의 분해와 회복(관절경 안정화보다 더 안전한 관절주머니테두리 재건술)을 포함한 Bankart 수술 이후에, 4-6주 동안 수술 중에 정의된 "안전(safe)" 범위(보통 어깨뼈면에서 45° 이하) 안에서 가쪽돌림을 제한.
  - 앞쪽 관절주머니테두리 안정화 수술 이후, 적어도 6주 동안 90° 벌림(불안 및 불안정 자세)과 가쪽돌림은 금기

■ AROM

- 어깨가슴관절(견흉관절, scapulthoracic joint): 수술 후 1-2주에 능동 올림(어깨 으쓱하기)와 어깨뼈 내밈/들임을 시작
- 어깨관절: 대상작용 없이 운동을 수행하면 A-AROM에서 AROM으로 전이
  - 주의사항: 앞쪽 안정화 개방수술 이후 6주 동안 항중력 자세에서 능동(보조없이) 안쪽돌림은 금기

근력강화 및 근지구력 운동

■ 일반적인 지침

- 어깨뼈와 어깨관절의 동적 안정화를 강조
- 저강도 고반복을 사용

■ 최대하, 통증 없는, 다각도 등척성 운동(수술후 3-6주)

- 3-4주 또는 4-6주에 수술한 팔에 체중부하 없이 등척성 교대운동 시작
  - 목표: 어깨뼈 안정근, 어깨관절 굽힘근, 벌림근, 가쪽돌림근
- 주의사항: 어깨밑 복원수술 이후 6주 동안 안쪽돌림근의 등척성 운동은 금기

■ WB/CKC 저항운동(수술후 6주)

- 어깨뼈와 어깨관절의 안정근 근력강화를 위하여 PWB 자세 (벽이나 탁자 표면에 손을 놓고)에서 시작
- 진전: 8-12주에 점진적으로 밀어 올리면서 손에 체중부하량을 증가

■ NWB/OKC 저항운동(수술후 6주)

- 저부하 & 고반복(도수저항, 가벼운 웨이트, 낮은 등급의 탄력저항)을 사용한 PRE로 시작
- 돌림근띠, 어깨세모근, 위팔두갈래근, 위팔세갈래근을 강조
- 주의사항: 자극없는 기능적 운동으로 시작하여 불안정의 원인을 제거하고 불안자세로 진전
  - 돌림근띠의 근력강화를 할 때, 어깨관절을 어깨뼈 면에 놓고 시작; 어깨관절 90° 벌림(90°/90° 자세)에서 돌림으로 진전
  - 가로벌림 근력증가운동을 시작할 때, 안정성을 위하여 끝자세는 몸통의 이마면에서 약간 앞쪽으로 함

■ 근지구력을 위한 팔 에르고미터(ergometry)

- 주의사항: 에르고미터(ergometer)의 핸들을 가쪽돌림이나 중립회전 자세에서 어깨관절 수준 아래에서 어깨관절 운동이 발생하도록 조절

■ 플라이오메트릭 운동(수술후 12-16주 이후)

- 레크리에이션이나 운동 경기, 노동자를 위하여 예비
- 팔의 플라이오메트릭은 8장을 참고한다.

- **스포츠- 혹은 과제-특이성 훈련(수술후 12-16주)**
    - 손상측 팔의 근력이 비손상측 팔의 80%에 도달하면 시작
    - 바람직한 스포츠나 작업-강화에 점진적인 복귀를 위해 필요

신장운동 및 관절가동술 (수술후 4-8주)

- **일반적인 지침**
    - 저강도 신장을 시작하는 시간표는 수술후 4-8주로 다양하고 환자 조직 성질 (고탄력 혹은 저탄력)에 따라 다라짐
    - 관절오목 안에 위팔뼈머리의 앞쪽 병진을 감소시키기 위하여 어깨관절 뒤쪽 구조 (가슴을 가로질러)의 신장을 강조

- **주의사항:**
    - 조직의 저탄력이 있는 환자를 제외하고, 관절경수술이나 개방수술후 8-12주 동안 가쪽돌림 끝범위를 증가시키기 위한 강력한 수동신장은 금기
    - 가쪽돌림을 증가시키기 위한 관절가동술 등급 III-IV를 적용하면, 어깨관절 가쪽돌림에서 벌림자세는 피함; 어깨뼈면에서 어깨관절 가쪽돌림과 등급 III 신연을 적용

기능적 활동 및 주의사항

- **수술후 초기 및 중간기의 활동(0-6주 또는 8주)**
    - 허리 수준에 팔꿉관절을 놓고 저항없는 활동
    - 다음 예와 같이 관절주머니의 앞쪽에 스트레스를 주는 활동이나 자세는 금기
        - 코트나 셔츠를 잡기 위해 수술한 팔 뻗기(중립위를 지나 가로벌림과 가쪽돌림이 요구)
        - 등 뒤로 단추찌기, 지퍼 올리기, 옷 조이기(중립위를 지나 어깨관절 폄이 요구)
    - 약 4주 동안 수술한 쪽으로 취침은 금기
    - 팔을 펼 때(의자 팔걸이를 밀고 일어서기), 수술한 쪽의 체중부하를 피함.
    - 물체 들기를 피함, 특히 손을 밀 때(안쪽돌림에 저항)

- **중간과 후기활동(수술 후 8주)**
    - 수술 후 8-10주에 앉아 하는 작업활동을 준비
    - 12주 동안 5 파운드 이상의 물체를 들기, 옮기기, 밀기, 당기기 금지
    - 16주 이후에 대부분의 고-부하 과제나 스포츠 활동을 시작
    - 불안정한 감각을 유발하는 활동은 수정 및 배제

선택적인 어깨관절 안정화 수술 이후 주의사항 (Precautions After Selected GH Stabilization Procedures)

뒤쪽 안정화 및 역-Bankart 복원술

주의: 다음의 주의사항은 어깨관절 관절주머니의 뒤쪽에 과도한 스트레스를 피하기 위한 것이다.

- ROM exercises: 적어도 6주 동안은 제한
  - 팔의 올림: 90° 이상 제한
  - 안쪽돌림: 중립위 혹은 15°-20° 이상 제한
  - 가로모음: 중립위로 제한
- **수술한 팔에 체중부하**
  - 처음 6주 동안은 체중부하를 피하거나 제한함, 특히 어깨가슴관절 및 어깨관절 안정화운동이나 기능적 활동 동안 어깨관절이 굽혀졌을 때
- **저항운동:** 관절주머니 뒤쪽에 직접적인 부하가 가해지는 저항운동
  - 재활후기(수술후 12-16주 이후)까지 지연
  - 예: 벤치 밀기, 엎드린 자세에서 팔 굽혀펴기

열 보조된 관절주머니 죄임(관절주머니 이전술)

주의: 열 치료된 관절주머니인대 구조 안의 콜라겐조직은 수술후 초기 몇 주 동안 매우 신장성이 있다; 치유조직이기 때문에 신장에 상처입기 쉬움.

- **관절주머니 과신장 금기**
  - 수면 동안, 최소한 수술후 2주 동안 어깨관절 완전고정 유지
  - 수술후 첫 4-6주 동안 어깨관절 가동범위 운동은 매우 주의깊게 진전
    - 외과의사의 수술 중 결정에 기초하여, 보호된 가동범위 안에서 어깨관절 가동범위 운동은 외과수술 후 낮시간에만 가능하거나 2주 이상 금기
- **불안정 방향 및 조직 성질(고탄력성 혹은 저탄력성)과 연관된 주의사항**
  - 관절가동범위 운동을 더 주의깊게 진전해야 한다:
    - 앞쪽 불안정 보다 뒤쪽 혹은 다방향 불안정 이후
    - 저탄력성 보다 선천성 고탄력성 환자

SLAP 손상 복원

주의: SLAP 손상 복원후 재활은 손상의 유형, 병리(예; 돌림근띠 열상)과 관련된 유형 및 정도, 수행된 외과수술 절차에 의해 결정되었다. 위팔두갈래근 힘줄이 끊어진 SLAP 손상 복원술 이후, 위팔두갈래근이 손상되지 않았을 때보다 더 주의깊게 재활을 진전.

- **고정:** 수술후 2-3주 슬링 사용
  - 어깨관절은 안쪽돌림 자세
  - 슬링은 보호범위 안에서 가동범위 운동을 할 때 제거

- **관절가동범위 운동:** 테두리에 스트레스를 최소화하기 위하여 수술후 몇 주 동안 가동범위 운동은 제한
  - 팔의 수동 혹은 보조 올림
    - 0-2주: 60° 까지 제한
    - 다음 1-2주: 90° 까지 제한
  - 어깨관절 수동 혹은 보조 돌림
    - 어깨뼈면에서 수행
    - 0-2주: 가쪽돌림은 중립위 혹은 15° 이하로 제한하고, 안쪽돌림은 45° 까지로 제한
    - 3-4주: 가쪽돌림은 30° 까지 제한하고, 안쪽돌림은 60° 까지 제한
    - 4-8주: 가쪽돌림 및 안쪽돌림 증가

- **위팔두갈래근의 긴머리 끝범위 연장술**
  - 수술후 4-6주 안에, 운동이나 기능적 활동 동안 팔꿉관절 폄과 중립을 넘어선 어깨관절 폄이 포함된 자세를 피함
    - 등 뒤에서 봉운동
    - 코트를 입기 위해 수술한 손을 등 뒤로 뻗기

- **체중부하활동**
  - 넘어지면서 손을 쭉 뻗어 관절 압박으로 인해 손상되었다면 점진적으로 진전

- **위팔두갈래근의 등척성 혹은 동적 수축**
  - 수술후 6-8주 동안 전완 뒤침과 팔꿉관절 굽힘 금지
  - 수술후 8-12주 동안 위팔두갈래근 저항운동이나 무거운 물체 들기 및 옮기기 금지하며 위팔두갈래근 복원의 내용 및 유형에 의존

■ 어깨관절 벌림과 최대 가쪽돌림

- 이 자세를 피하기 위해 운동 및 기능적 활동을 조절
  - 오목 위에 위팔두갈래근 기시부에 염전력이 가해지는 위치
- 예: 머리 뒤보다 환자의 앞에 막대를 놓고 넓은등근 근력강화운동 (저항을 아래로 당기는 운동).

흉곽출구증후군 (Thoracic Outlet Syndrome)

흉곽출구증후군(TOS)은 팔 통증 및 팔신경얼기, 빗장밑동맥 혹은 빗장밑정맥의 압박이나 견인으로 발생한 신경학적 혹은 혈관성 증상을 포함한 다양한 임상적인 문제를 포함한다.

■ 발생요인

- **잘못된 자세:** 앞쪽 머리, 등뼈부 뒤굽음증 증가. 내밈된 어깨뼈, 앞쪽 어깨관절 그리고 내림된 빗장뼈
- **자세성 스트레스 및 피로:** 무거운 옷가방, 서류가방 혹은 지갑(혹은 어깨걸이로부터 압박)을 옮길 때; 가슴조직의 비대; 인간공학적으로 부정확한 작업대(예; 컴퓨터 책상)
- **호흡계 손상 및 잘못된 호흡 유형**
  (예를 들면, 위쪽 갈비뼈를 올리기 위한 목갈비근의 과용)
- **외상성 손상:** 빗장뼈골절, 위팔뼈머리의 봉우리밑 탈구, 외상이나 반복적인 스트레스성 조직 염증 및 반흔, 동맥경화로 인한 혈관손상
- **선천성 요인:** 보조 갈비뼈, C7의 긴 가로돌기

환자 상태

- 간헐적인 팔신경얼기 및 혈관 증상(통증, 지각이상, 압통, 약화, 변색, 부종)
- 팔이음뼈와 관련 척추 부위(관리지침 부분에 명시된 근육들) 안의 근육 유연성 및 근력의 불균형
- 잘못된 자세 인식
- 자세근육의 나쁜 지구력
- 위쪽 등뼈부 호흡이 특징인 얕은 호흡유형

- 빗장뼈와 갈비뼈 앞쪽의 감소된 가동성
- 팔신경얼기가 압박 혹은 신장되었을 때 신경긴장 증상
- 기능적 손상은 다음을 포함한다:
  - 수면장애
  - 증상 없이 서류가방, 옷가방, 혹은 지갑을 옮기기 어려움/불능
  - 장시간 머리 위로 뻗기 활동의 유지 불능이나 어려움
  - 컴퓨터 혹은 책상 작업, 전화 걸고 있기, 혹은 장시간 운전을 위해 필요한 자세를 유지하는데 증상이 있거나 불가능

흉곽출구증후군: 비수술적 관리

TOS의 다양한 원인과 증상의 존재 때문에, 다음은 신경학적 및 혈관성 구조에 기계적인 압박이나 긴장을 감소시키기 위한 일반적인 손상에 기초한 치료를 제안한다. 조직의 가동성(mobility) 증가, 자세성 정렬 수정(correcting), 수정한 자세를 유지하기 위한 근지구력 발달을 강조. 검사결과에 기초하여 선택한다.

주의사항: 신경학적 혹은 혈관성 증상의 악화는 축삭 파괴나 혈관 손상을 지적한다; 약물치료가 필요하다.

- **신장 및 가동술**(stretching & mobilization techniques)
  - 신경가동술(2장을 참고)
  - 관절가동술:
    - 일반적인 관절 제한: 첫 번째 갈비가로돌기관절 및 복장빗장관절(SC joints)
  - 신장운동:
    - 일반적인 근육 제한: 작은가슴근, 목갈비근, 어깨관절 안쪽돌림근, 어깨올림근, 짧은 뒤통수밑근, 앞갈비사이근, 위등세모근
- **근육수행을 개선하는 운동**(exercises to improve muscle performance)
  - 어깨뼈 모음근, 위쪽돌림근, 어깨관절 가쪽돌림근, 깊은 목뼈굽힘근, 등뼈부 폄근(목뼈 및 등뼈부 운동은 2장을 참고) 등을 강조하며 자세성 근육의 조절과 향상
- **잘못된 호흡유형의 수정**(correction of faulty breathing patterns)
  - 위 가슴(thorax) 이완
  - 배-가로근(abdomino-diaphragmatic) 혹은 양쪽-기초 유형을 교육

■ 환자 관련 교육

- 주의사항
- 자세 수정
- 유발하는 스트레스 수정(modification)
- 가정운동프로그램(HEP)
  (팽팽한 근육 신장, 약한 근육의 근력강화, 자세성 근육의 근지구력 발달)의 자가 수행

제 4 장

팔꿉관절/손목관절/손(Elbow/Wrist/Hand)

팔꿉관절, 아래팔, 손목관절, 손 재활을 위한 지침 (Guidelines for Elbow, Forearm, Wrist, & Hand Rehabilitation)

팔꿉관절, 아래팔, 손목관절, 손의 기능적 사용을 회복하기 위해 다음의 내용을 발전 및 개선한다:

- 기능적 관절가동범위를 위한 관절 및 연부조직 가동성
  - 팔꿉관절: 대부분 활동을 위해 손의 자세는 15°–130° 폄/굽힘
  - 아래팔: 뒤침과 엎침 사이를 동일하게 나눈 100°
  - 손목관절 80°–90° 굽힘/폄; 대부분 잡기활동은 손목관절의 25°–30° 폄
  - 어깨관절 복합: 어깨관절–팔꿉관절 결합운동을 위한 충분한 가동성
- 팔이음뼈와 팔굽관절 사이의 협응된 신경근조절은 다음사항에 영향을 받음:
  - 위팔두갈래근 및 위팔세갈래근의 두–관절 근육기능
  - 팔꿉관절 및 아래팔 조절을 위한 팔이음뼈의 안정성과 기능적 활동에서 팔의 사용
- 손의 안쪽근육과 바깥쪽근육 사이의 근력 및 가동성 균형
- 신체 부위/체계와 연관된 기능
  - 몸통과 다리 근력 및 유연성
  - 심폐지구력

관절가동범위 증가 위한 운동 (Exercises to Increase ROM)

관절가동술

관절 미끄러짐의 방향에 대한 안내	
생리학적 움직임	관절 미끄러짐(열린사슬)
위팔자(humeroulnar)관절 • 굽힘(flexion) • 폄(extension)	자관절 표면의 움직임 • 먼쪽; 가쪽(distal; lateral) • 몸쪽; 안쪽(proximal; medial)
위팔노(humeroradial)관절 • 굽힘(flexion) • 폄(extension)	노관절 표면의 움직임 • 앞쪽(손바닥)(anterior, volar) • 뒤쪽(손등)(posterior, dorsal)

계속

관절 미끄러짐의 방향에 대한 안내

생리학적 움직임	관절 미끄러짐(열린사슬)
몸쪽노자관절 • 엎침(pronation) • 뒤침(supination)	**노뼈 머리 테두리 움직임** • 뒤쪽 (손등)(posterior, dorsal) • 앞쪽 (손바닥)(anterior, volar)
먼쪽노자관절 • 엎침(pronation) • 뒤침(supination)	**노뼈관절면 움직임** • 앞쪽 (손바닥)(anterior, volar) • 뒤쪽 (손등) (posterior, dorsal)
노손목관절 • 굽힘(flexion) • 폄(extension) • 노쪽편위(radial deviation) • 자쪽편위(ulnar deviation)	**몸쪽 손목뼈 움직임** • 손등 (dorsal) • 손바닥 (volar) • 자뼈 (ulnar) • 노뼈 (radial)
첫 번째 손목손허리관절 • 벌림 (abduction) • 모임 (adduction) • 굽힘 (flexion) • 폄 (extension)	**첫 번째 손허리바닥** • 손등 (dorsal) • 손바닥 (volar) • 자뼈 (ulnar) • 노뼈 (radial)
손허리손가락관절 및 손가락뼈사이관절 • 굽힘 (flexion) • 폄 (extension) • 노쪽편위(radial deviation) • 자쪽편위(ulnar deviation)	**손가락 관절면 움직임** • 손바닥(volar) • 손등(dorsal) • 노뼈 (가쪽) (radial, lateral) • 자뼈 (안쪽) (ulnar, medial)

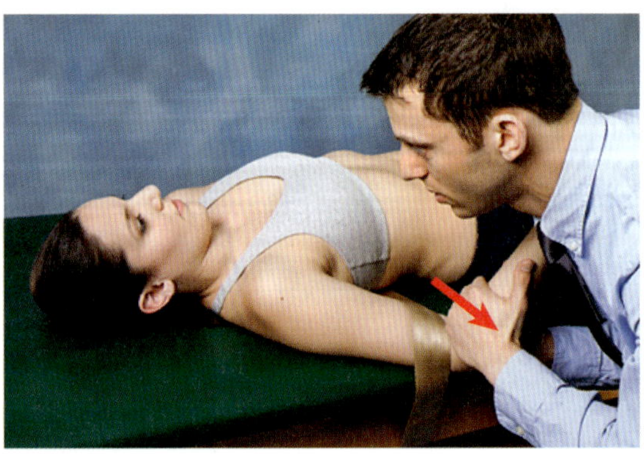

목적: **위팔자관절의 가동성 증가**

기법: 팔꿈치머리에 수직으로 자뼈 신연

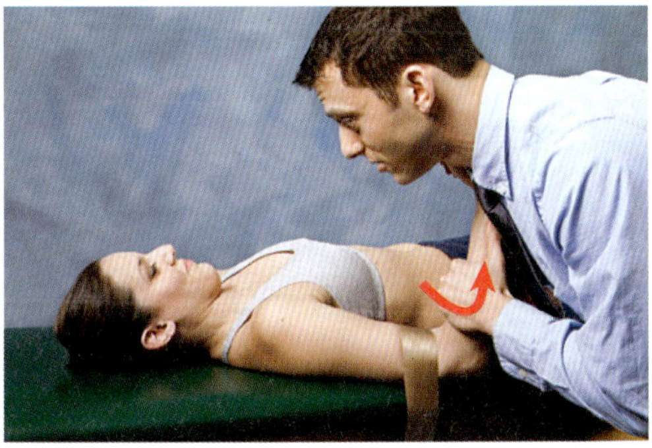

목적: **팔꿉관절 굽힘(위팔자관절) 증가**

기법: 숟가락 움직임때 자뼈의 신연 및 먼쪽 미끄러짐

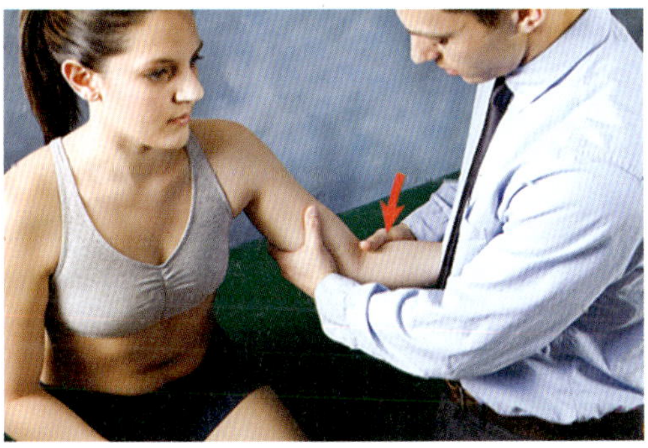

목적: **팔꿉관절 폄(위팔자관절 및 위팔노관절)**

기법: 노뼈 및 자뼈의 안쪽(자뼈) 미끄러짐

주의: 팔꿉관절 폄을 위한 외반을 증가시키기 위한 부수적인 움직임

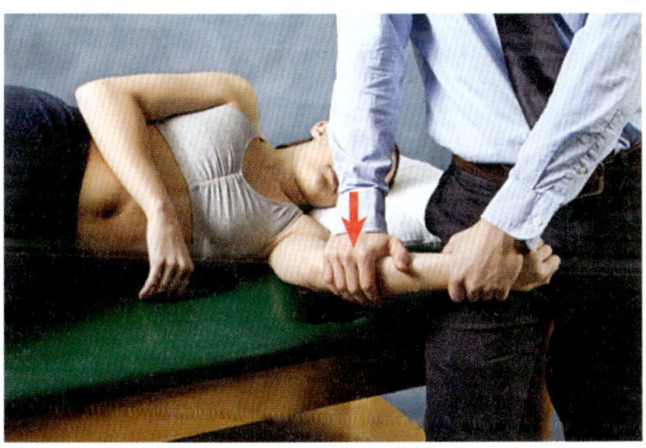

목적: **팔꿉관절 굽힘(위팔자관절 및 위팔노관절)**

기법: 자뼈 및 노뼈의 가쪽(노뼈) 미끄러짐

- 어깨관절 가쪽돌림 및 아래팔 뒤침 자세
- 몸쪽 손의 꿈치로 미끄러짐 힘 적용

주의: 팔꿉관절 굽힘을 위한 내반을 증가시키기 위한 부수적인 움직임

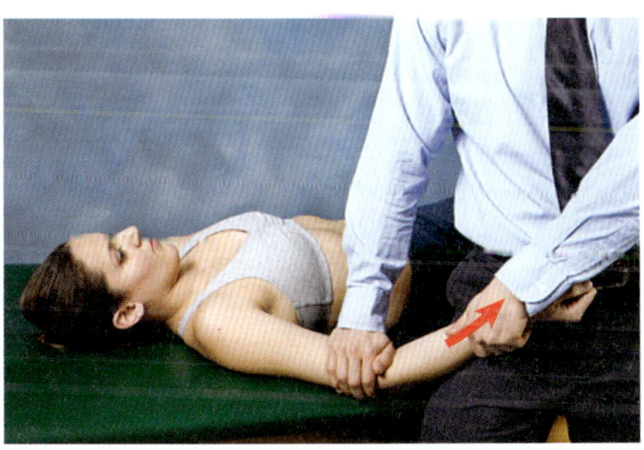

목적: **위팔노뼈관절의 움직임 증가**

기법: 노뼈 신연(긴축 견인)

- 위팔뼈 고정
- 먼쪽 노뼈 주변을 잡음; 자뼈에 신연력 적용 안됨

주의: 낙상으로 손을 과신전한 후에 밀린 팔꿉관절을 관리하기 위하여 엎침과 긴축 견인 결합

계속

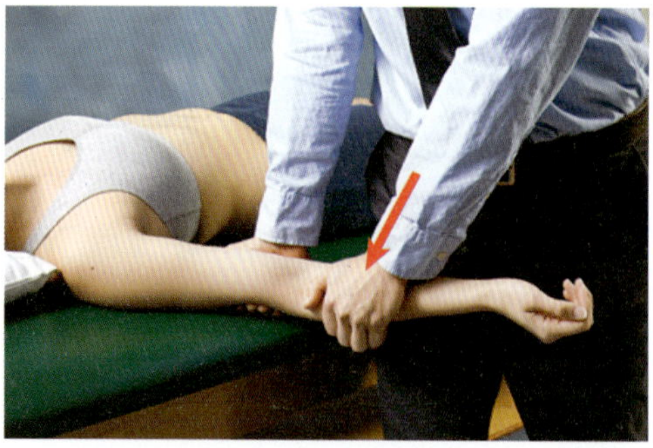

목적: 팔꿉관절 폄(위팔노뼈관절)

기법: 노뼈머리의 뒤쪽(먼쪽) 미끄러짐

- 위팔뼈 고정

주의: 팔꿉관절 굽힘을 증가시키기 위해, 노뼈머리에 앞쪽 미끄러짐을 적용 (그림 없음)

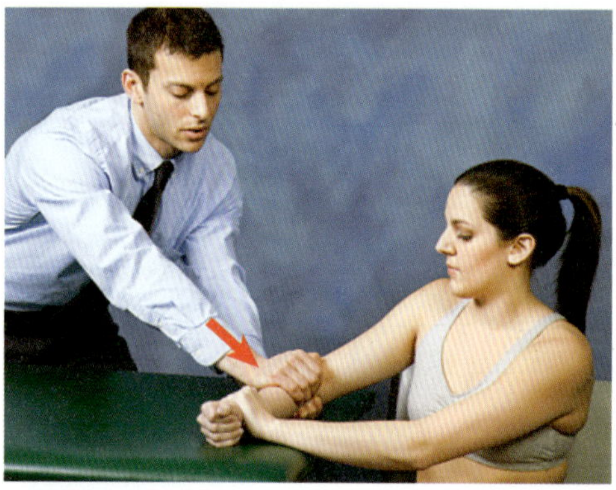

목적: 아래팔 뒤침 증가(몸쪽노자관절)

기법: 자뼈머리 앞쪽(손바닥) 미끄러짐

- 자뼈 고정

주의: 아래팔 엎침을 증가시키기 위해, 노뼈머리에 뒤쪽 미끄러짐 적용 (그림 없음)

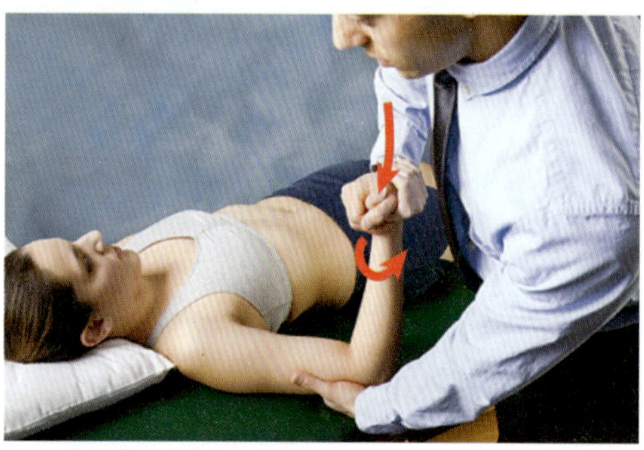

목적: 노뼈 먼쪽아탈구 감소 (당김 팔꿉관절)

기법: 위팔노관절을 압박하기 위한 순간밀기 가동술

- 팔꿉관절 아래서 위팔뼈 고정
- 환자의 엄지두덩에 대항하여 엄지두덩에 위치
- 노뼈 긴축을 통해서 빠른 압박력을 적용하면서 동시에 아래팔 뒤침

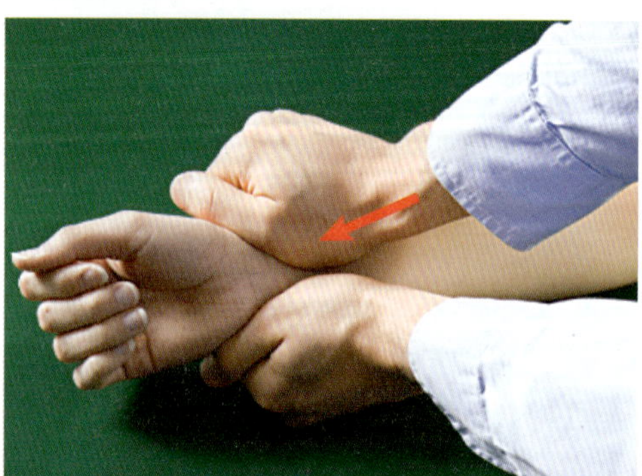

목적: 아래팔 뒤침 증가(먼쪽노자관절)

기법: 먼쪽노뼈의 뒤쪽(손등) 미끄러짐

- 자뼈 고정

주의: 아래팔 엎침을 증가시키기 위해, 먼쪽 노뼈에 앞쪽 미끄러짐을 적용 (그림 없음)

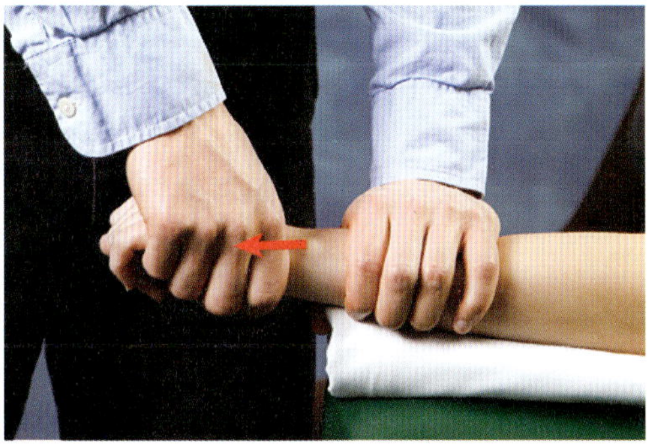

목적: 손목관절의 가동성 증가

기법: 손목뼈 신연(긴축견인)

- 먼쪽 노뼈와 자뼈 고정

주의: 굽힘, 폄, 노쪽편위, 자쪽편위를 위한 손목의 일반적인 가동술은 긴축 견인을 사용하기 때문에 손의 배치가 동일하지만, 아래팔은 편안한 자세를 취하며 손목뼈는 손등, 손바닥, 자뼈 혹은 노뼈 방향으로 움직인다. (이 장의 첫 번째 표를 참고)

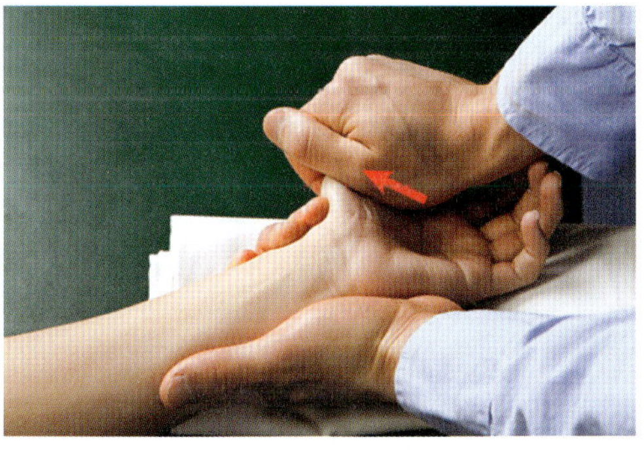

목적: 엄지손가락 폄 증가 (첫 번째 손목손허리관절)

기법: 첫 번째 손허리뼈의 바닥의 노쪽 미끄러짐

- 큰마름뼈 고정
- 손바닥에 수평으로 미끄러짐력 적용

주의: 굽힘을 증가시키기 위해서, 첫째 손허리뼈의 기저부에 자쪽미끄러짐 적용하고 엄지손가락의 뒤쪽표면에 대항하여 가동 (그림 없음)

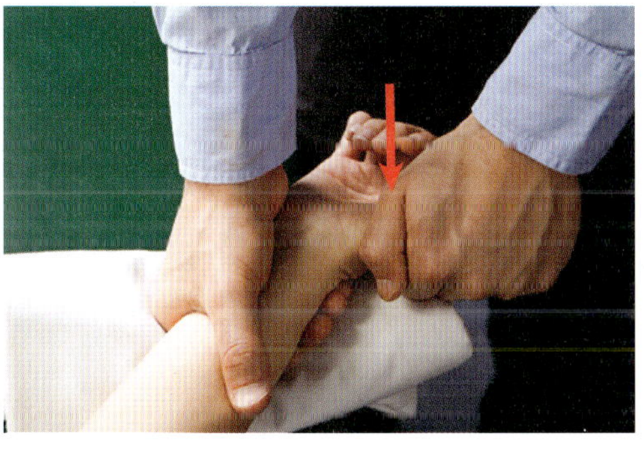

목적: 엄지손가락 벌림 증가 (첫 번째 손목손허리관절)

기법: 첫 번째 손허리뼈 바닥의 손등쪽 미끄러짐

- 큰마름뼈 고정
- 손바닥에 수직으로 미끄러짐 힘 적용

추가적인 기법: 손가락의 손허리손가락(MCP)관절 및 손가락사이(IP)관절 (그림 없음)

일반적으로, 손허리뼈의 먼쪽끝이나 손가락뼈 고정

전체 가동성을 위해 긴축 견인 적용

굽힘을 위해 손가락 몸쪽 끝에서 손바닥쪽 미끄러짐, 폄을 위해 손등쪽 미끄러짐, 벌림이나 모임을 위해 각각 노뼈쪽이나 자뼈쪽 미끄러짐을 적용(이 장의 첫 페이지에 표 참조)

움직임 가동술(Mobilization with Movement)

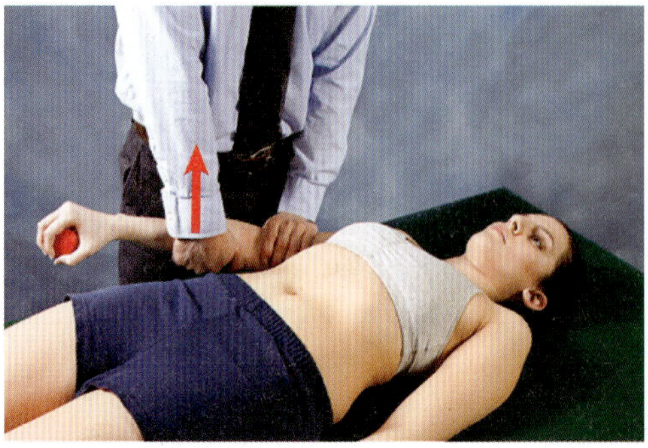

목적: 가쪽위관절융기염의 증상 감소를 위한 몸쪽노자관절의 회복

기법:

- 몸쪽 노뼈의 가쪽 미끄러짐
- 환자는 공을 쥐고 손목관절 폄근을 수축

신장(Stretching)

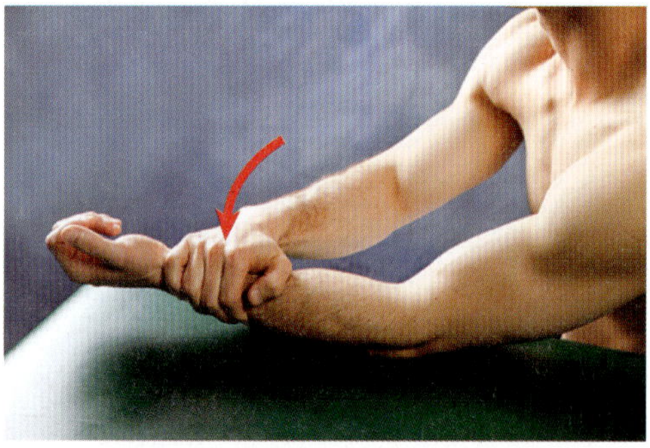

목적: 팔꿉관절 굽힘근 신장(팔꿉관절 폄을 증가)

기법: 도수 자가-신장

- 위팔근(brachialis), 위팔노근(brachioradialis) 그리고 위팔두갈래근(biceps brachii)을 신장하기 위하여 아래팔은 각각 뒤침, 중립위치, 그리고 엎침 자세

기법: 먼쪽 아래팔에 웨이트를 적용하고 저-부하, 긴-기간 신장

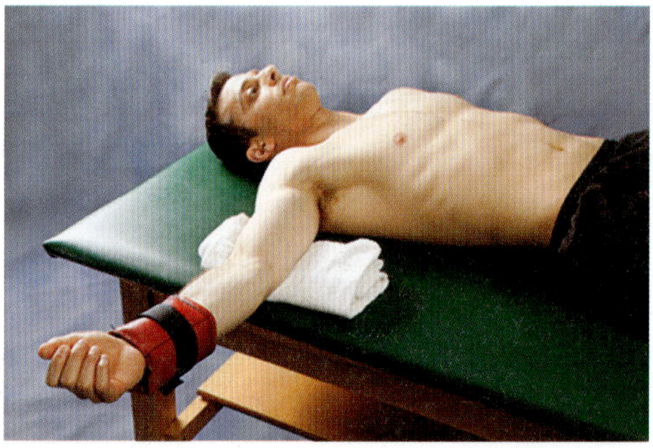

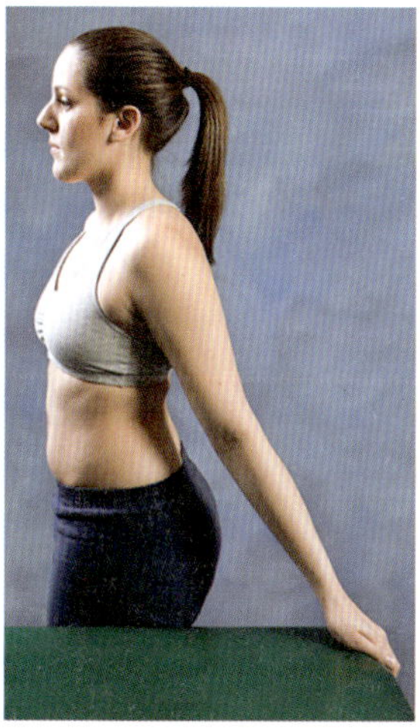

목적: 위팔두갈래근 신장

기법: 탁자 끝을 잡고 앞으로 걸어가면서 어깨관절과 팔꿉관절을 동시에 신장

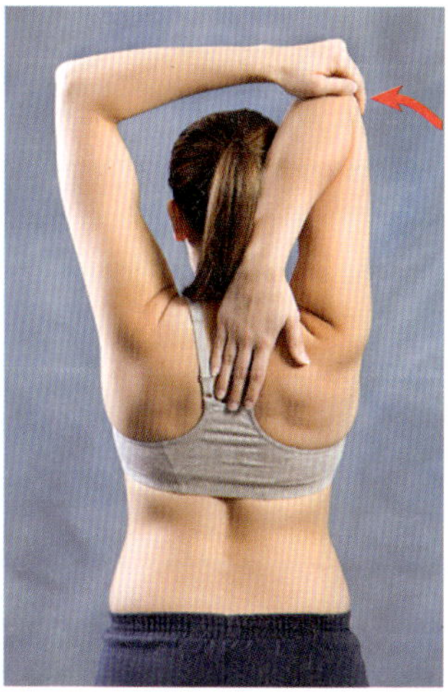

목적: 위팔세갈래근 신장

기법: 어깨관절 굽힘의 끝범위자세

- 팔꿉관절 굽힘자세에서 위팔 먼쪽부위를 잡고 신장력 적용

금기증:

손상된 근육에 이소성골화가 발전될 위험을 감소시키기 위하여 위팔두갈래근의 외상성 손상 이후에는 팔꿉관절 굽힘근의 신장은 금기

목적: 아래팔 엎침근 신장(뒤침 증가)

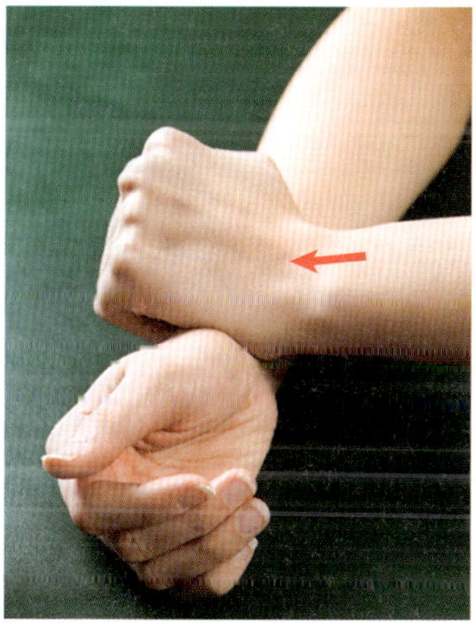

기법: 아래팔 먼쪽에서 노뼈에 자가-신장력 적용

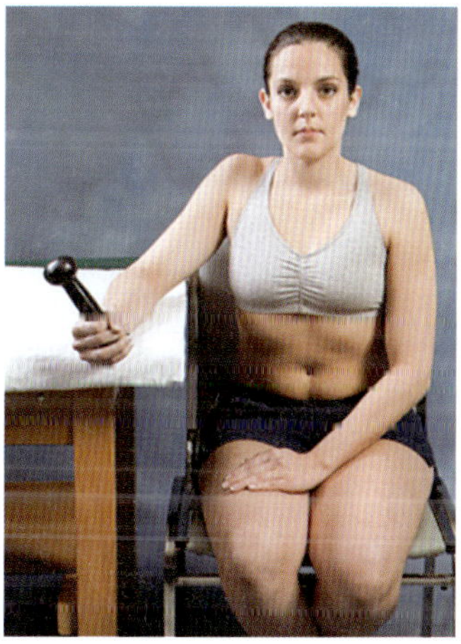

기법: 저-부하, 긴-기간 웨이트를 이용한 신상

- 팔꿉관절 90° 로 유지
- 웨이트의 한쪽 끝을 잡음
- 아래팔 뒤침 혹은 엎침을 위치

계속

주의: 뒤침근을 신장하기 위하여(엎침 증가), 엎침의 끝범위에 포함을 위치(그림 없음)

금기증:

아래팔 골절 치유 이후에, 연부조직 저가동성보다 오히려 골절의 부전유합이 관절가동범위를 결정하는지를 알 수 있을 때까지 엎침(pronation)이나 뒤침(supination)을 증가시키기 위하여 신장을 적용하면 안 된다; 무차별한 신장은 관련 관절의 과가동성의 원인이 되며, 추가적인 외상이나 통증을 유발한다.

아래팔의 뼈가 막는 끝느낌(end-feel)이나 비정상적인 외형은 부전유합을 지적한다; X-ray로 확인한다.

목적: 가쪽 혹은 안쪽 위관절융기의 근육 신장

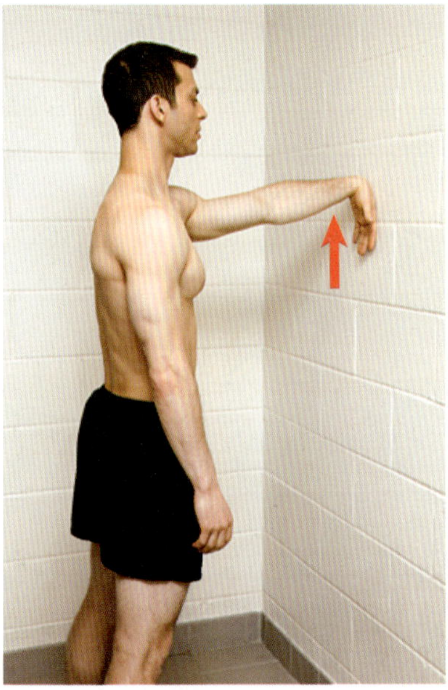

기법: 벽 신장(wall stretch)

- 손등으로 벽을 밀면서 위로 미끄러지기, 손목관절 굽힘을 증가 및 가쪽위관절융기의 근육 신장을 위하여 팔꿉관절을 편 상태로 유지

주의: 손바닥으로 벽을 밀면서 위로 미끄러지기(손가락이 위로 향함)는 손목관절 폄 증가 및 안쪽위관절융기의 근육 신장을 위하여 팔꿉관절을 편 상태로 유지

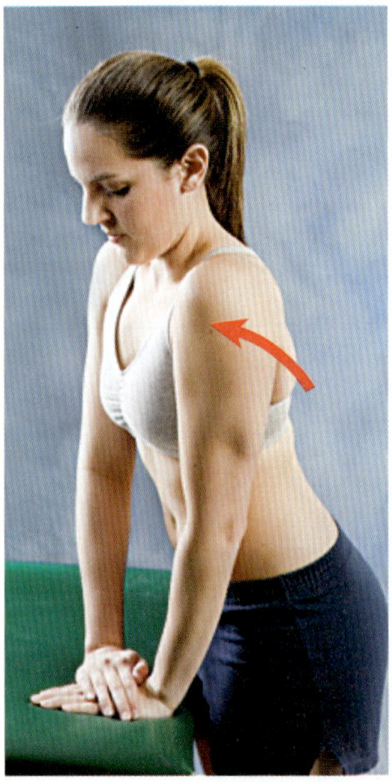

기법: 탁자 표면 신장(tabletop stretch)

- 고정된 손위로 몸통을 놓음, 손목관절 폄 증가 및 안쪽위관절융기의 근육 신장을 위하여 팔꿉관절은 폄을 유지

주의: 손목관절 굽힘 증가 및 가쪽위관절융기의 근육 신장을 위하여 탁자표면에 손등을 유지

목적: 가쪽위관절융기의 근육 신장

기법: 도수 자가-신장

- 팔꿉관절 폄을 유지하면서 손등으로 신장력 적용
- 신장을 증가시키기 위해 손목관절 자쪽편위와 손가락 굽힘을 추가

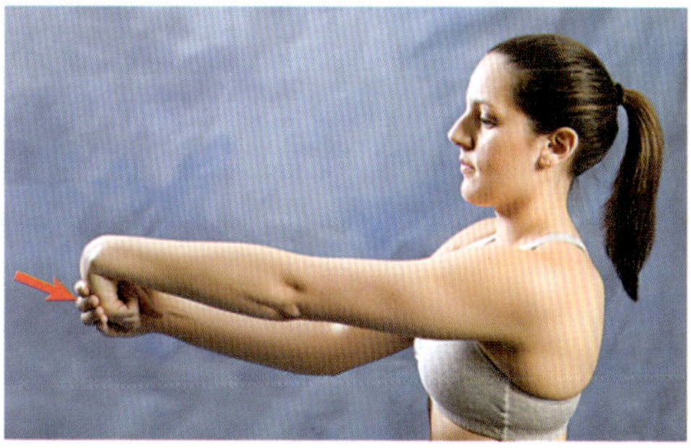

목적: 안쪽위관절융기의 근육신장

기법: 도수 자가-신장

- 팔꿉관절 폄과 아래팔 뒤침을 유지하면서 손바닥에 신장력 적용
- 신장을 증가시키기 위해 손목관절 노쪽편위와 손가락 폄을 추가

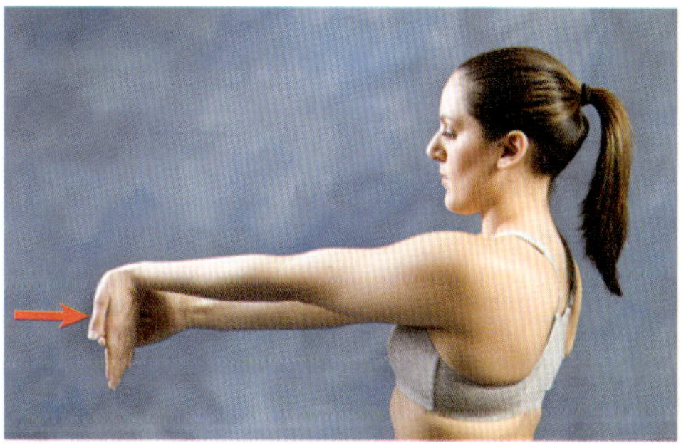

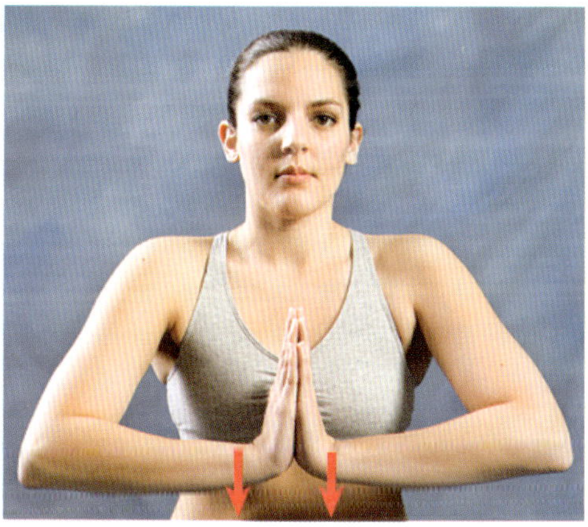

목적: 손목관절과 밖 손가락 굽힘근 신장(손목관절과 손가락 폄 증가)

기법: 양쪽 자가-신장

- 손바닥을 맞닿게 한다; 신장을 증가시키기 위해 손을 아래로 한다

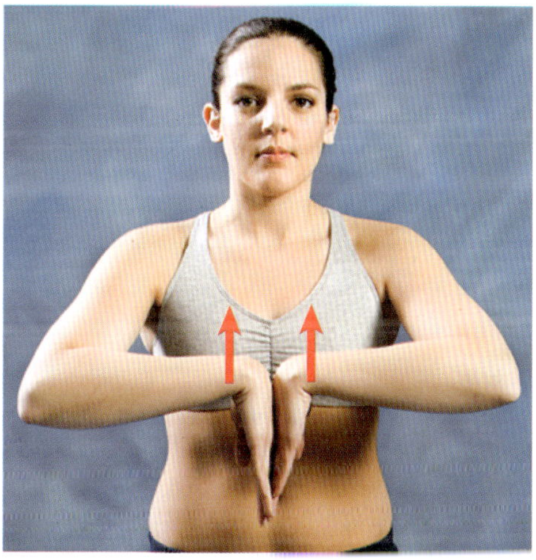

목적: 손목관절 폄근 신장(손목관절 굽힘 증가)

기법: 양쪽 자가-신장

- 손등을 맞닿게 한다; 신장을 증가시키기 위해 손을 올림
- 손가락 폄근을 신장하기 위하여 완전 주먹진 자세에서 손가락을 굽힘(그림 없음)

계속

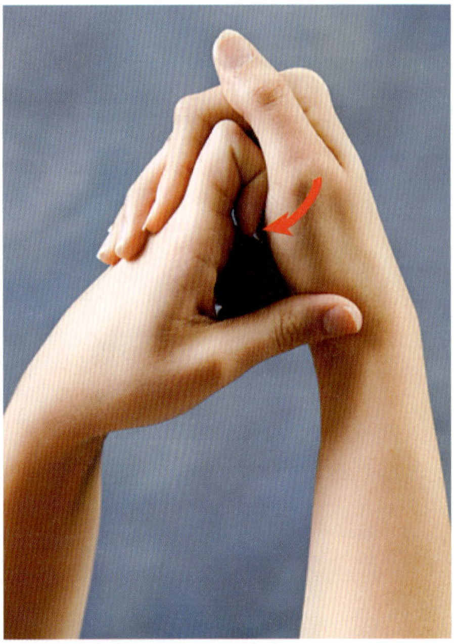

목적; 펌근 덮개 신장(손가락사이관절 굽힘 증가)

기법: 도수 자가-신장

- 폄 자세에서 MCP 고정
- 손가락사이관절을 굽힘

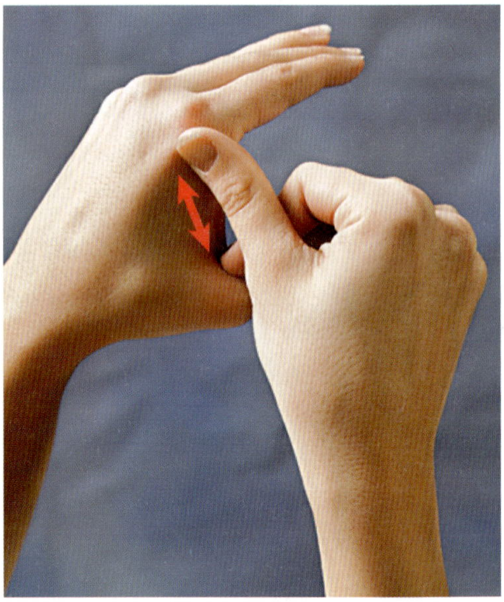

목적: 엄지두덩 모임근 신장(엄지 벌림 증가)

기법: 도수 자가-신장

- 첫째, 둘째 손허리뼈의 끝부분에 대항하여 신장력 적용

힘줄-미끄러짐 운동

목적:

- **손가락 굽힘근 힘줄 가동성 (힘줄건초와 힘줄과 뼈 사이 FDS와 FDP 움직임)**
- 손가락 움직임의 조절 발달
- 기법: 굽힘 힘줄-미끄러짐
- 다섯 손가락의 각각 사이 움직임: 펴진 손, 갈고리 쥐기, 완전쥐기, 탁자모양 손, 펴서 쥐기
- 손목관절 중립위에서 시작, 손목관절 굽힘과 폄에서 손가락-손목관절 가동성으로 진전

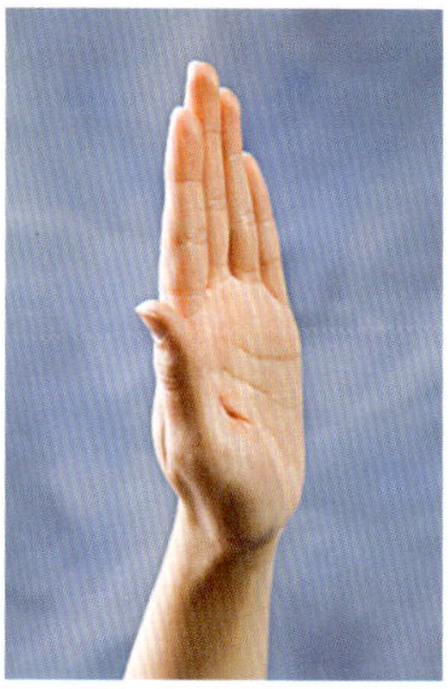

펴진 손(straight hand)

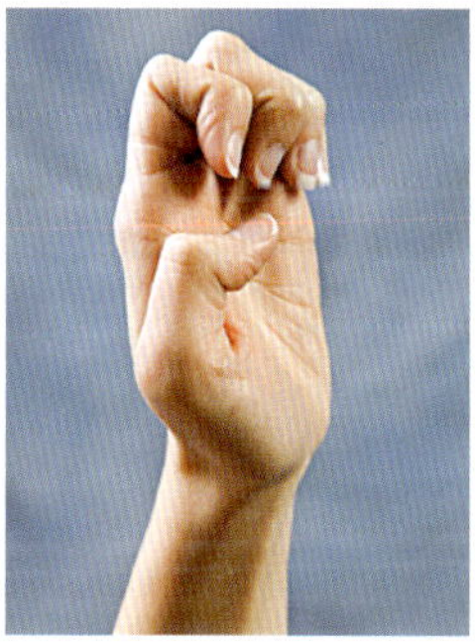

갈고리 쥐기(갈퀴쥐기)(Hook fist)(claw fist)

- 깊은손가락굽힘근 힘줄과 얕은손가락굽힘근 힘줄 사이 및 힘줄과 뼈사이의 최대 미끄러짐

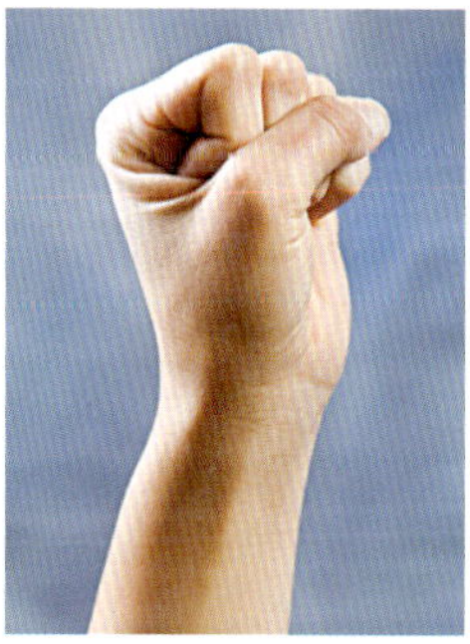

완전 쥐기(full fist)

- FDP 힘줄집 및 FDS 힘줄 위에서 최대 운동

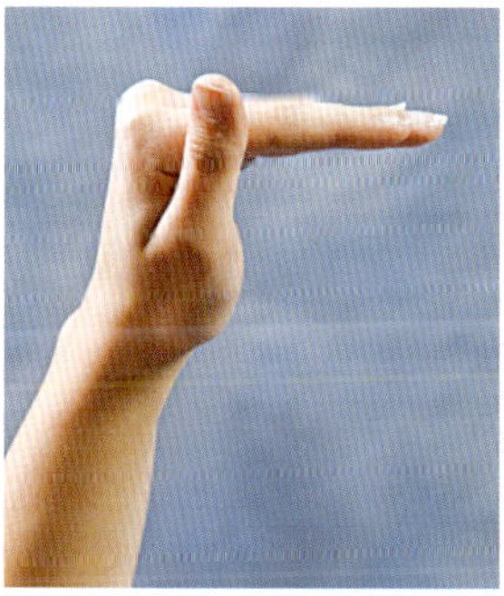

탁자모양 손(안근 작용)
(tabletop)(intrinsic plus)

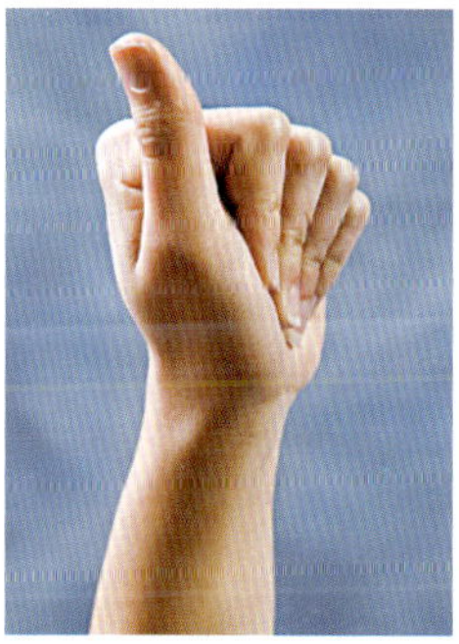

펴서 쥐기(고위의 쥐기)(straight fist)

- FDS 힘줄집과 뼈에서 최대 운동

계속

목적: EDC 힘줄의 다른 미끄러짐

기법: 폄근 힘줄-미끄러짐

- 탁자 위에 손바닥을 위로 손을 놓음
- 네 손가락 중에서 세 손가락을 탁자에 고정하고, 한 손가락을 수동적으로 굽힘

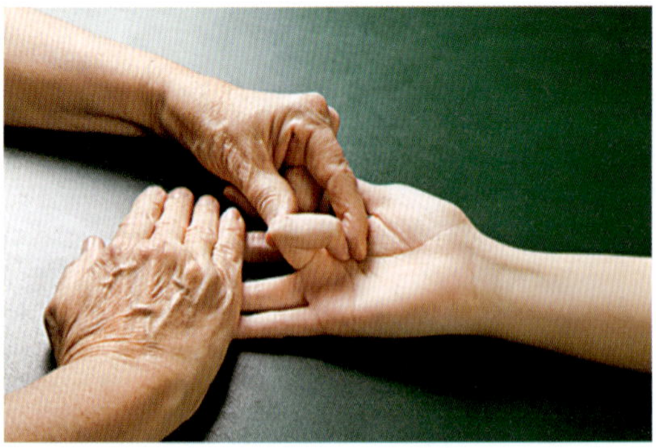

추가적인 폄근힘줄-미끄러짐 기법: (그림 없음)

탁자 위에 손은 놓고 시작; 탁자에 지지 없이 진전

- 반대 손으로 한 손의 MCP관절과 IP관절을 수동적으로 굽히면서 다른 손을 능동적으로 폄을 유지
- 손가락을 펼치고 편 상태로 유지, 각각 손가락을 굽히며 다른 손가락은 편 상태로 유지
- EDM 및 EI의 분리된 조절을 위하여, 검지와 소지의 폄(긴뿔 징후)을 유지하면서 중지와 약지는 굽힘

근육 수행력 개선을 위한 운동 (Exercises to Improve Muscle Performance)

팔꿉관절, 아래팔, 손목관절의 비체중부하/OKC 운동

목적: **팔꿉관절 굽힘근 근력강화**

기법: 팔꿉관절을 강조하기 위하여 아래팔 자세는 다양

- 아래팔 뒤침: 동시에 팔꿉관절 굽힘과 어깨관절 폄은 위팔두갈래근 긴머리(biceps brachii)를 강조
- 아래팔 엎침: 위팔근(brachialis) 강조
- 아래팔 중립: 위팔노근(brachioradialis) 강조

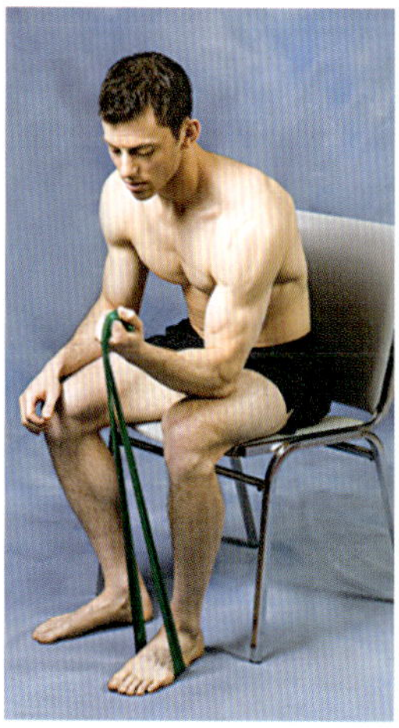

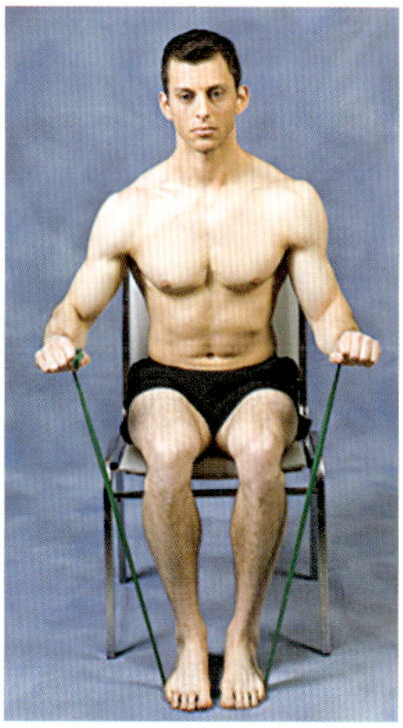

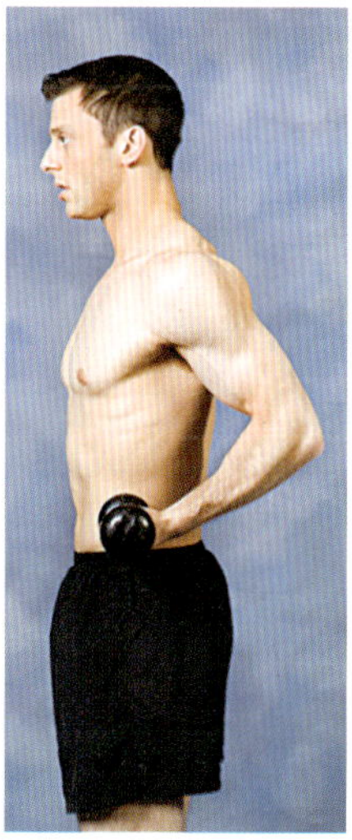

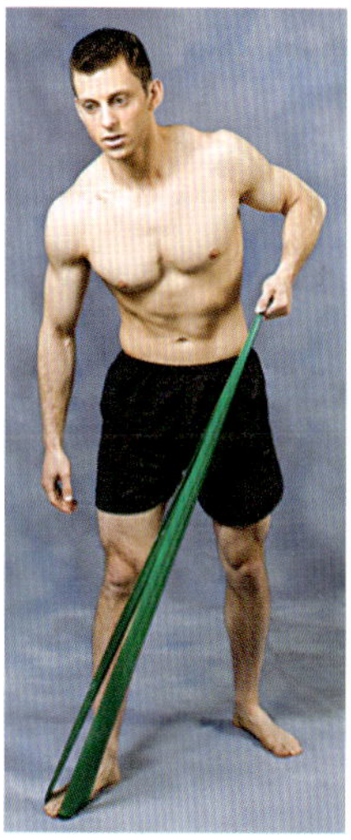

• 어깨관절 폄과 팔꿉관절 굽힘을 근력강화를 위한 결합운동

목적: 팔꿉관절 폄근 근력강화(위팔세갈래근)

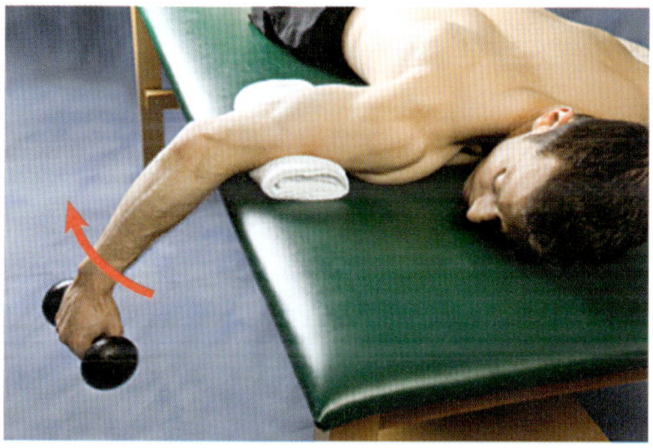

기법: 엎드린 자세

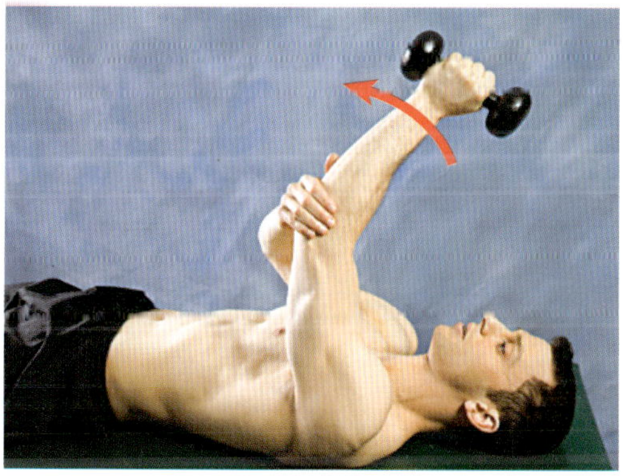

기법: 위팔세갈래근 긴머리 신장 위해 바로 누운 자세

계속

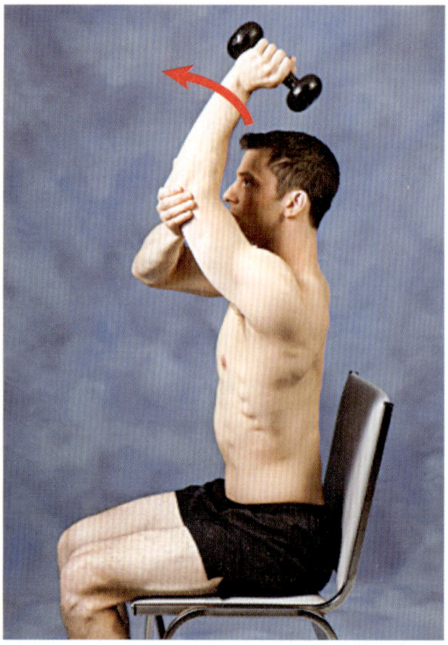

기법: 앉은 자세

- 긴머리를 신장하기 위하여 어깨관절 굽힘자세에서 고정

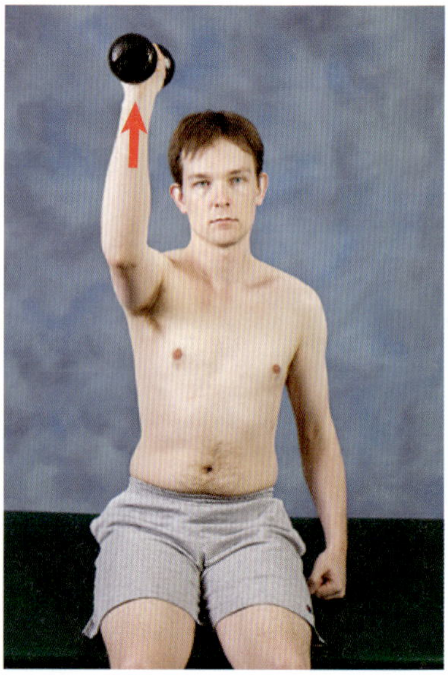

기법: 밀리터리 프레스 업

- 팔꿉관절을 폄과 동시에 어깨관절을 굽히면서 웨이트를 위쪽으로 움직임

목적: 아래팔 엎침근(pronators)과 뒤침근(supinators)의 근력강화

기법: 엎침과 뒤침의 유용한 호를 통해서 웨이트를 움직임

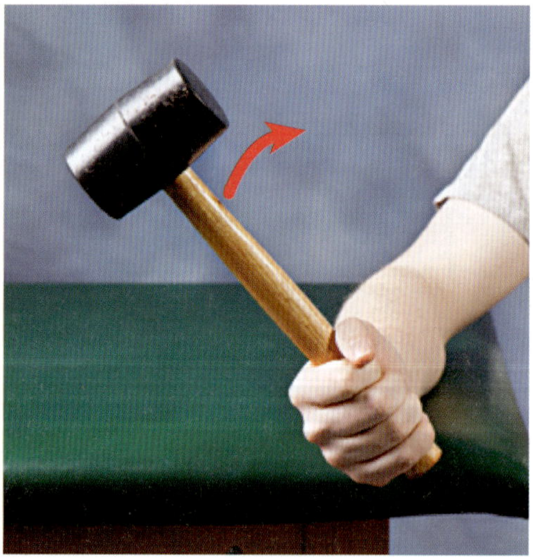

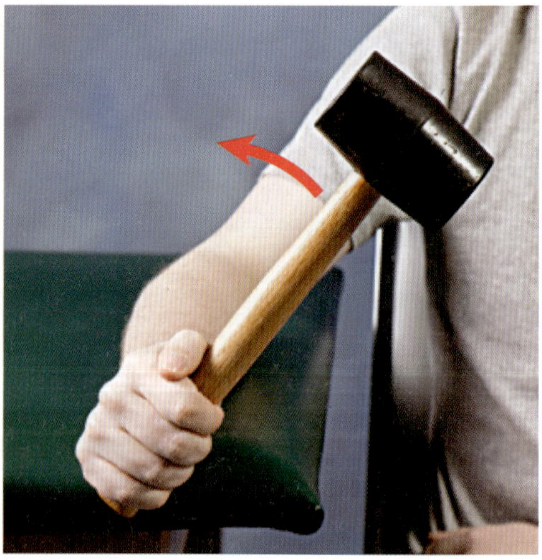

목적: **아래팔 뒤침근의 근력강화**

기법: 탄력저항을 이용한 양쪽 근력강화

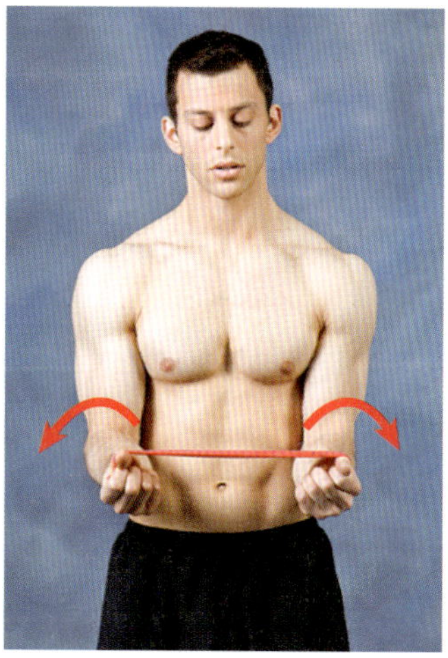

목적: **손목관절 폄근 혹은 굽힘근 근력강화**

기법: 탄력저항에 대항하여 손목관절을 굽힘

- 손목관절 폄근에 저항하기 위해 아래팔을 엎침자세로 유지
- 손목관절 굽힘근에 자항하기 위해 아래팔을 뒤침자세로 유지
  (그림 없음)

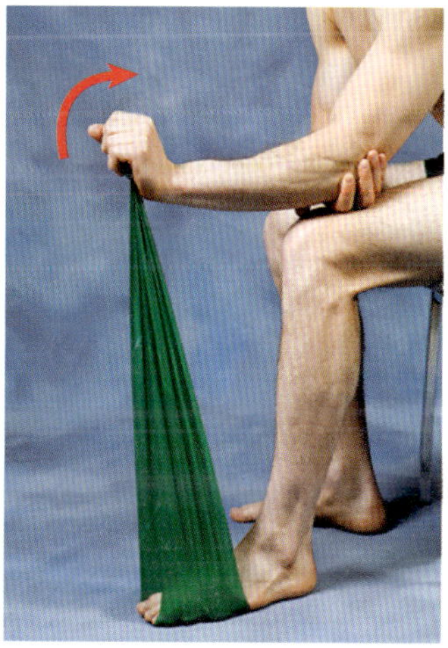

목적: **손목관절 폄근 혹은 굽힘근 근력강화**

기법: 손목 롤러

- 은막내에 줄을 이용해 웨이트를 묶음
- 손목관절 폄근과 손가락 굽힘근에 저항하는 아래팔 엎침자세에서 손으로 막대를 돌림
- 뒤침 위치에서 아래팔을 놓으면 손목관절 굽힘근에 저항을 줌(그림 없음)

주의: 빨이음뼈와 팔꿉관절 근육은 필요하면 고정

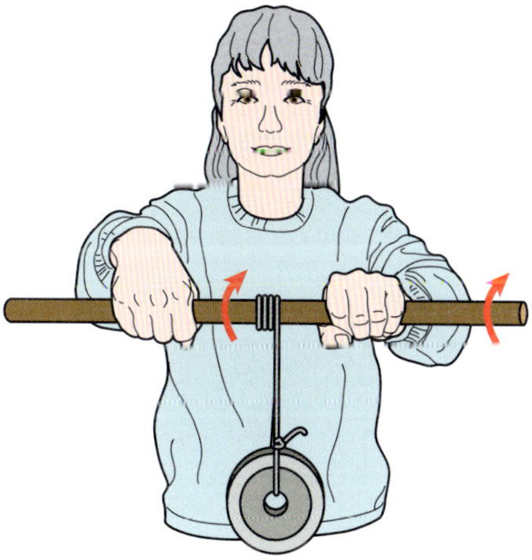

계속

목적: 손목관절 자쪽 혹은 노쪽 편위근 (wrist ulnar or radial deviators) 근력강화

기법:

- 자쪽편위에 저항하기 위하여 아래팔의 뒤쪽에 웨이트를 위치
- 노쪽편위에 저항하기 위하여 아래팔의 앞쪽에 웨이트를 위치(그림 없음)

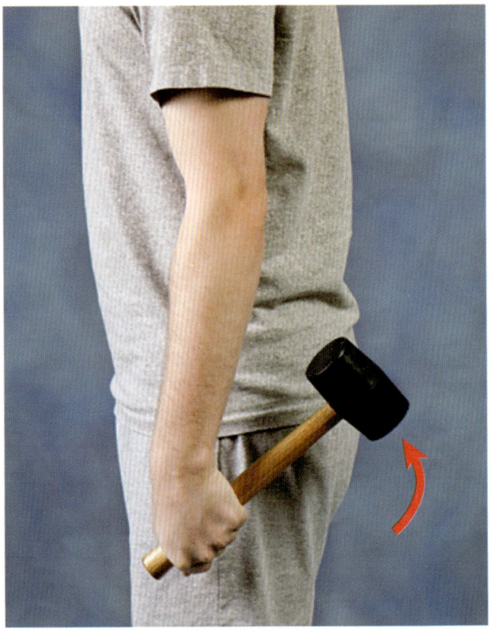

손목관절과 손의 비-체중부하 / 열린사슬운동 (Nonweight-Bearing/Open Kinetic Chain Exercises for Wrist & Hand)

목적: 개별적인 손가락 움직임의 능동 조절

기법: 굽힘근 힘줄-막기 운동

분리된 MCP 굽힘(벌레근 및 바닥쪽 뼈사이근)

- 한 번에 한 손가락만 수행
- 필요하면, 반대 손으로 손가락 고정

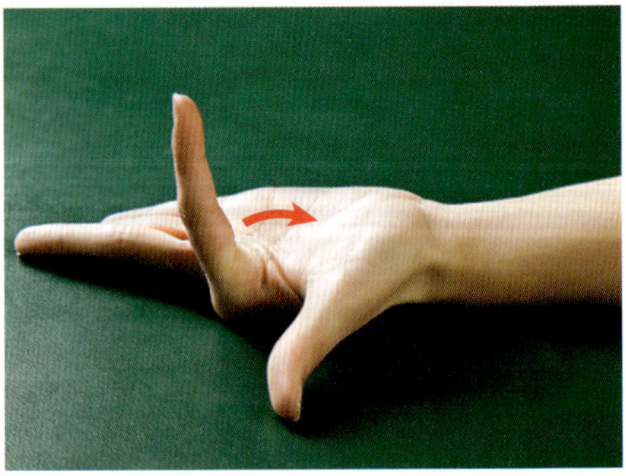

분리된 PIP 굽힘(FDS)

- 한 번에 한 손가락만 수행
- 몸쪽 손가락뼈와 다른 손가락은 반대 손으로 고정

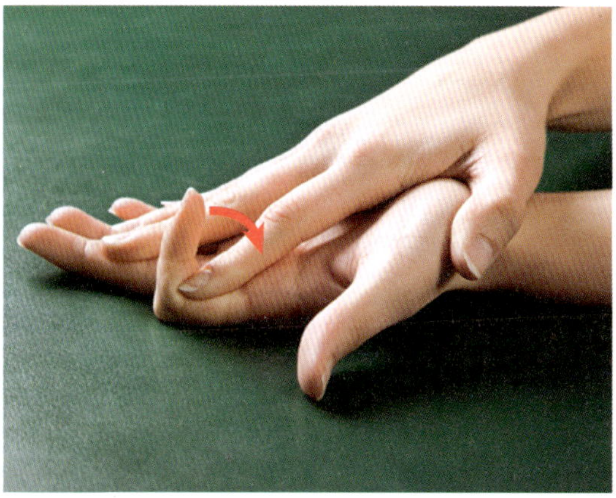

분리된 DIP 굽힘(FDP)

- 한 번에 한 손가락만 수행
- 반대 손가락으로 중간손가락뼈와 다른 손가락은 고정

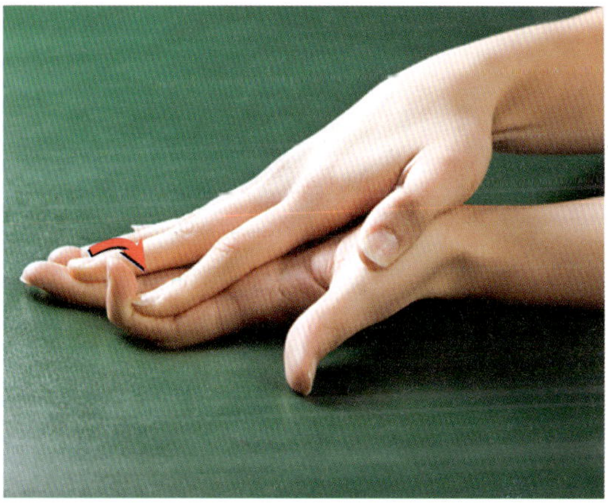

목적: 손가락 폄의 조절(EDC, EI, 그리고 EDM)

기법: 폄근힘줄운동(그림 없음)

- 분리된 MCP 폄(완전 쥐기 자세에서 갈고리 쥐기 자세로 움직임[MCP 폄과 IP 굽힘]; 손가락을 연필을 쥐고 동시에 MCP관절은 폄; 손목관절 중립위에서 시작; 손목관절 굽힘 및 폄으로 진전)
- 분리된 PIP 및 DIP 폄(굽힘자세로 MCP 관절 고정; 그런 다음 IP 폄 [탁자 모양 자세]; PIP는 탁자 끝에 손바닥을 놓고 고정하거나 탁자 끝에 DIP를 놓고 부분적으로 굽힘, 그런 다음 관절을 폄; 가동범위(ROM) 내내 손가락을 폄)

계속

- IP관절의 끝범위 폄(손 전체를 고정, 편평한 바닥 위에 손바닥을 미끄러짐; 젖힘으로 손가락을 폄)

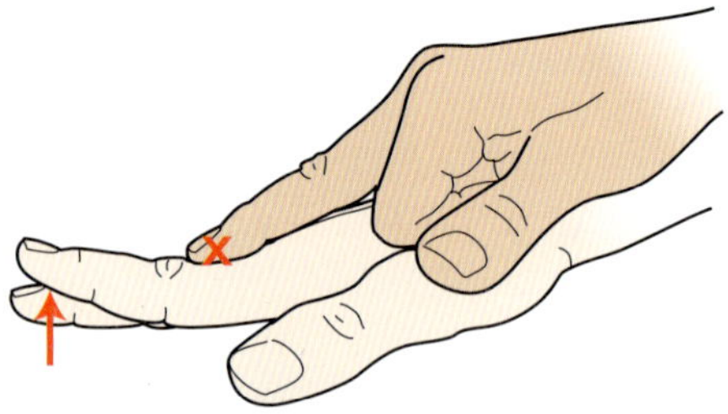

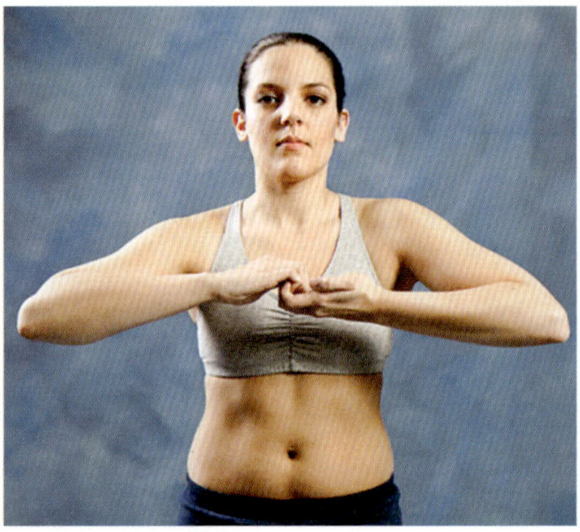

목적: **손가락 굽힘근 근력강화 (FDP 및 FDS)**

기법: 손가락을 굽혀서 양손을 잡고 당김

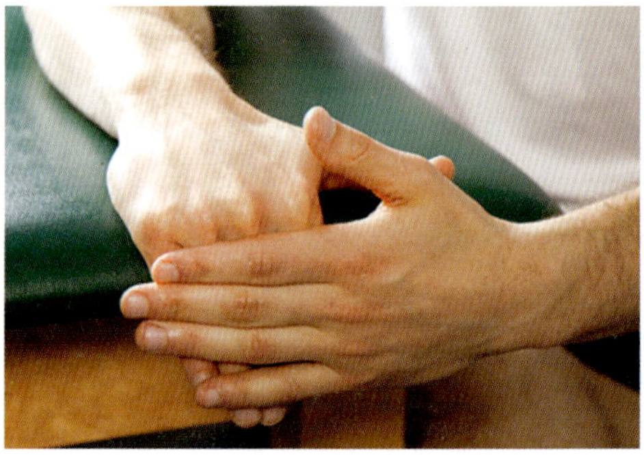

목적: **손가락 폄근 근력강화**

기법: MCP 운동에 저항하면서 손가락 폄을 유지

- 탁자 끝에 손가락을 굽혀서 놓고 시작

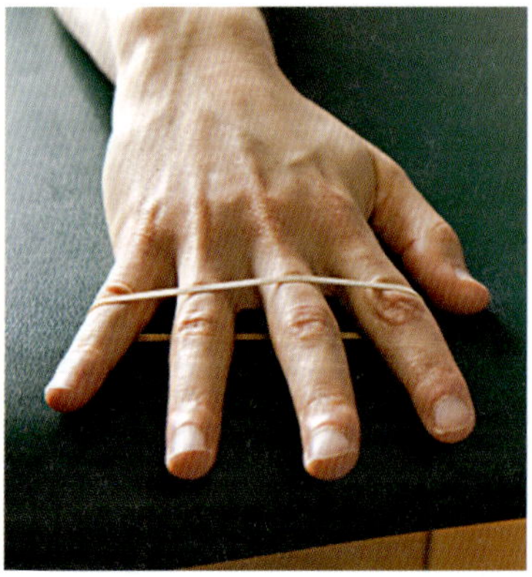

목적: **손가락 벌림근 근력강화 (등쪽뼈사이근)**

기법: 탄력밴드에 대항하여 손가락 벌림

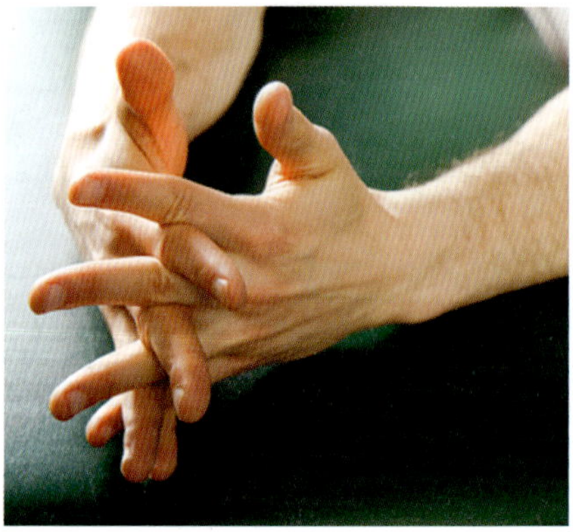

목적: **손가락 모음근 근력강화 (바닥쪽뼈사이근)**

기법: 손가락을 서로 쥠

목적: 엄지손가락 벌림근 근력강화

기법: 도수저항

- 엄지손가락이 천장을 향하도록 하여 (손에 수직) 손허리뼈에 저항 적용

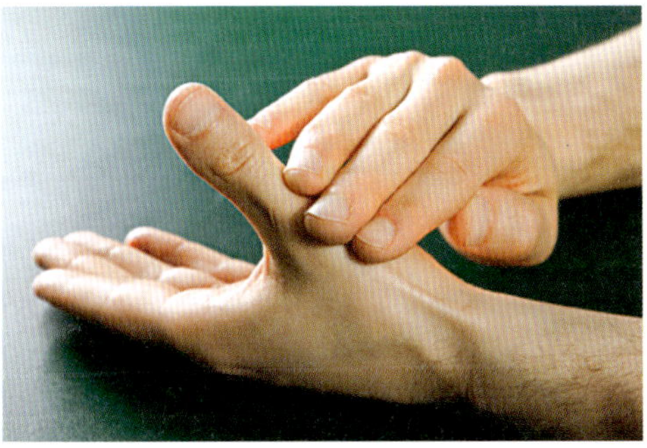

목적: 손가락 안근〔벌레근(lumbricals) 및 사이근(interossei)〕 근력강화

기법:

- 손바닥에 대항하여 손가락을 굽혀 시작
- 탁자표면에서 손가락을 밈

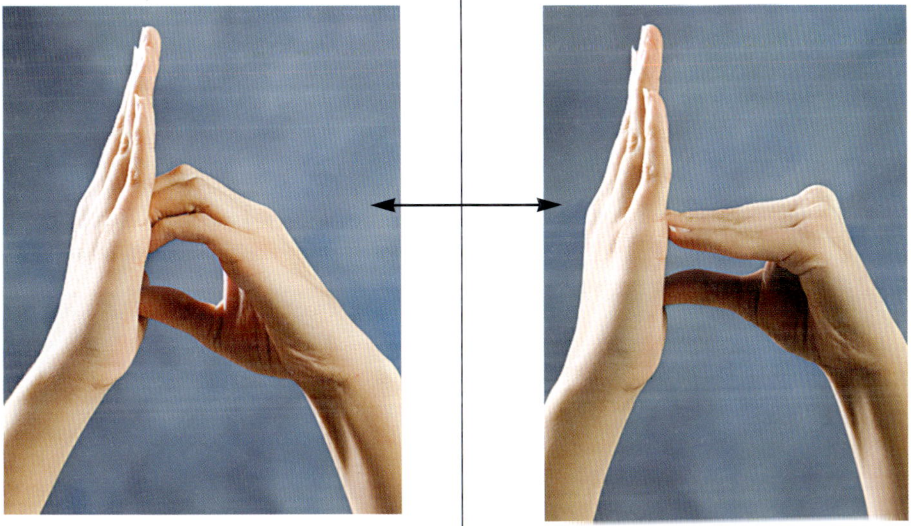

추가기법: 손운동(그림 없음)

- 타올이나 신문을 구김; 협응력과 기술을 발전시키기 위하여 바구니에 구겨진 신문을 던짐
- 원판추를 사용하기, 손가락끝을 벌려서 원판 잡기(아래팔 엎침자세); 자세 유지, 그런 다음 저항을 증가시키기 위하여 한번에 한 손가락씩 들기; 엄지와 손가락의 끝에서 끝 또는 변에서 변 집기로 원판 집기; 등척성 수축을 유지; 손바닥은 탁자 위에 놓고 손가락 등위에 원판추를 놓음; 손가락 폄
- 퍼티, 스프링-부하 손운동기, 부드러운 공과 같은 저항도구 사용
- 다양한 크기의 작은 물체 조작, 볼트 너트 잡고 풀기, 그리기, 쓰기, 매기, 작은 물병이나 상자 여닫기, 키보드 치기

체중부하/닫힌 사슬운동

목적: 팔꿉관절 폄근 및 어깨관절 안정화근 근력강화

기법: 엎드린 자세에서 팔굽혀펴기: 양손 위에 점진적으로 체중부하

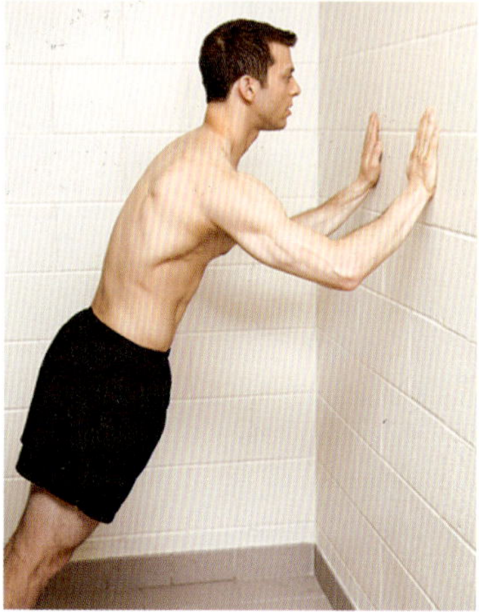

벽 팔굽혀펴기

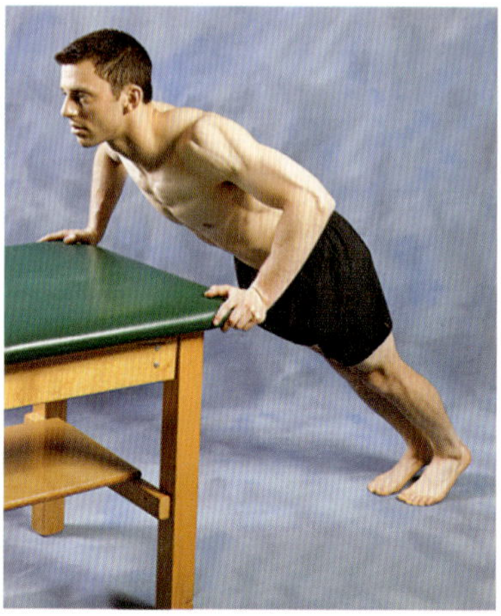

탁자에 기대어 팔굽혀펴기

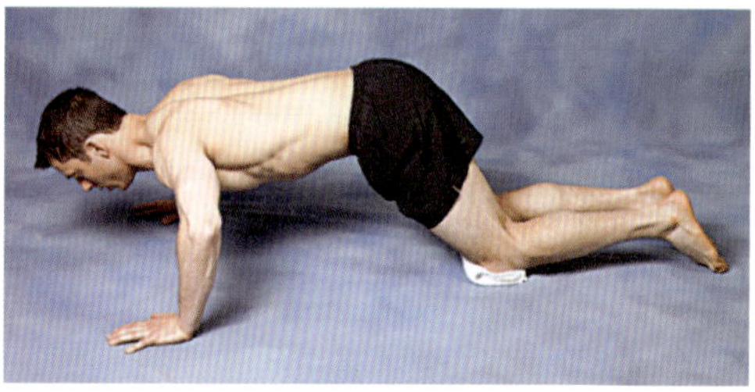

무릎 꿇고 엎드려 팔굽혀펴기

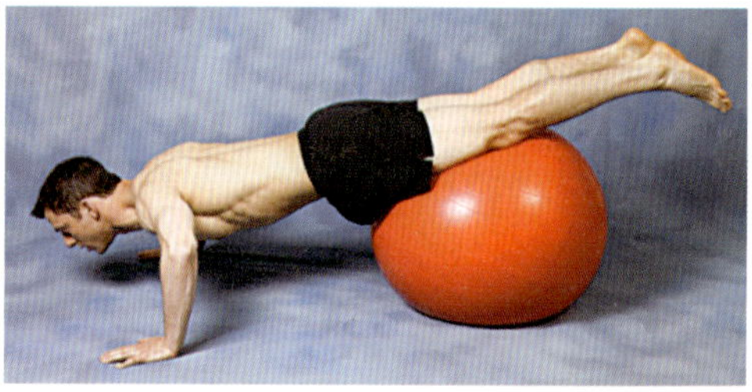

큰 공 위에 다리를 놓고 엎드려 팔굽혀펴기

목적: 팔꿉관절 폄근 및 어깨관절 내림근 근력강화

기법: 의자 밀고 일어서기

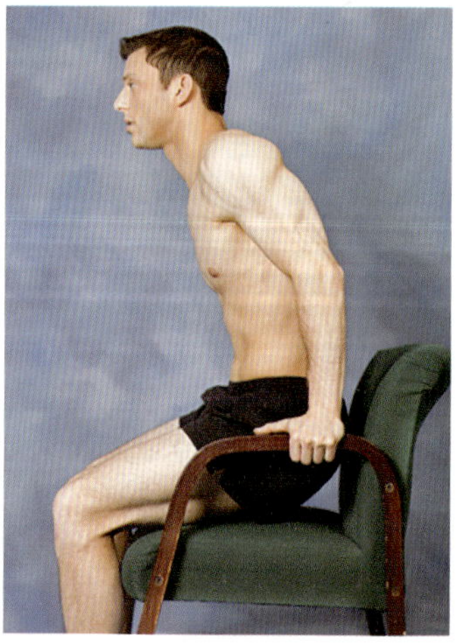

체중부하/닫힌 사슬운동 – 계속

목적: **팔꿉관절 굽힘근(flexors), 어깨관절 폄근(extensors), 어깨뼈 들임근(retractors), 그리고 몸통 굽힘근 근력강화**

기법: 바로 누운 자세에서 몸통 올리기

- 엉덩관절을 받침점으로 바닥에서 몸통 들기

추가기법: (그림 없음)

- 바로 누운 자세에서 몸통 올리기: 뒤꿈치를 받침점으로 몸통 들기
- 몸통 올리고 턱 올리기, 바로 선 자세: 전신 들기

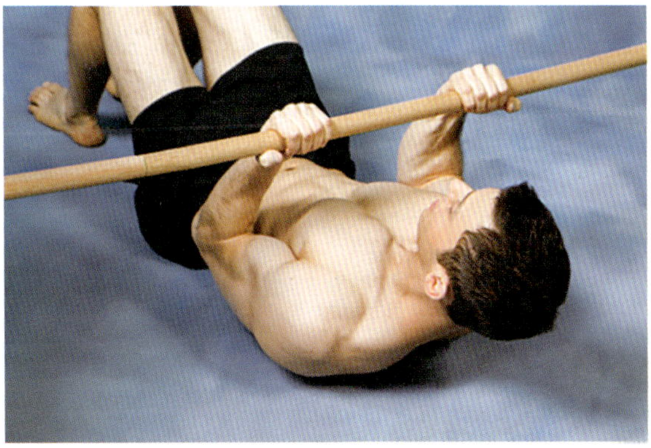

목적: **기능적 활동에서 팔 근력강화**

기법: 과제-특이성 훈련

- 문 열기 위해 밀기
- 다양한 밀기, 당기기, 들기 활동 (그림 없음)에서 신체역학 통합

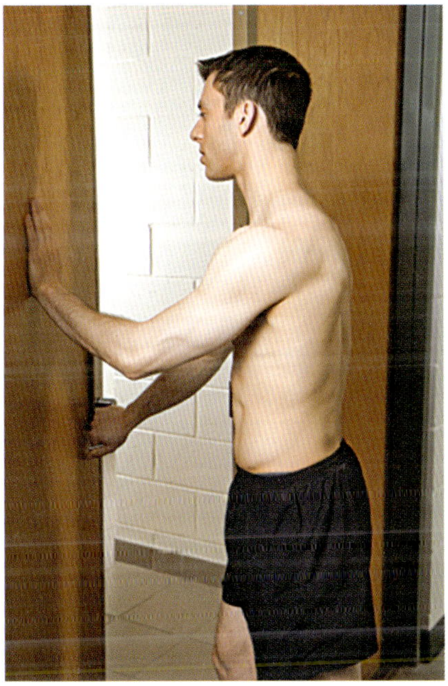

팔꿉관절 뼈관절염 : 비수술적 관리 (Elbow Arthritis: Nonoperative Management)

초기: 최대보호기

환자 상태	중재
• 관절 부종 • 팔꿉관절 가동범위운동 동안 통증 및 때때로 휴식 시 통증 • 근방호 • 제한된 가동범위 및 감소된 관절놀기 • 기능적 활동 수행 능력 제한 (밀기, 당기기, 뻗기, 돌기, 꼬기 움직임, 의자로부터 밀고 일어서기, 손을 입이나 머리로 가져가기, 물체 들기 혹은 옮기기) 주의사항: 제한된 엎침/뒤침을 포함하는 외상으로 인한 급성 징후/증상은 노뼈 골절이나 아탈구/탈구를 지적한다.	• 휴식 및 관절보호(슬링이나 팔꿉관절/아래팔 부목 사용; 자신경의 압력을 줄이기 위해, 팔꿉관절은 굽힘 90° 이하, 팔꿈치터널 주변에 부목 제거) • 냉치료 적용 • 활동 수정: 보조도구 사용(예: 지적기) • 위팔자관절 및 위팔노관절에 등급 I/II 관절 신연 혹은 진동기술 • PROM → A-AROM 운동: 팔꿉관절 및 아래팔의 통증으로 없는 범위에서 실시 • 최대하, 다각도 등척성 운동: 팔꿉관절 및 손목관절 굽힘근/폄근, 아래팔 엎침근/뒤침근 • AROM: 어깨관절, 손목관절, 손

중간기와 후기: 중등도 보호기와 기능 회복기

환자 상태	중재
• 관절 부종 감소 및 사라짐 • 관절놀기 감소(위팔자관절, 위팔노관절, 몸쪽노자관절) 및 제한된 팔꿉관절 ROM(팔꿉관절은 폄보다 굽힘이 더 제한) • 관절가동범위의 끝(아급성 단계)이나 과압력 끝범위(만성 단계)에서 통증	• 제한된 관절에 등급 III 관절가동술 (위팔자관절, 위팔노관절 혹은 몸쪽노자관절) (휴식 자세에서 시작; 끝범위 자세로 진행) • 위팔자관절 트레깅(tracking)을 개선하기 위하여 MWM〔몸쪽 자뼈의 가쪽 미끄러짐(glide)과 결합된 팔꿉관절의 능동 굽힘 혹은 폄〕 • 부드러운 → 더 강력한 근육 연장술 (수축-이완) 및 자가-신장

환자 상태	중재
• 근력/근지구력 감소 • 팔꿉관절/아래팔 근육의 무용성 위축 • 기능적 활동 제한	주의사항: 화골성 근염의 위험 요소를 경감시키기 위하여 팔꿉관절 굽힘근의 강력한 신장을 피함 • 영구적인 구축에 대한 저-강도, 긴-긴장 신장을 하는 동안 기계적 신장이나 팔꿉관절 동적 부목의 사용 • R-ROM 운동: 팔꿉관절, 아래팔, 어깨관절, 손목관절, 그리고 손의 PRE • CKC 운동-점진적으로 팔굽혀펴기와 당겨일어서기 • 팔 에르고미터(UE ergometry) • ADL 및 IADL의 점진적인 진전 주의사항: 뼈관절염의 장기간 효과를 고려; 관절 보호를 위해 활동 조절.

"밈" 팔꿉관절 관리 (Management of "Pushed" Elbow)

■ 환자 상태

- 낙상으로 손 뻗기와 관련된 위팔노관절의 몸쪽에 통증
- 먼쪽 노뼈 골절(Colles' Fx)나 손배뼈 골절로 인한 부수적인 손상
- 위팔노관절 몸쪽 공간(노뼈머리가 몸쪽으로 당겨짐) 감소
- 제한된 수동 및 능동 팔꿉관절 굽힘/폄, 아래팔 엎침 그리고 손목관절 굽힘

■ 관리

- 급성이면(그러나, 골절 아님), 노뼈 먼쪽 긴축 견인 적용
- 만성이면, 노뼈에 지속적인 등급 III 신연 적용
- 다음은 AROM: 팔꿉관절, 아래팔, 손목관절

"당김" 팔꿉관절의 관리 (Management of "Pulled" Elbow)

■ 환사 상태

- 손목관절 굽힘과 팔꿉관절 펴는 동안 손에 갑작스런 힘 있는 당김이 원인인 손목관절과 팔꿉관절의 몸쪽과 가쪽에 통증
- 통증으로 인해 손상된 손은 제한되거나 사용 안함.

- 위팔노관절의 몸쪽 공간 증가
- 아래팔 뒤침 제한 혹은 뒤침을 시도할 때 근방호
- 휴식 시, 아래팔 엎침과 손목관절 굽힘 유지

관리

- 위팔노뼈관절 몸쪽에 순간밀기(위팔노관절 압박)
- AROM: 아래팔과 손목관절

팔꿉관절 관절성형술: 수술후 관리 (Total Elbow Arthroplasty: Postoperative)

초기: 최대보호기 (0 → 4 또는 6주)

환자 상태	중재
• 수술후 팔꿉관절의 통증 및 염증 • 절개 부위와 재건된 연부조직 보호를 위해 고정된 팔꿉관절 • 근방호 • 팔꿉관절과 아래팔의 제한된 관절가동범위(ROM) • 어깨관절, 팔꿉관절, 아래팔의 근육에 가능한 위축 • 기능적 활동 동안 수술된 팔의 사용 제한	• 수술후 수일 동안 석고붕대로 지속적인 고정 및 팔 슬링, 다음에 가벼운 압박 드레싱과 패드, 운동 동안 그리고 밤에 팔꿉관절 및 아래팔 부목 제거 (부목은 아래팔을 중립위로 유지, 팔꿈치는 거의 폄 혹은 중간 굽힘) • 팔꿉관절에 냉치료 적용 및 수술한 팔 주기적으로 올림 • 환자교육: 가정운동프로그램 및 수술 후 조기 주의사항(131쪽 참조) • A-AROM(자가-보조): 팔꿉관절 연계 관절성형술 이후 2-3일, 그리고 연계되지 않은 관절성형술 이후 일주일에 팔꿉관절과 아래팔(내구성이 있으면 팔꿉관절의 AROM으로 진전) • AROM: 어깨관절, 손목관절, 손 • 어깨관절 근육의 최대하 등척성 운동 • 수술 후 2주부터 가벼운 기능적 활동 동안 손 사용

중간기: 중등도 보호기(4 또는 6주 → 12주)

환자 상태	중재
• 절개 부위의 만족할 만한 치유 • 제한은 남아있지만, 상대적으로 통증 없는 범위에서 팔꿉관절의 AROM • 팔꿉관절과 아래팔 근육의 근력 및 지구력 손상 • 기능적 활동의 중등도 제한	• 팔꿉관절이 안정적이면, 낮시간에는 부목 사용 안함 • 5주에 최대하저항에 대항해 팔꿉관절과 아래팔 근육의 다각도 등척성 운동 • 팔꿉관절이 안정적이면, 8주에 팔꿉관절 저-부하(1파운드 이하) R-ROM • 어깨관절 근육의 R-ROM/PRE (주의사항: 팔꿉관절의 몸쪽에 저항 제공) • 부분체중부하 자세에서 CKC 운동 (예: 바로 선 자세에서 벽 밀고 서기) • 팔꿉관절 굽힘/폄을 증가시키기 위한 저-강도, 긴-기간 신장(자가-신장, 유지-이완기법, 동적 부목) • 가벼운 ADL 및 IADL, 1파운드 이하 들기

후기: 기능 회복기(12주 이후)

환자 상태	중재
• 잘 치유된 절개범위 • 개선되었지만, 아직 제한된 팔꿉관절과 아래팔 가동범위 • 팔꿉관절과 아래팔, 가능한 어깨관절 근육이 근력 및 지구력 제한 • 기능적 활동의 지속적인 제한	• 1-2 파운드의 부하에 대항하여 팔꿉관절 및 아래팔의 지속적인 동적 근력(PRE) • 부하를 증가시켜 지속적으로 CKC 운동 • 기능적 가동범위를 성취하기 위하여 지속적인 지기-신장 • 3-4개월에 중등도 요구 활동

팔꿉관절 관절 성형술: 수술후 주의사항
(Elbow Arthroplasty : Postoperative Precautions)

관절가동범위(ROM) 운동

- 수술 동안 획득된 가동범위 안에서 수행
- 수술후 3-4주 동안 복원된 위팔세갈래근 기전에 스트레스 제거
  - A-AROM 및 AROM: 팔꿉관절 굽힘 90° 까지 제한

- 팔꿉관절 굽힘/폄: 앉은 자세나 바로 선 자세로 시작, 바로 누운 자세는 안 됨, 항중력 팔꿉관절 폄은 피함

- 팔꿉관절 굽힘/폄 동안 몸의 옆에 팔을 근접해 둠
- 복원된 팔꿉관절 가쪽 인대에 스트레스를 최소화하고 관절주머니 뒤쪽과 수술적 접근을 위해 절개된 위팔세갈래근 기전을 보호하기 위하여 끝범위 굽힘보다 끝범위 폄을 강조하며 시작
- 자신경 압박 증상이 나타나면, 신장이나 팔꿉관절 끝범위 굽힘에 장시간 노출을 금기
- 연결되지 않은 TEA 이후에 팔꿉관절 안정성이 의심스러울 때:
  - 동적 부목을 하고 팔꿉관절 가동범위운동을 시작
  - 수술후 4주 동안, 복원된 가쪽인대에 과부하를 피하기 위해 팔꿉관절 완전 폄과 아래팔 돌림은 제한(특히, 중립위를 지나서 뒤침)
    - 연결되지 않은 TEA와 함께 불안정의 가장 큰 위험요인은 40°-50° 이상 팔꿉관절 폄

근력증강 운동

- 수술접근으로 위팔세갈래근이 손상되었으면, 6주(혹은 가능하면 12주 이상) 동안 팔꿉관절 저항운동은 금기
- 어깨관절 근육 근력강화 운동을 할 때, 팔꿉관절을 가로지르는 스트레스를 제한하는 팔굽관절의 몸쪽에 저항을 적용
- 중등도 이상의 부하에 대항하는 저항운동은 팔꿉관절 관절성형술 이후에 적합하지 않다.

기능적 활동

- 6주 동안 수술한 팔은 물체 당기기, 밀기 혹은 옮기기는 피함
- 위팔세갈래근 기전은 손상되고 복원되었다면, 적어도 6주 동안은 당기기 운동을 피하고, 휠체어 밀기도 포함; 의자로도 밀고 일어서기; 그리고 지팡이, 보행기, 혹은 목발을 사용(아래팔 플랫폼 디자인 없이)
- 연결되지 않은 TEA 이후, 복원된 가쪽인대를 가로지르는 전단력을 피하고 뒤-가쪽 불안전의 발전 위험을 감소시키기 위해 일상 과제 동안 부하 적용 않음.
- 3개월 동안 1파운드, 3-6개월 동안 2파운드, 그 이후에 5파운드 이하로 반복들기 제한
- 단일 들기에서 10-15 파운드 이상은 금기
- 골프, 테니스, 라켓볼과 같이 팔꿉관절을 가로질러 힘이 적용되거나, 고-부하가 적용되는 레크리에이션 활동에 참여 금지

가쪽위관절융기염(테니스엘보우): 비수술적 관리 [Lateral Epicondylitis (Tennis Elbow): Nonoperative Management]

초기: 최대 보호기

환자 상태	중재
• 기능적 활동 동안 팔꿉관절 가쪽을 따라 통증 (물체 들기 혹은 잡기, 손 흔들기, 문 손잡이 돌리기, 쓰기 혹은 타이핑); 증상이 심각하면, 휴식 시에도 통증 • 가쪽위관절융기의 중간지점에 TTP (ECRB의 근힘줄연접 몸쪽) • 손목관절 폄, 노쪽편위, 아래팔 뒤침 그리고 팔꿉관절 펴질 때 중지 폄에서 통증 악화 • 팔꿉관절 폄 및 아래팔 엎침할 때 완전 수동 손목관절과 손가락 굽힘에 통증 • 통증으로 잡기 근력 제한 • ROM: 팔꿉관절 폄은 제한이 경미함	• 휴식, 항-염증제제 〔휴식 시와 필요한 반복적인 활동 동안에 손목관절 정적(휴식) 부목 사용; 팔꿉관절 가쪽에 냉찜질〕 • 통증이 악화되면 일시적으로 활동 중단 혹은 활동 수정, 무거운 물체 들기 포함; 아래팔을 엎치면서 잡기와 들기; 스포츠 혹은 작업 활동; 아래팔 지지없이 키보드 사용 • A-AROM, AROM: 통증 없는 범위 안에서 손목관절, 아래팔 및 팔꿉관절 • 최대하, 통증-없는 등척성 운동; 손목관절 폄근, 노쪽 편위근 그리고 뒤침근 • AROM: 어깨관절 및 손가락 (손목은 중립위)

중간기와 후기: 중등도 보호기와 기능 회복기

■ 환자 상태

- 휴식 시 팔꿉관절 가쪽 통증 해결
- 손목관절 능동운동 및 저항운동, 반복적인 기능적인 활동 동안에 팔꿉관절 통증 감소
- 손목관절 수동 굽힘 및 자쪽편위는 경한 제한
- 비손상측과 비교하여 팔꿉관절, 아래팔 그리고 손목관절 근육의 근력 및 지구력 감소
- 잡기 근력(grip strength)의 영구적 감소

■ 테니스엘보우 중재 : 중등도 보호기

- 운동 이전에 심부 투열기; 운동 후 냉찜질
- 손목관절 폄근의 근육힘줄연접의 몸쪽에 섬유를 교차섬유 마찰 마사지
- 통증 악화하는 활동을 수정 및 제한
  - 양쪽 팔로 물건 들기, 아래팔은 뒤침(손바닥 위) 유지
  - 들어야 하는 물체의 무게 감소
  - 제한된 자판 작업 동안 아래팔 지지 유지
- 통증-없는 등척성 운동 진전: 손목관절 폄,
  다음에 통증 없는 범위에서 손목관절 수동 굽힘
  - 짧아진 자세에서 손목관절 폄근의 등척성 운동으로 시작,
    팔꿉관절 굽힘 90° 및 아래팔 뒤침
  - 더 길어진 자세에서 손목관절 폄근과 팔꿉관절의 등척성 운동 수행으로 진전
- 최대하 등척성 운동 포함: 손목관절 굽힘근,
  아래팔 엎침근/뒤침근(pronators/supinators)
- 몸쪽 노자관절의 트레킹 회복을 위한 MWM
  - 손목관절 폄의 저항 및 반복운동과 결합된 몸쪽 아래팔의 가쪽 미끄러짐 적용과 손목관절 폄근으로 공 쥐기
  - 자가-가동술 교육: 문틀에 대항하여 뒤침자세(supination)에서 아래팔 고정하고
    공 쥐기
- 자가-신장: 손목관절 폄근(손목관절 굽힘 증가),
  팔꿉관절 폄, 아래팔 엎침,
  손목관절 약간 자쪽편위, 손가락 굽힘 유지
- AROM 지속: 통증 없는 범위에서 팔꿉관절, 아래팔, 손목관절 및 손
- R-ROM/PRE, 통증이 없으면: 팔꿉관절, 아래팔,
  손목관절 근육(가벼운 탄력저항 → 휴대용 웨이트)
  - 손목관절 폄근과 아래팔 뒤침근의 구심성/원심성 근력강화 강조
- PRE의 주의사항:
  - 1-2주 동안 능동운동 동안에 통증이 없으면 시작
  - 손목관절 펴는 동안 아래팔 지지
  - 탄력밴드 잡기 없이 손목관절 폄근의 근력강화 시작
- 저-강도 잡기 근력강화 운동
- 일반 컨디셔닝: 어깨관절, 다리, 몸통

■ 테니스엘보우 중재 : 기능 회복기

- ■ 기능적 활동과 통합된 점진적인 근력강화 운동
- ■ 필요하면 인간공학적 수정(자판에서 아래팔 휴식, 라켓이나 손잡이용 도구의 잡는 직경 증가, 라켓 스포츠 서브의 수정)
- ■ 반복적인 활동 동안에, 가쪽위관절융기의 먼쪽에 반대힘 스트랩이나 반대힘 슬리브 사용[Jafarian 2009]
- ■ 플라이오메트릭 운동(8장을 참조)
  - 무거운 공 던지고 잡기
  - 테니스 공을 칠 때 손잡이가 짧은 라켓 → 손잡이가 긴 라켓
- ■ 모의활동 → 기능적 혹은 스포츠 활동
  - 느린 속도에서 조절된 움직임 시작; 속도를 점진적으로 증가

안쪽위관절융기염 (골퍼엘보우) : 비수술적 관리
[Medial Epicondylitis (Golfer' s Elbow) : Nonoperative Management]

초기: 최대보호기

환자 상태	중재
• 기능적 활동 동안에 팔꿉관절의 안쪽 면을 따라 통증 (골프, 낚시, 반복적인 던지기나 잡기); 심하면 휴식 시 통증 • 손목관절 굽힘근의 몸쪽 시작 부위에서 안쪽위관절융기에서 약간 먼쪽 및 앞쪽에 TTP (전형적으로 FCR) 및 원엎침근의 위팔뼈 시작 부위 • 팔꿉관절 펴진 상태에서 손목관절 굽힘과 노쪽편위 및 아래팔 엎침에 저항을 주면 통증 악화 • 수동, 끝범위 손목관절 폄 및 아래팔 뒤침으로 통증 악화 • 통증으로 잡기 근력 제한 • ROM: 팔꿉관절 폄은 약간 제한	• 휴식, 항-염증제제 치료 〔정적 (휴식) 손목관절 부목 사용; 팔꿉관절의 안쪽 면에 냉찜질〕 • 통증을 유발하는 활동은 일시적으로 중단 혹은 수정 • A-AROM: 통증없는 범위에서 손목관절, 아래팔, 팔꿉관절 • 최대하, 통증-없는 등척성 운동: 손목굽힘근 및 아래팔 엎침근 • AROM: 어깨관절 및 손가락 (손목관절은 중립위)

중간기와 후기: 중등도 보호기와 기능회복기

■ 환자 상태

- 휴식 시 팔꿉관절 안쪽 통증은 해결
- 손목관절 능동 및 저항운동, 기능적 활동 동안 통증 감소; 경한 통증은 반복적인 손목관절 굽힘이 포함된 활동을 할 때 재현
- 수동적인 손목관절 폄과 아래팔 뒤침의 경한 제한
- 개선되었지만 팔꿉관절, 아래팔, 손목관절 근육의 근력 및 지구력은 아직도 감소
- 잡기 근력(grip strength)도 감소

■ 골퍼엘보우 중재: 중등도 보호기(moderate protection phase)

- 운동 전에 심부투열 치료; 운동이나 반복활동 후 냉치료
- 손목관절 굽힘근-아래팔 엎침근군의 몸쪽 시작 부위에서 교차 섬유 마사지
- 통증의 원인이 되는 활동은 수정 혹은 배제하고 지속
(활동 반복수 감소 혹은 물체 무게 감소)
- 손목관절 굽힘근의 최대하, 통증없는 등척성 운동으로 진전 후에 통증-없는 범위 안에서 수동 손목관절 폄
    - 짧아진 자세에서 손목관절 굽힘근의 등척성 운동으로 시작,
손목관절 굽힘 90°와 아래팔 엎침 유지
    - 더 길어진 자세에서 손목관절 굽힘근 및 팔꿉관절은 더 펴고
등척성 운동 수행으로 진전
- 최대하 등척성 운동: 손목관절 폄근(extensors),
아래팔 엎침근/뒤침근(pronators/supinators)
- 자가-신장: 손목관절 굽힘근 및 아래팔 엎침근(손목관절 폄과 아래팔 뒤침 증가),
팔꿉관절 폄은 유지
- 통증 없는 범위에서 AROM운동 지속: 팔꿉관절, 아래팔, 손목, 그리고 손
- 통증 없는 범위에서 저-부하 R-ROM/PRE: 팔꿉관절, 아래팔, 손목관절(가벼운 탄력저항, 무게는 점진적으로 증가)
    - 손목관절 굽힘(손목관절 구부림) 및 아래팔 엎침의 구심성/원심성 근력강화 (concentric/eccentric strengthening) 강조
    - 손목관절 운동을 수행할 때 아래팔 지지
- PRE의 주의사항
    - 능동운동 시 통증이 1-2주 동안 없으면 시작
    - 잡기 없이 손목관절 굽힘근 근력강화 시작

- 저-강도 잡기-근력강화 운동
- 근력강화 및 컨디셔닝 운동: 어깨관절, 다리, 몸통

골퍼엘보우 중재: 기능 회복기

- 기능적 움직임을 통합한 PRE
- 모의활동 → 독립적인 작업이나 스포츠 활동
  - 느린 속도에서 조절된 운동으로 시작; 속도는 점진적으로 증가
- 반복적인 활동 동안, 안쪽위관절융기의 먼쪽에 반대힘 스트랩(strap) 적용
- 인간공학적 수정: 작업 과제, 골프 스윙, 던지기/잡기 기술의 역학 수정
- 플라이오메트릭 운동
  (무거운 공 던지고 받기; 테니스공을 칠 때 짧은 라켓 사용 → 긴 라켓 사용; 8장 참조)

관절보호를 위한 지침: 손목관절과 손의 뼈관절염 (Guidelines for Joint Protection: Arthritis of Wrist & Hand)

목적: 통증, 관절 스트레스, 그리고 에너지 소모를 최소화하는 일상생활 수행; 대부분 이런 원리는 관절염(RA)에 적용하지만 특히, RA의 손에 중요하다. RA의 전형적인 변형: 손목관절의 노쪽편위(RD) 및 폄, MCP관절의 자쪽편위(UD) 및 바닥쪽 아탈구(subluxation), 백조목(swan-neck) 및 Boutonnière 변형

통증 감소

- 활동 모니터; 피로나 불편감이 시작될 때 중단
- 활동 중단 후에 1시간 이상 통증이 발생하는 활동/운동은 수정 혹은 중단

ROM 및 근력 유지

- ADL에 운동 통합
- 죄임이 발전되면 손의 안근육의 신장성 모니터; 신장운동 시작
  - 백조목 변형의 원인은 폄근을 당기는 사이근의 팽팽함 → PIP관절 젖힘
- 장시간 힌 자세 유지 못함
- 힘줄-미끄러짐 운동과 밖근 힘줄의 가동성 유지
- 많은 기능적 활동에서 발생하는 손가락의 자쪽 이동에 반대되는 MCP 관절의 노쪽편위 근력강화
- 엄지두덩의 근력강화를 할 때, 첫째 손허리뼈에 저항을 적용, 엄지손가락의 먼쪽 손가락뼈가 아님, 소지를 향한 엄지의 맞섬 동안

활동 수준 및 휴식의 균형

- 급성 염증 동안 RA는 정상보다 더 많은 휴식을 요함

  - 에너지를 보존하기 위하여 가장 경제적인 방법으로 활동 수행: 활동 우선순위 매기고 가장 중요한 것부터 시작

- **언제든지 실현 가능한 더 강하고 더 큰 관절 사용**
  - 예: 어깨가방이나 아래팔 혹은 한 손보다는 양손으로 운반

- **고-부하 및 강한 잡기활동은 금기**

- **변형자세를 피하는 손 사용 적합**
  - 왼손이나 보조도구를 이용해 병 열기
  - 손의 자쪽으로부터 내밀어 칼을 사용하여 음식 자르기
  - 수저질은 손의 자쪽
  - 식사보조도구의 손잡이 만듦
  - 손가락이 꼬이는 활동 금지
    - 양 손바닥으로 수건의 물기 짬.

손목관절 관절성형술; 수술후 주의사항
(Wrist Arthroplasty: Postoperative Precautions)

- 이동, 보조도구를 사용한 보행 혹은 다른 ADL 동안 수술한 손의 체중부하를 피함
  - 보행 보조도구가 필요하면, 아래팔-지지 목발이나 보행기를 사용
- 손목관절에 5-10파운드 이상의 부하가 가해지는 기능적 활동은 금지
- 기능적 활동 동안에 추가적이 보호를 위한 손목관절 부목 착용
- 고-강도 작업이나 레크리에이션 활동(예: 중노동이나 라켓 스포츠)은 영구적으로 금지

손의 RA에 대한 폄근힘줄 수술: 수술후 주의사항
(Extensor Tendon Surgery for RA of Hand: Postoperative Precautions)

- MCP 폄을 시작할 때, 수술한 폄근힘줄에 과도한 신장을 피하기 위하여 전범위가 아닌 유용한 MCP 굽힘에서 시작
- 능동 폄에 결함이 있으면 MCP 굽힘을 증가시키기 위한 신장은 금기
- 손가락 굽힘이나 엄지손가락 굽힘에 추가로 손목관절 굽힘이 결합되는 활동이나 손의 자세는 재건된 폄근힘줄에 과도한 스트레스를 주기 때문에 피함
- 환자가 이동활동을 위해 손을 사용한다면, 손등에 체중부하를 피함

- 강력한 잡기활동은 재건된 폄근힘줄에 잠재적인 과신장이나 파괴를 만들 수 있기 때문에 금기

Boutonnière 변형 수정: 수술후 운동 및 주의사항 (Correction of Boutonnière Deformity: Postoperative Exercises & Precautions)

운동지침

- 수술 후 초기에는 운동과 상처케어 동안에만 부목을 제거
- 수술 후 3-6주 동안 부목과 운동을 통해 가능한 한 PIP관절의 폄을 유지
- 관절가동범위 운동 동안 PIP관절 폄과 DIP관절 굽힘을 강조
- 사선지지띠인대(oblique retinacular ligament)의 길이를 유지하기 위하여 폄자세에서 안정된 PIP 관절과 DIP 관절 굽힘 운동을 조기에 시작
- 수술 후 10-14일(혹은 허용되는 한 빨리)에 PIP 관절 굽힘/폄의 능동 혹은 보조운동을 시작
  - PIP 운동 동안 중립위치(책이나 탁자 끝에)에서 MCP관절 안정화

주의사항:

- DIP 관절의 젖힘을 피함
- Boutonnière 변형의 수정은 중심부 미끄러짐을 절개하는 수술적 접근과 폄근기전 복원이 있으며, 수술후 6-8주 혹은 12주까지 PIP 관절의 폄근기전에 저항운동과 신장은 피함.

백조목변형의 수정: 수술후 운동 및 주의사항 (Correction of Swan-Neck Deformity: Postoperative Exercises & Precautions)

운동지침

- 손가락 정적 부목(static splinting)으로 PIP 관절 굽힘 10°-20° / 20°-30°과 DIP 관절 완전 폄을 유지
- 수술 후 2주에서 수일 동안 PIP 관절 및 DIP 관절의 능동가동범위(active ROM) 운동을 시작
- PIP 관절은 약간 굽힘자세에서 고정하고, DIP관절 폄을 수행
- PIP 관절 가동범위 운동 동안 DIP관절은 중립위치에서 고정
- PIP 관절 굽힘과 DIP관절 폄을 강조

- 주의사항:
  - 관절주머니의 바닥쪽 면에 과도한 신장을 피하기 위하여 운동하는 동안 PIP관절 폄 $-10°$로 제한
  - DIP 관절의 과도한 굽힘은 피함

엄지손가락의 손목손허리관절 관절성형술: 수술후 주의사항 (Carpometacarpal Arthroplasty of Thumb: Postoperative Precautions)

- 전체 CMC 굽힘/모음은 초기에 금지
  (엄지손가락은 손바닥을 가로질러 소지쪽으로 미끄러짐)
  - 관절주머니의 손등쪽(수술로 절개된)과 인대 재건에 과도한 스트레스 위치
- 엄지손가락이 소지의 바닥에 닿기를 시도하기 전에, 각각의 손가락끝으로 맞서기가 가능
- CMC 관절 벌림/폄을 증가시키기 위해, 첫째 손가락뼈를 제외한 손허리뼈에 신장력을 적용, MCP관절의 젖힘이나 안정성 손상을 피하기 위해.
  - 저항운동을 적용할 때와 같은 주의사항을 따른다.
- 수술후 적어도 3개월 동안 강한 집기와 쥐기를 피한다.
- 무거운 물체들기를 제한하고 ADL을 수정
  - 때때로 무거운 물체들기가 필요하면, 보호용 부목을 착용한다.

손목관절과 손의 반복적인 외상성증후군 (Repetitive Trauma Syndromes in Wrist & Hand)

누적 손상, RA의 영향 혹은 과부하 스트레스로 인한 염증은 아래팔, 손목관절, 그리고 손의 근육, 힘줄, 활액근초 혹은 신경에 영향을 미친다; 일반적인 진단은 de Quervain's disease(힘줄활액염), 힘줄염 그리고 손목터널증후군이 포함한다.

- **힘줄활액염과 힘줄염: 환자 상태**
  - 관련 근육이 수축할 때나 손목관절이나 손가락 움직임이 근초를 통해 힘줄의 미끄러짐이 발생할 때 통증
  - 온감(warmth) 및 TTP
  - RA: 손상된 힘줄근초 안에서 활액 증식 및 부종
  - 손목관절이나 손의 과도한 부하와 대상작용의 원인이 되는 팔꿉관절이나 팔이음뼈의 안정화 근육에 근길이/근력의 불균형 및 손상된 지구력

- 활동으로 통증 악화; 집기나 반복적인 손운동에 영향을 준다.

중재

- 고정: 손상된 힘줄의 휴식을 위해서 관련 관절에 부목
- 염증 조절: 냉치료, 이온도입법, 초음파영동법
- 활동 수정: 증상을 악화시키는 활동을 최소화하거나 피함(증상이 감소될 때까지 반복적인 손목관절이나 손가락 움직임 혹은 지속적인 잡기)
- 연부조직, 가동술 및 운동 기법:
  - 연장된 자세에서 힘줄에 교차섬유 마사지
  - 통증-없는 자세에서 다-각도 근육세팅 운동
  - 통증-없는 가동범위운동
  - 힘줄-미끄러짐 운동
- 급성 증상이 감소될 때
  - 마사지의 강도를 진전; 힘줄-미끄러짐 운동은 지속
  - 팔꿉관절과 어깨관절에 손상된 근육힘줄 단위의 동적 근력강화와 근육의 안정화
  - 증상 재현을 막기 위한 활동을 유발하는 인간공학적 수정과 기능적 활동의 점진적 재개

손목터널증후군: 비수술적 관리
(Carpal Tunnel Syndrome: Nonoperative Management)

환자 설명

감각 손상

- 손의 반복적인 혹은 지속적인 사용으로 밤에 발생하는 손과 손목관절의 노쪽에 통증
- 활동 유발이나 밤에 손(정중신경 분포)에 발생하는 감각이상이나 저림
- 손바닥 감각은 정상
- 엄지와 검지에 이점(two-point) 식별력 감소 혹은 부재
- Tinel 양성 반응(손목관절에서 정중신경을 타진)

운동 손상

- 반복적인 혹은 지속적인 손목운동/자세를 포함한 기능적 과제 수행능력 손상
- 엄지두덩근육과 검지와 중지의 벌레근의 점진적 약화와 위축

- 손상된 손가락 기민성(바닥-대-바닥, 손가락끝-대-손가락끝, 손가락끝-대-바닥) 및 작은 물체 조작능력
- 엄지벌림근과 엄지와 검지, 중지의 밖 폄근의 신장력 감소
- 손목관절과 엄지, 검지, 중지의 MCP관절의 ROM 감소

중재

- **고정**(immobilization)
  - 밤과 유발 활동 동안 부목 사용; 손목 자세는 중립에서 약간 폄(15° 이하)까지; 손가락/엄지의 MCP 및 IP 관절은 제한 없음
- **부종 조절:** 손목관절의 냉치료 및 손의 주기적 올림
- **활동 수정 및 환자 교육**
  - 증상을 유발하는 활동의 최소화 및 피함 (반복적인 손목관절 운동, 지속적인 손목관절 굽힘의 활동, 진동기기 사용)
  - 기능적 과제 동안 손목관절 중립위치 유지
  - 힘 있거나 지속적인 집기나 쥐기는 피함
  - 감각이 손상된 부위의 피부 정기 검사
- **운동 및 관절가동술**
  - 관절가동술: 제한되었으면, 손목관절과 손관절
  - 정중신경 가동술 (신경-미끄러짐 기술: 143쪽 참조)
  - 힘줄-미끄러짐 운동(FPL, FDS, FDP 힘줄의 가동성을 위해) (117쪽 참조)
  - 최대하(비유발), 다-각도 등척성 운동: 손목관절과 손 근육
  - 증상이 모든 정중신경-미끄러짐 자세의 연속과 등척성 운동으로 유발되지 않을 때, 점진적 동적 근력운동 및 지구력운동 추가
    - 주의사항: 손목관절의 힘줄활액염이 있다면, 손목관절의 동적 근력강화 운동은 수행하지 않음
  - 손가락 기민성 운동(손가락 섬세한 협응력)
- 증상 재현을 막기 위해 인간공학적 수정과 **기능적 활동의 점진적 재개**

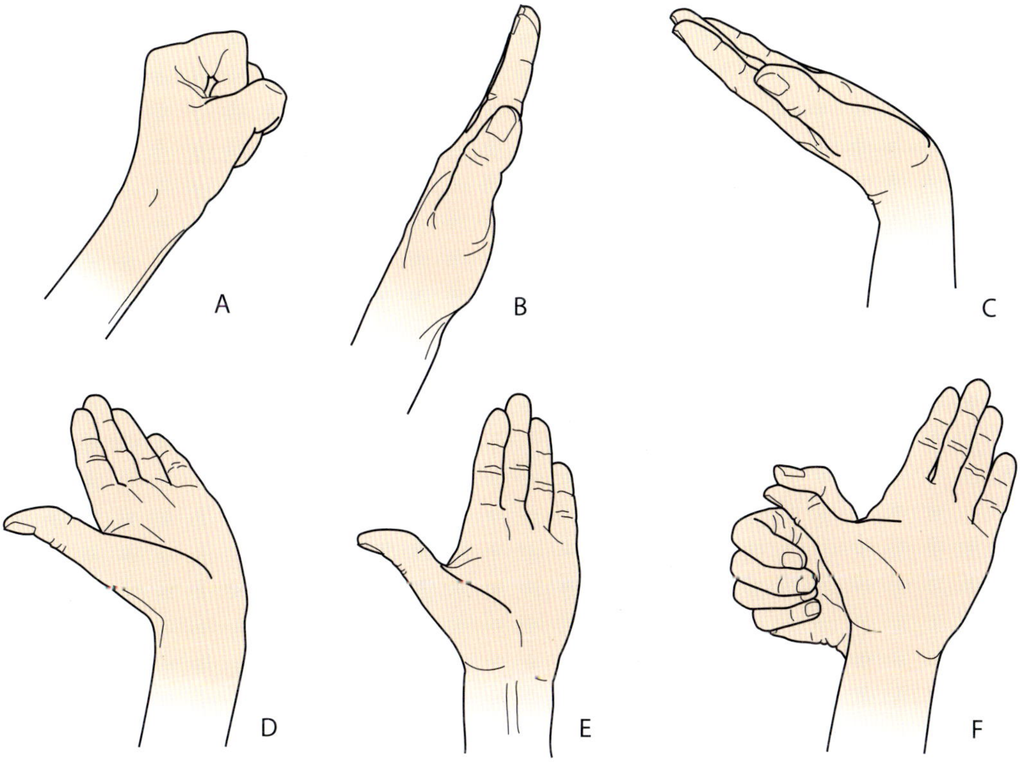

정중신경-미끄러짐 운동. A 자세에서 시작; 정중신경 증상(median nerve symptoms)(저림)이 발생할 때까지 각각 연결된 자세로 진전; 증상 악화없이 30초까지 자세 유지; 자세와 다음 자세로 교대.

손목터널이완술: 수술후 관리 (Carpal Tunnel Release: Postoperative Management)

초기 중재: 최대보호기(0-2주 또는 3주)

- **고정 및 부종 조절**(immobilization & edema control)
  - 수술후 수일에서 일주일 동안 석고붕대 이후 손목관절 압박부목(wrisp splint)과 압박장갑(compression glove)
  - 가능하면 언제든지 손을 올림
  - 석고붕대를 제거하고 절개 부위의 치유가 잘 되었으면, 가벼운 역행 마사지와 냉치료

- **초기 운동**
  - AROM: 어깨관절, 팔꿉관절, 아래팔(모든 가동범위)
  - AROM: 석고붕대를 제거한 후와 손목관절이 중립자세에서 고정하거나 손목관절에 부목을 착용하고 손가락과 엄지
  - 봉합을 제거한 후와 부목을 제거한 때, 능동 손목관절 폄과 수동 손목관절 굽힘; 중립위치나 약간 폄에서 손목관절 RD/UD

  주의사항:
    - 능동 손목관절 폄과 아래팔 엎침과 뒤침을 시작하고 손목관절 수동 굽힌 후에 손목관절 능동 폄
    - 가로손목인대의 이완 및 복원을 통해 손가락 밖 굽힘근의 "활시위(bowstringing)" 현상을 막기 위해 수술후 3주 동안 손목관절 굽힘과 능동 손목관절 굽힘이나 손가락 굽힘 연기
  - 손목관절 부목을 착용하고 힘줄-미끄러짐(tendon-gliding) 손운동
  - 손목관절 폄이 허용되면 정중신경 가동술

    주의사항: 일련의 움직임은 정중신경 증상을 악화시켜서는 안 됨
  - 수술후 약 2-3주에 손목관절 폄근/굽힘근(손목관절은 중립위치에서 고정)의 최대하, 통증없는 등척성 운동
- **기능적 활동:** 수술후 2-3주에 시작된 가벼운 ADL 및 IADL 동안 손 사용

중간 및 후기 중재: 중등도 보호기 및 기능회복기(3-4주 이상)

- **운동**
  - AROM: 손목관절 폄, RD, UD, 손가락 및 엄지 운동은 지속 (손목관절 중립위치에서 약간 폄)
  - 손목관절 능동 굽힘(손가락 이완 상태에서): 수술후 3-4주 시작
  - 결합된 운동을 사용한 AROM〔손목관절 폄이나 굽힘, 아래팔 엎침/뒤침(pronation/supination), 팔꿉관절 폄〕은 수술후 3-5주에 시작
  - 수술후 약 4주에 손목관절의 최대하(submaximal), 다각도 등척성 운동
  - 수술후 약 4주에 손목관절과 손의 동적 근력강화 운동 시작
    - 가벼운 등급의 치료적 퍼티에 대항하여 집기/쥐기(pinching/grasping) 운동
    - 가벼운 등급의 탄력밴드나 가벼운 무게(0.5파운드)을 사용한 PRE

- 주의사항: 4-6주 동안 손목관절을 굽혔을 때 강력한 쥐기 운동은 피하고, 긴엄지벌림근과 짧은엄지벌림근의 힘줄활액의 위험요인을 감소시키기 위해서 RD 자세에서 손목관절-근력강화는 피함.
- 신경가동술과 힘줄-미끄러짐 기술: 증상이 약해지면 진전
- 필요하면, 손목관절과 손의 자가-신장(저-강도) 운동과 관절가동술
  - 손목관절과 손가락 굽힘근을 분리해서 초기신장

연부조직 가동술

- 절개부위가 적절히 치유되면 바닥 근막(특히, 엄지두덩 위)과 반흔에 심부 마사지 적용

탈감작 기법

- 가벼운 촉진 및 압박에서 심부 촉진 및 압박을 사용; 손목관절과 손의 고민감성 영역에 다양한 직물을 적용

감각 인식과 손가락 기민성 훈련

기능적 활동: 증상 호전에 따라서 6-12주에 적당한 인간공학적 수정과 함께 전체 활동 재개

- 반복적인 작업활동이나 중노동으로 돌아갈 때 추천된 손목관절 중립위 부목의 장기간 사용

복합부위 통증 증후군
(Complex Regional Pain Syndrome; CRPS)

분리 및 임상적 특징

CRPS 유형 I (RSD)

- 비-신경 기시에서 유해한 사건이 시작된 후 발달
- 자발적인 통증이나 이질통/통각과민
- 부종 → 뻣뻣함과 제한된 가동성
- 혈관운동 불안정 → 피부 온도 및 영양 변화
- 땀샘운동 불안정
- 비활동 및 통증으로 인한 운동기능 손상

CRPS 유형 II (causalgia)

- 신경손상 이후 발생
- 징후와 증상이 손상된 신경의 지배영역에 국한되지 않음
- 운동기능의 손상
- 부종 → 뻣뻣함 및 제한된 가동성

- 혈관운동 불안정 → 피부온도 및 영양상태 변화
- 땀샘운동 불안정

CRPS(유형 I과 II)의 추가적인 특징

- 팔다리의 먼쪽에 더 주목할만한 징후/증상
- 징후/증상의 강도가 진행되고 몸쪽으로 퍼짐
- 촉진 사건과 증상의 불균형
- 증상이 시간이 흐르면서 다양해짐
- 당뇨나 섬유근육통과 같은 특별한 질환은 배제

CRPS 유형 I (RSD)의 단계

1단계: 급성, 가역적 단계(acute, reversible stage)

- 전형적으로 3주에 시작되어 6개월까지 지속
- 손, 손목관절 혹은 어깨관절의 통증이 심함
  - 심한 타고 고동치는 통증
  - 손상의 심각성과 불균형(이질통)
- 혈관확장 근거
  - 특히 손과 손목관절에 온감 및 붉음
  - 손톱이 두꺼워짐: 머리가 빠르게 자람
- 말초부종
  - 손 및 MCP와 PIP관절의 손등부위
  - 부종 부위에 뻣뻣한 감각

2단계: 영양실조 및 허혈 단계(dystrophic, ischemic stage)

- 전형적으로 약 3개월에서 시작되어 3-6개월 지속
- 과도한 교감신경 활동이 특징
- 더 심하고 지속적인 타는 통증
  - 차갑게 노출되면 악화
- 혈관확장 근거
  - 피부: 창백, 만지면 차갑고 얼룩반점
  - 손톱이 부서지기 쉬움
- 말초 부종
- 손상된 가동성:
  - 제한된 어깨관절 가쪽돌림 및 벌림, 손목관절 폄, MCP/PIP 굽힘

- 통증 및 무용으로 인한 운동기능 손상
- 주로 손에서 뼈 칼슘제거의 조기 증상

- **3단계: 위축 단계(atrophic stage)**
  - 전형적으로 6개월 후에 시작; 종종 18-24개월에 자발적인 회복; 그러나 증상은 수년 동안 지속될 수 있음
  - 통증: 감소되거나 악화됨
  - 피부: 광택이 나고 창백함(말초 청색증)
  - 근육 위축
  - 어깨관절, 손목관절, 손의 구축
  - 심각한 골다공증

CRPS 유형 I (RSD)의 관리

주의: 각 단계별로 다양한 징후/증상에 기초하여 선택된 중재; 우선적인 관리는 통증을 감소시키고, 통증을 악화시키는 중재나 활동을 피하는 것

- **1단계 중재**
  - 초기 중재와 연관된 가장 효과적인 결과
  - 통증 및 부종 조절
    - 약물치료
    - 기기치료(주의사항: 대조욕은 금기; 민감성을 악화시킴)
    - 역행 마사지
    - 올림; 팔에 탄력 압박
  - 정적 및 동적 슬링(static & dynamic splinting)
  - 가동성 운동 및 기술
    - 통증이 없는 범위에서 A-AROM → AROM: 낮시간에 짧은 시간 동안 어깨관절, 팔꿉관절, 손목관절, 손
    - 손의 힘줄-미끄러짐(tendon-gliding) 운동
    - 신경가동술
  - 스트레스-부하: 팔의 압박과 견인을 교대로 실시
    - 압박하는 팔 부하: 점진적인 체중부하자세에서 솔질을 3-10분 동안 1일 3회 실시; CKC 운동으로 진전
    - 견인: 바로 선 자세/보행 동안 10분 동안 1-5파운드의 무게 유지

- 심폐지구력 운동
  - 저-부하 유산소운동
- 등급화된 탈감작 기술
  - 주의사항: 환자를 촉지할 때, 민감한 영역의 방산을 피하기 위하여 지속적인 접촉을 유지
  - 1일 5회 짧은 기간 동안 다양한 직물(textures), 압력(pressure), 진동(vibration)으로 가벼운 촉진을 점진적으로 실시
- 환자 교육
  - 다양한 혈관 운동 반응을 다루는 중재를 교육; 열, 냉, 부드러운 운동을 할 때
  - ADL 및 IADL 동안 보호장갑을 착용

2단계 및 3단계의 중재

- 통증과 부종 조절은 지속
- 가동성 운동과 기술은 지속
  - 통증이 악화되지 않으면 부드러운 신장운동 시작
  - 관절 및 신경 가동술 지속
  - 주의사항: 과민한 부위에 손을 놓고 관절가동술을 적용하는 것은 금기
- 증상과 기능적 수준에 따라 근력강화 운동과 지구력 훈련을 진행

제 5 장

엉덩관절(Hip)

엉덩관절 재활을 위한 지침 (Guidelines for Hip Rehabilitation)

엉덩관절과 골반의 기능 회복을 위하여, 다음의 사항을 발전 혹은 개선한다:

- 바로 선 자세, 보행, 기능적 가동성을 위한 균형 및 내구력
- 자세정렬과 허리골반부의 동적 안정성, 다음을 포함하는:
  - 자세에서 골반경사와 충돌을 인식
  - 엉덩관절의 충분히 이용되지 않는 고정근육의 활성화 및 훈련 (뒤 중간볼기근, 가쪽돌림근, 큰볼기근)
  - 엉덩관절과 몸통 근육 근력강화 운동
  - 다리 정렬과 지지를 위한 보조기 사용
- 엉덩관절 가동성 및 결합조직/근육 신장성
- 안전한 신체 역학, ADL, IADL, 직업 혹은 스포츠 활동을 위한 허리골반과 다리근육 사이의 협응된 신경근조절
- 연관된 신체부위/체계의 기능
  - 심폐지구력
  - 무릎관절과 발목관절의 근력 및 유연성
  - 팔 근력 및 유연성

관절가동범위 증가 위한 운동 (Exercises to Increase ROM)

관절 가동술

관절 미끄러짐 방향에 대한 지침	
엉덩관절의 생리학적 움직임	관절 미끄러짐(넙다리뼈머리의 움직임)
• 굽힘(flexion)	• 뒤(posterior)
• 폄(extension)	• 앞(anterior)
• 벌림(abduction)	• 아래(inferior)
• 모음(adduction)	• 위(superior)
• 안쪽돌림(internal rotation)	• 뒤(posterior)
• 가쪽돌림(external rotation)	• 앞(anterior)

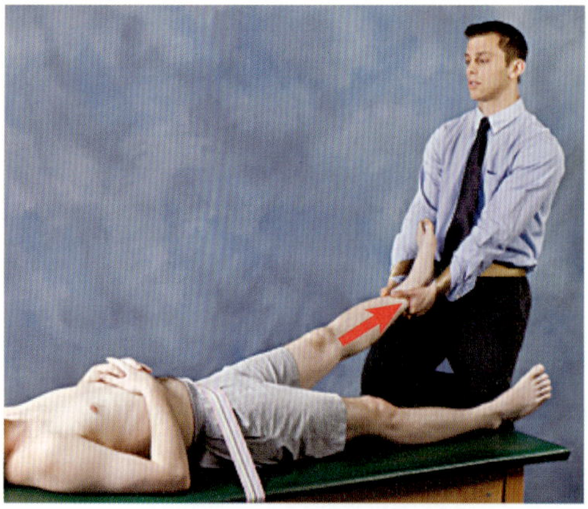

목적: **위 체중부하 면의 신연**

기법: 넙다리뼈의 긴축 견인

자세: 바로 누운 자세에서 엉덩관절은 휴식 위치 (30 ° 굽힘 및 벌림, 약간 가쪽돌림)

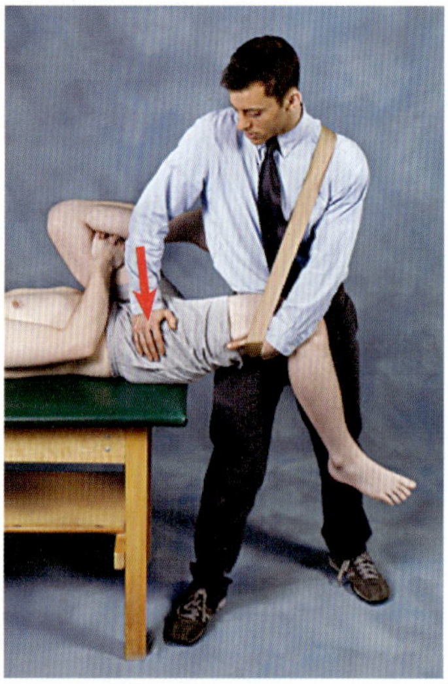

목적: **엉덩관절 굽힘 증가**

기법: 몸쪽 넙다리뼈의 뒤 미끄러짐

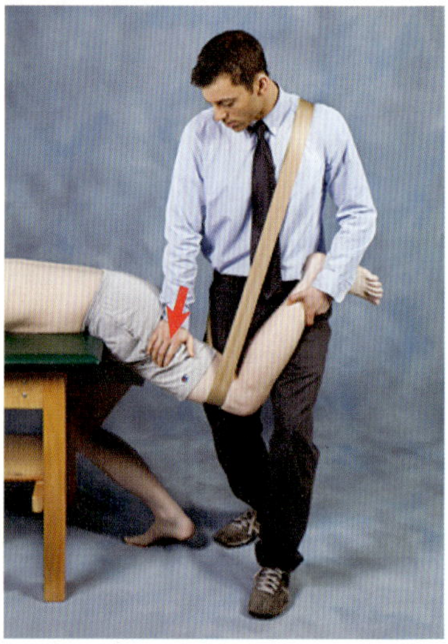

목적: **엉덩관절 폄 증가**

기법: 몸쪽 넙다리뼈의 앞 미끄러짐 (엎드린 자세)

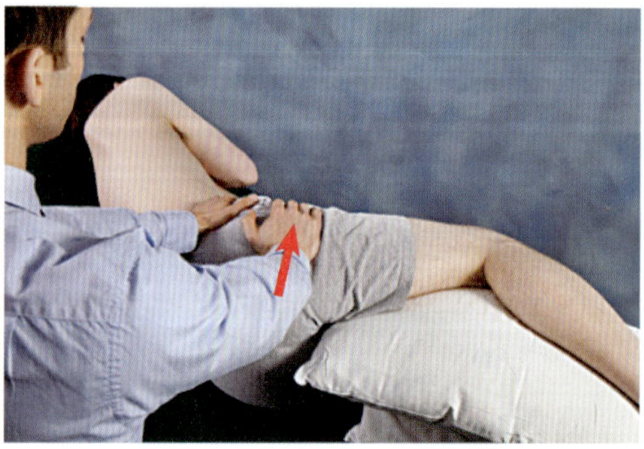

목적: **엉덩관절 폄 증가**

기법: 몸쪽 넙다리뼈의 앞 미끄러짐 (옆으로 누운 자세)

움직임과 가동술(Mobilization with Movement)

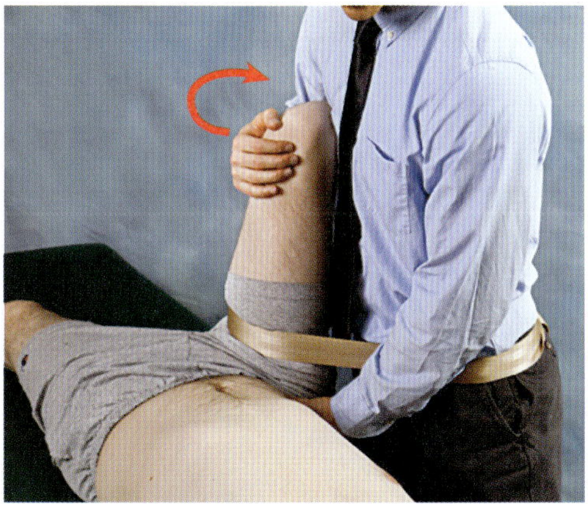

목적: 엉덩관절 안쪽돌림(hip IR) 증가

기법:

- 치료사의 손바닥으로 골반 고정
- 가동술 벨트로 아래-가쪽 미끄러짐을 만듦
- 손으로 다리를 잡아 넙다리뼈를 안쪽으로 돌림

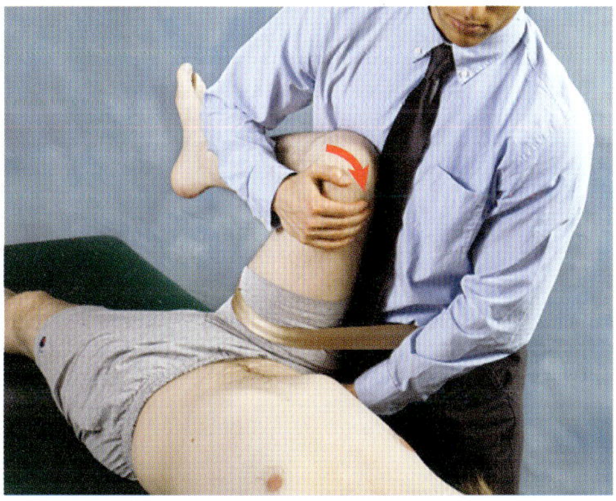

목적: 엉덩관절 폄(hip ext) 증가

기법:

- 치료사의 손바닥으로 골반 고정
- 가동술 벨트로 아래-가쪽 미끄러짐을 생산
- 손으로 다리를 잡고 넙다리뼈를 굽힘

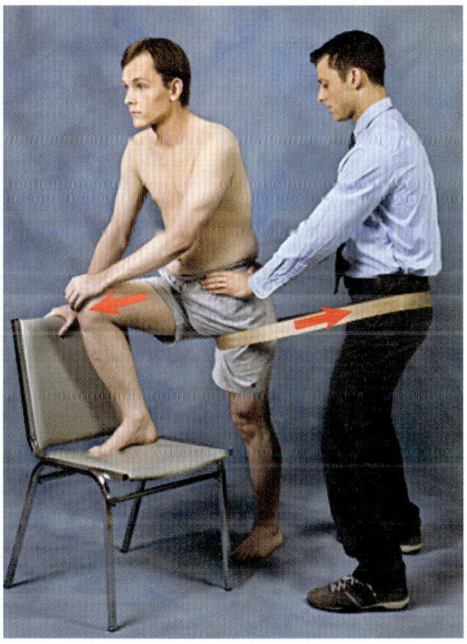

목적: 체중부하 동안 엉덩관절 폄(hip ext) 증가

기법:

- 환자는 비 손상측 다리를 의자에 올려 놓고 바루 선다
- 치료사는 양손으로 골반 고정
- 환자가 앞으로 런지하는 동안 가동술 벨트로 가쪽 미끄러짐을 만듦.

신장 (Stretching)

목적: 엉덩관절 굽힘근 신장
(폄 증가)

기법:

- 골반고정: 반대쪽 엉덩관절은 굽힘자세로 유지
- 환자는 이완을 해서 다리 무게로부터 신장력이 발생하도록 한다
- 엉덩허리근을 신장하려면 무릎을 폄
- RF와 TFL을 신장하려면 무릎관절 굽힘과 엉덩관절 중립위를 유지

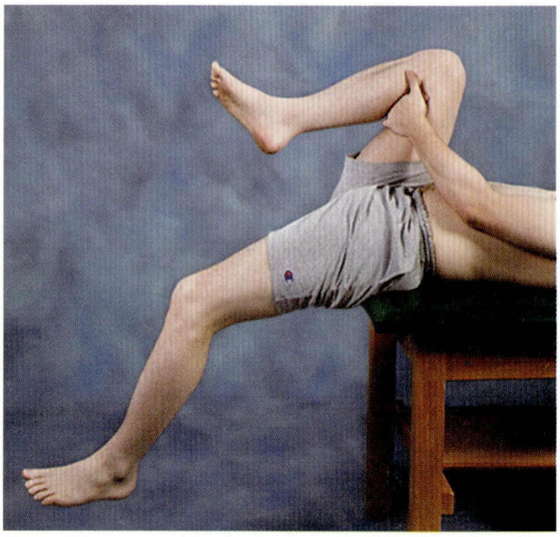

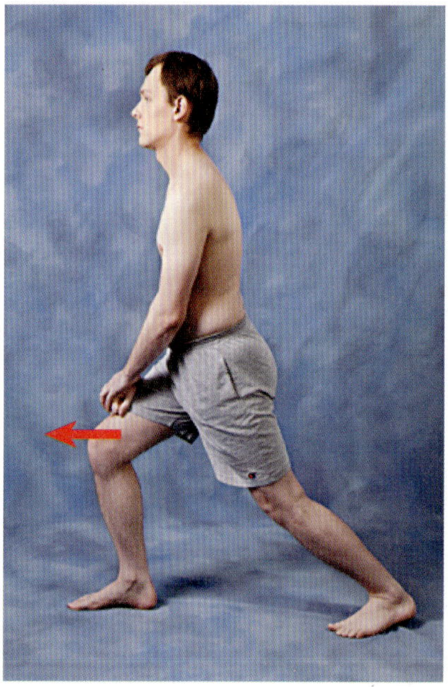

목적: 엉덩관절 굽힘근 신장(폄 증가)

기법: 수정된 펜싱선수의 쪼그리고 앉기

- 뒤쪽 다리는 중립위치에서 돌림으로 유지

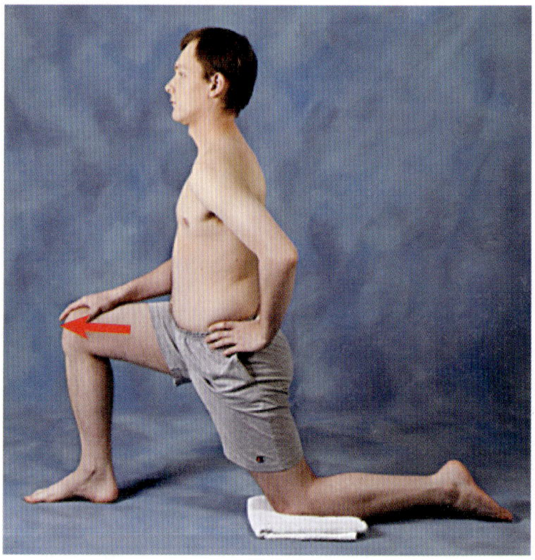

목적: 엉덩관절 굽힘근 신장(폄 증가)

기법: 반-무릎서기 자세

목적: RF 신장 (엉덩관절 폄 및 무릎관절 굽힘) 기법: • PPT에서 엉덩관절 폄 유지 (등이 휘면 안 됨) • 앞 다리에 신장이 느껴질 때까지 무릎관절 굽힘	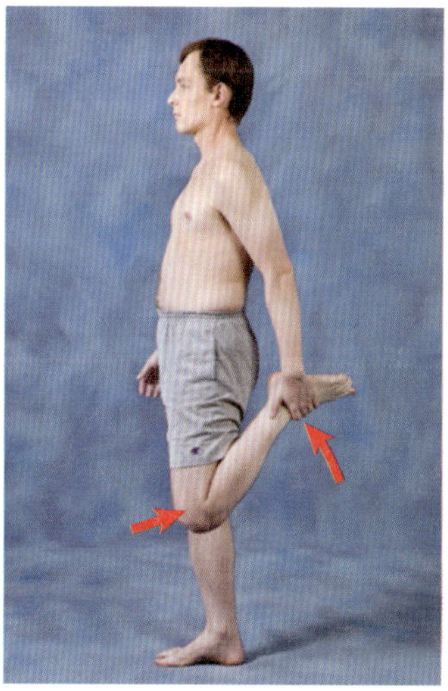
목적: 엉덩관절 모음근 신장 (벌림 증가) 기법: • 바로 누운 자세에서 벽에 다리를 지지 • 다리 무게가 신장력을 유발	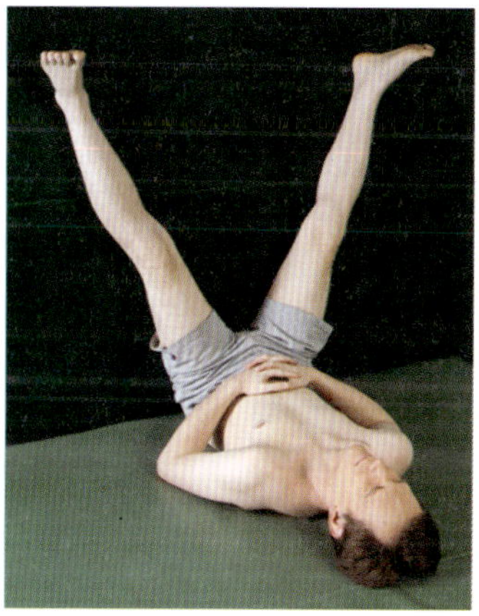
목적: 엉덩관절 모음근과 안쪽돌림근 신장 (벌림과 가쪽돌림 증가) 기법: • 앉은 자세에서 등을 벽에 기댐 • 뒤꿈치가 골반을 향하도록 하고 발을 모음 • 팔꿉관절로 다리에 신장력을 제공	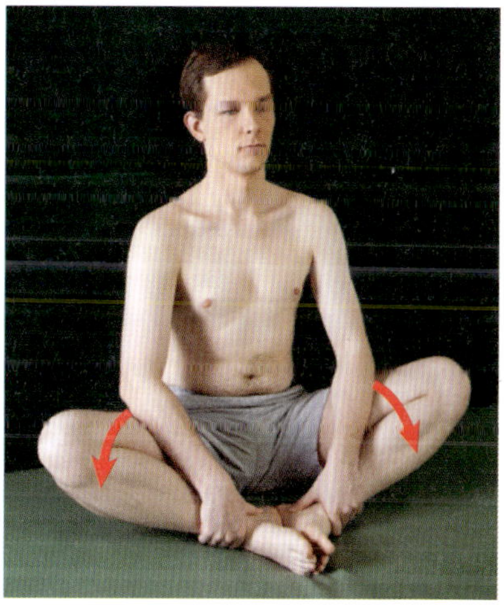

계속

목적: 엉덩관절 모음근 신장 (벌림 증가) 기법: • 신장력이 앞쪽에 배열되도록 발을 옆으로 유지 • 가쪽으로 런지(lunge) (옆쪽으로 움직여 신장) • 몸통은 바로 선 자세를 유지	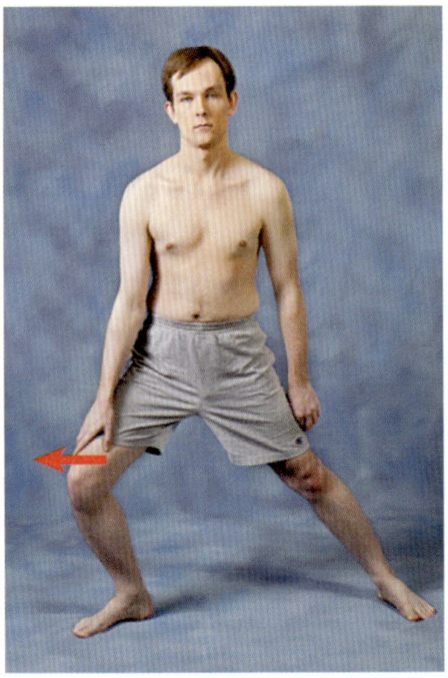
목적: 엉덩관절 폄근 신장: 큰볼기근(엉덩관절 굽힘 증가) 기법: 몸통(골반) 뒤꿈치를 향하게 뒤쪽으로 움직여서 골반 앞경사 유지	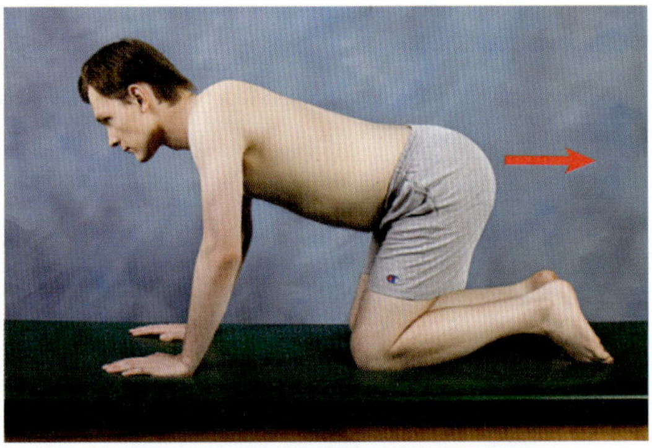
목적: HS 신장(엉덩관절 굽힘 및 무릎관절 폄 증가) 기법: • 앞에 스툴(stool)이나 의자를 놓고 한 다리를 올림 • 무릎은 폄 자세를 유지 • 엉덩관절을 앞쪽으로 굽힘 (다리를 향해 움직임) • 등이나 허리를 굽히지 않음	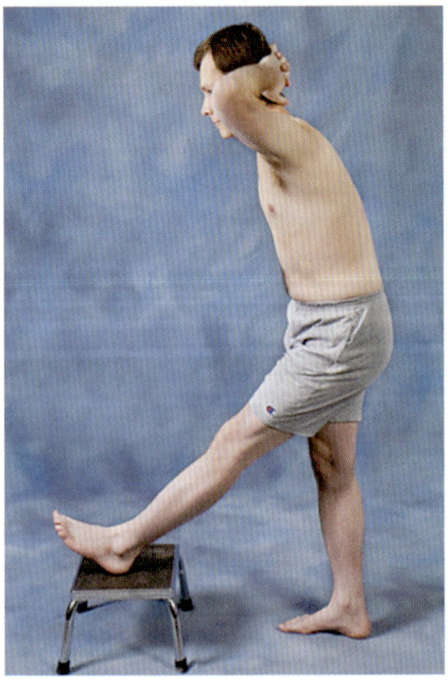

목적: **HS 신장(엉덩관절 굽힘과 무릎관절 펌 증가)** 기법: • 바닥에 누워 신장되도록 한 다리는 벽에 올리고, 다른 다리는 문 밖으로 뻗는다 • 엉덩이가 문틀에 가까울수록 무릎이 펴진 상태로 유지하면서 다리를 벽으로 올릴수록 추가적인 신장이 발생	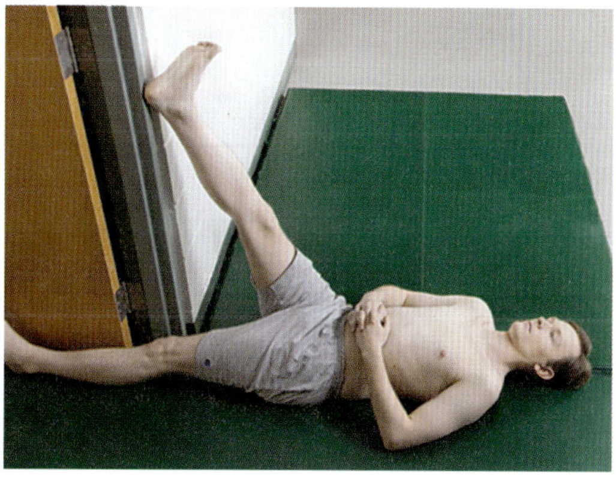
목적: **안쪽돌림근 신장(엉덩관절 가쪽돌림 증가)** 기법: • 갈고리 누운 자세 • 발목관절은 반대쪽 무릎관절에 놓음 • 한 손은 뒤꿈치를 당기고, 다른 손으로 무릎관절을 아래로 민다	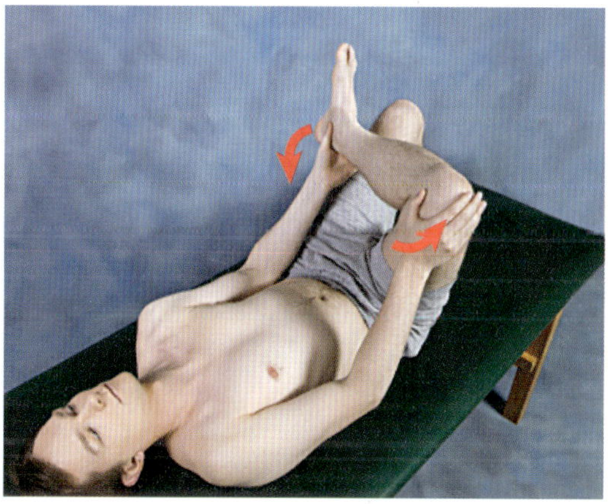
목적: **가쪽돌림 신장: 궁둥구멍근 신장(안쪽돌림 증가)** 기법: 도수신장 • 골반 고정 • 가슴 가로질러 무릎관절을 가져옴; 엉덩관절은 안쪽돌림쪽으로 민다 기법: 자가-신장(그림 없음) • 무릎관절을 잡음: 가슴을 가로질러 반대쪽 어깨관절쪽으로 가져감	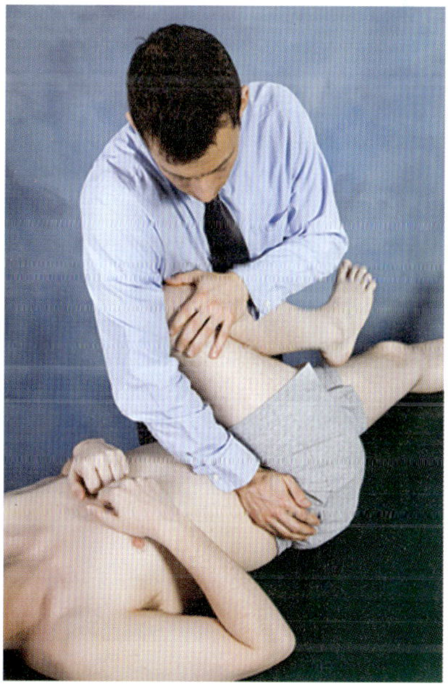

계속

목적: TFL 신장(엉덩관절 폄, 모음, 가쪽돌림 증가)

기법:

- 엉덩관절 폄(extend), 모음(adduct) 그리고 가쪽돌림(externally rotate)
- 신장할 다리를 다른 다리의 뒤에 놓음
- 신장이 증가하도록 의자에서 먼쪽으로 골반을 가쪽으로 기울임

기법: TFL 중력-보조된 자가-신장 (그림 없음)

- 신장할 다리를 위쪽으로 하고 옆으로 눕는다
- 엉덩관절 벌림(abduct), 폄 그리고 가쪽돌림
- 탁자를 향하여 다리를 천천히 내림
- 추가적인 신장을 위해서 무릎관절을 굽힘

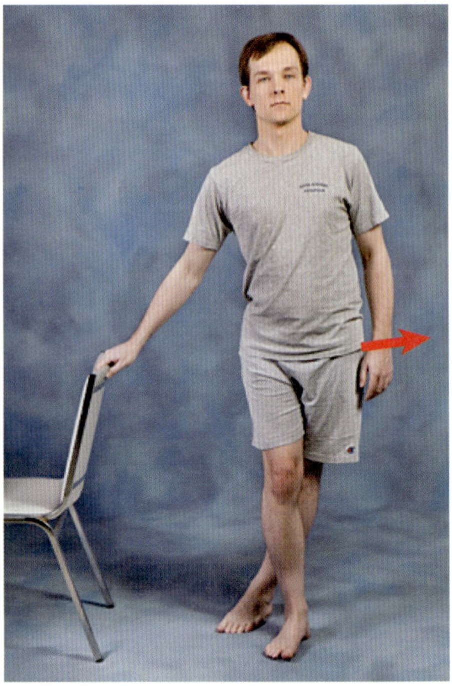

근육 수행력을 개선하기 위한 운동 (Exercises to Improve Muscle Performance)

비 체중부하 / 열린사슬운동

목적: 엉덩관절 폄근 근력강화(큰볼기근 및 HS)

기법:

- **등척성 운동:** 볼기근 세팅: 바로 누운 자세 혹은 엎드린 자세에서 저항을 주면서 진전 (그림 없음)
- **동적 운동:** 네발기기자세; 엉덩관절을 폄 (그림 없음)
- 주의사항: SI 관절의 스트레스를 최소화하기 위하여 유용한 가동범위를 넘어서는 신장하지 않음
- 큰볼기근을 강조하기 위하여 무릎을 굽히고 실시

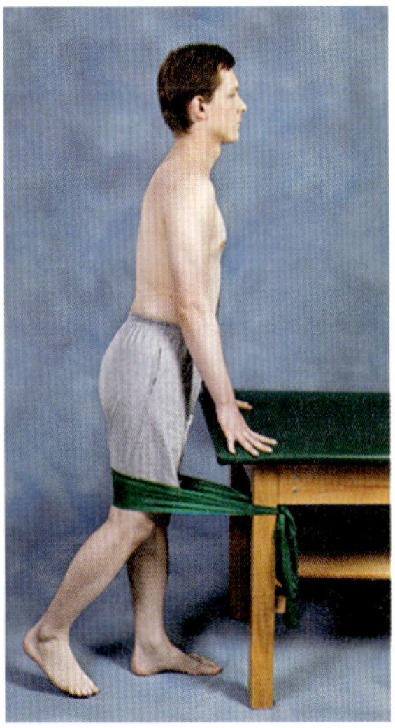

• 탄력저항에 대항하여 엉덩관절 끝범위 폄

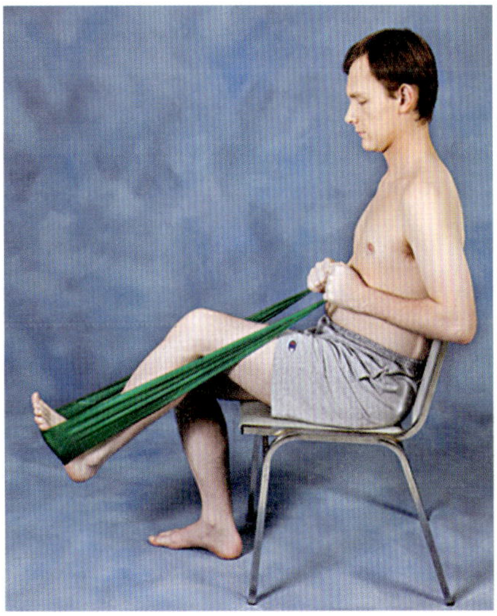

• 결합된 엉덩관절/무릎관절 폄 (바로 누운 자세 혹은 앉은 자세)

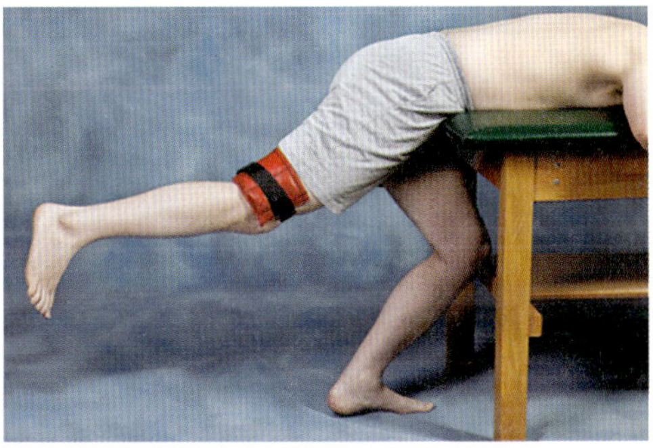

• 큰볼기근 강조를 위해 다리에 모래주머니 착용; 엉덩관절 폄근으로써 HS 강조하기 위하여 발목관절 주변 (무릎관절은 편 자세)

목적: 엉덩관절 굽힘근 (엉덩허리근 및 RF)

기법:

- 바로 누운 자세 혹은 바로 선 자세에서 탄력 저항
- 발목관절 주변에 무게를 달고 SLR을 하면 넙다리네갈래근의 등척성 수축이 발생 (그림 없음)

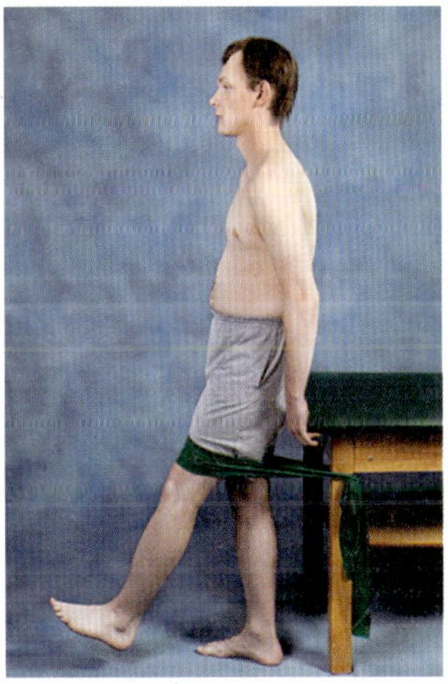

계속

목적: 엉덩관절 벌림근(중간볼기근) 근력강화 기법: • 옆으로 누운 자세(그림 없음) 혹은 바로 선 자세 • 탄력저항이나 모래주머니	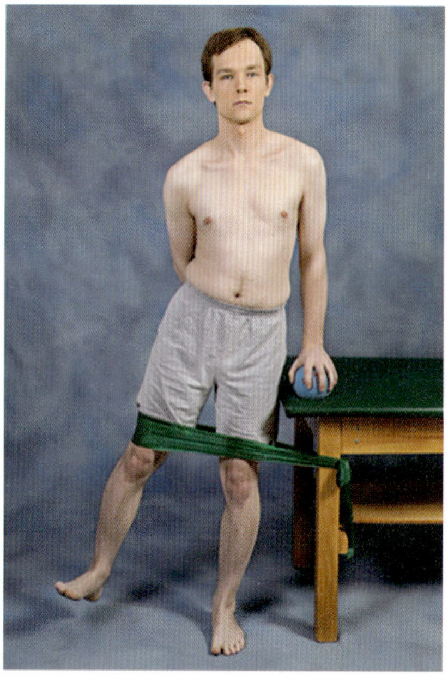
목적: 엉덩관절 모음근 근력강화 기법: • 모래주머니를 하고 옆으로 누운 자세 • 바로 선 자세에서 탄력저항 (그림 없음)	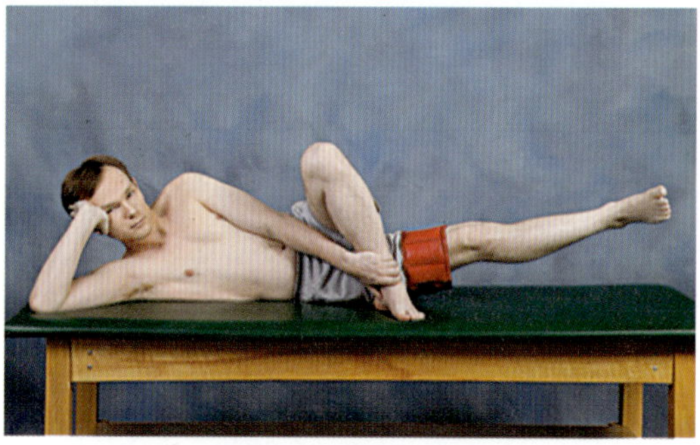
목적: 엉덩관절 가쪽돌림근 근력강화 기법: 등척성 저항운동 • 엎드린 자세에서 양쪽 뒤꿈치를 서로 민다	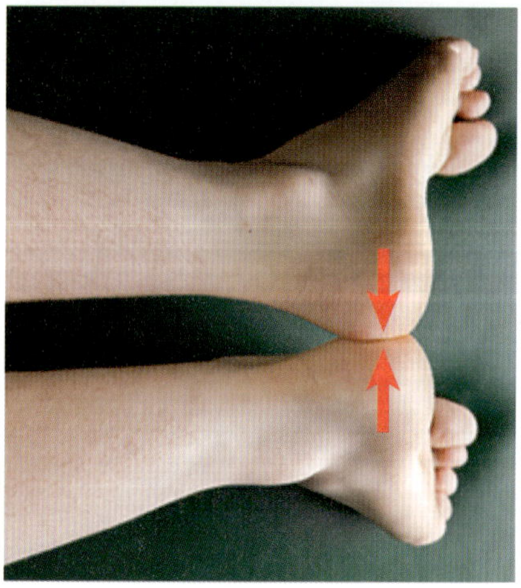

기법: **가쪽돌림과 결합된 벌림**

- 엉덩관절/무릎관절은 약간 굽힌자세에서 뒤꿈치를 맞닿게 함
- 무릎관절을 위쪽으로 들어 올림

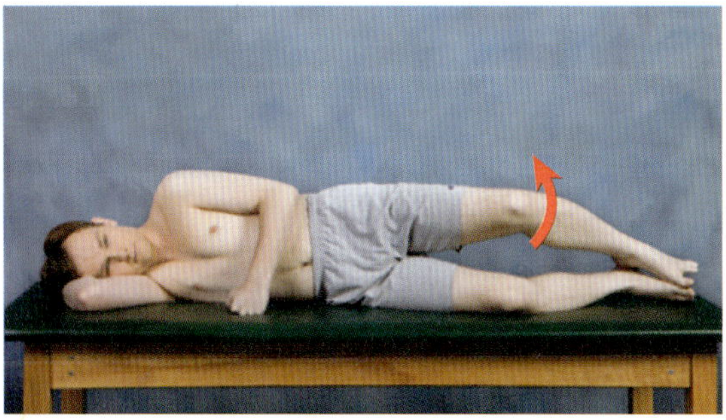

기법: **엉덩관절 가쪽 안정성을 강조하는 가쪽돌림과 결합된 벌림**

- 엉덩관절 벌림 후에 폄과 가쪽돌림
- 엉덩관절을 폄과 가쪽돌림을 유지하면서 엉덩관절을 천천히 내림

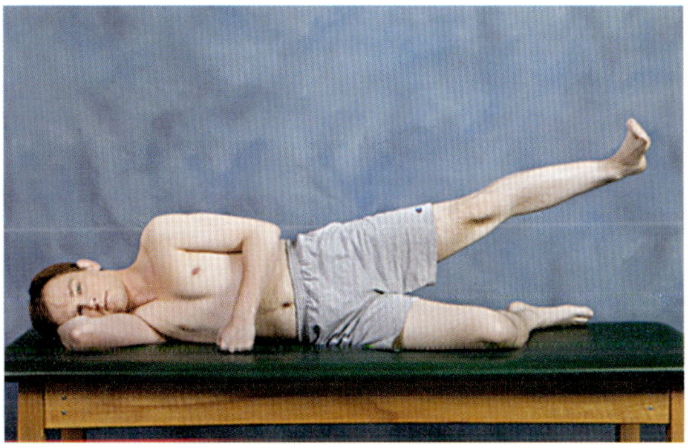

목적: **엉덩관절 안쪽돌림근 근력강화**

기법:

- 엎드린 자세에서 엉덩관절 폄 및 무릎관절 굽힘
- 앉은 자세에서 엉덩관절과 무릎관절 굽힘 90° (그림 없음)

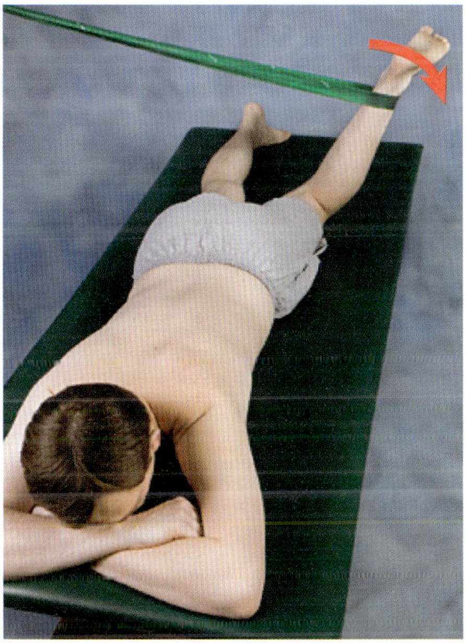

체중부하/닫힌 운동사슬 운동

체중부하운동은 다양한 근육의 조절을 요구; 체중부하운동과 몸통조절 발달에 필요함(2장 참조); 균형, 안정성 및 일률을 발전시키는 추가적인 운동은 8장에 있다.

목적: 엉덩관절 근육의 안정화

기법: 등척성 교대운동

- 환자는 양쪽 다리나 한쪽 다리로 균형을 잡고 저항에 대항하여 정적 자세를 유지(등척성 유지)
- 골반에 교대 저항을 적용; 환자의 조절이 발달함에 따라 천천히 시작하여 속도를 진전
- 옆-옆, 앞-뒤, 시계방향-시계반대방향, 사선방향으로 저항

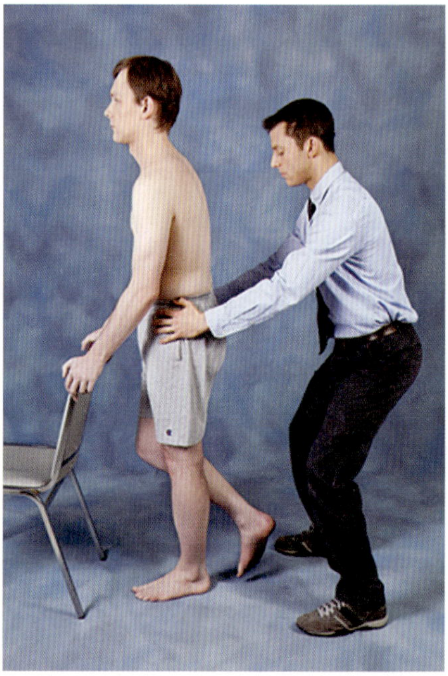

목적: 엉덩관절 폄근의 근력강화

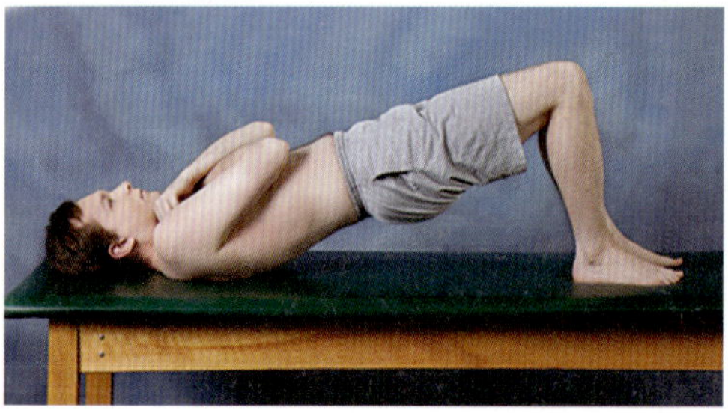

기법:

- 교각운동: 등척성 유지 혹은 동적 들기
- 골반에 추가 저항

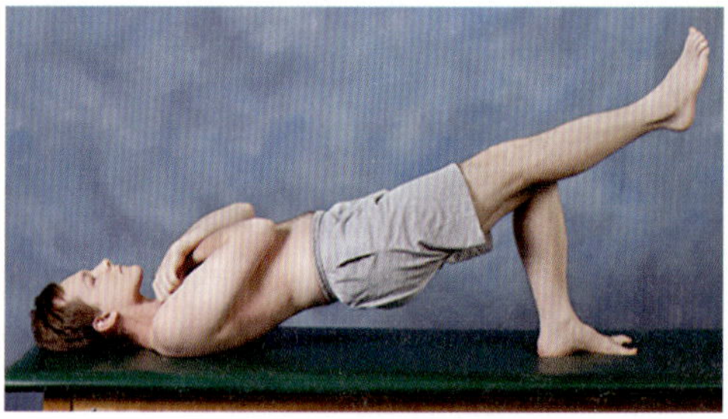

- 한 다리 교각운동: 한쪽 무릎관절을 편 상태를 유지하면서 등척성 유지 혹은 동적 들기

목적: 체중부하 다리의 안정성 및 근력 발전

기법: 반대쪽/비체중부하 다리 주변에 탄력저항

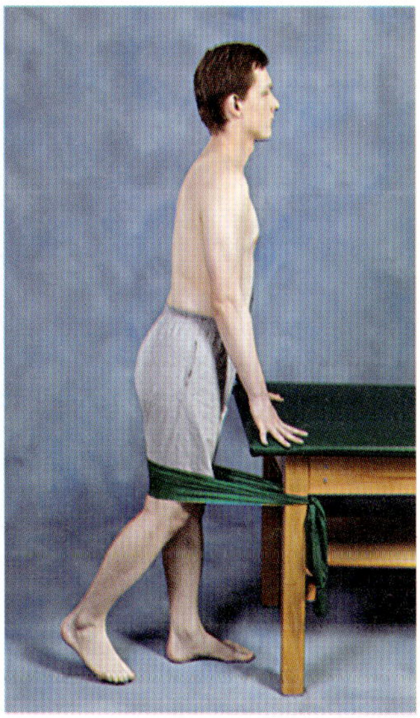
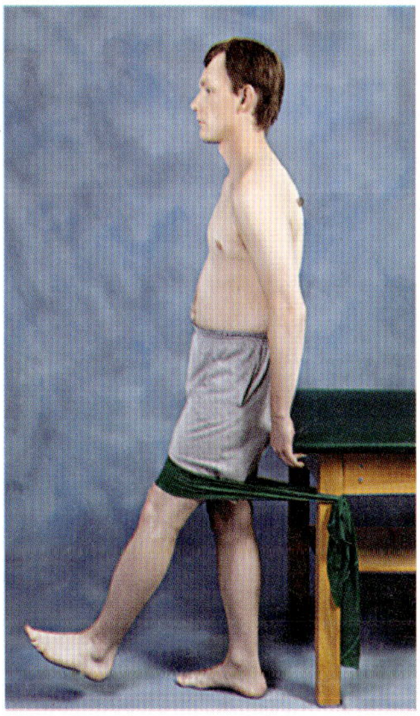
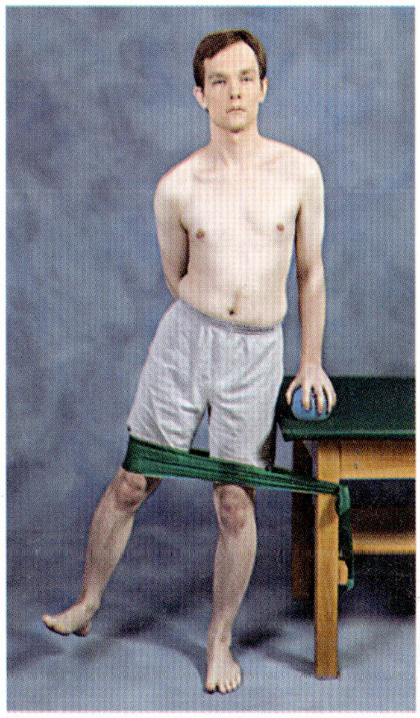

오른쪽 다리는 저항하면서 펴고 왼쪽 다리는 앞 근육으로 고정	왼쪽 다리는 저항하면서 굽히고 오른쪽 다리는 뒤 근육으로 고정	오른쪽 다리는 저항하면서 벌리고 왼쪽 다리는 가쪽 근육으로 고정

목적: 균형 및 체중을 내리면서 원심성 조절 발달

기법:

- 앞으로 런지(필요하면 지팡이로 보조)
- 벨트나 휴대용 웨이트로 저항을 추가

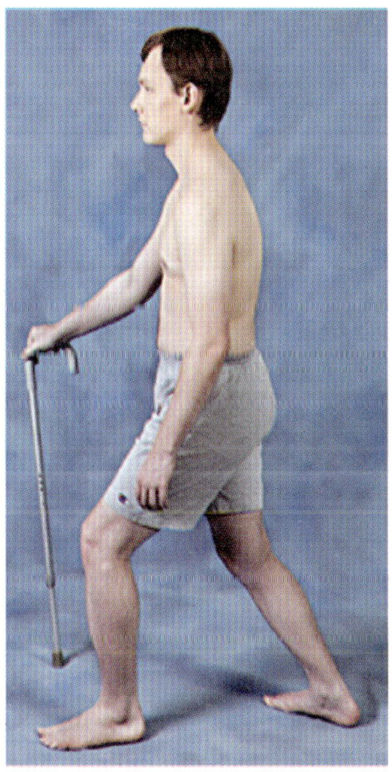

계속

목적: **폄근군에 근력 및 조절 발달** 기법: • 탄력저항에 대항해 역 런지	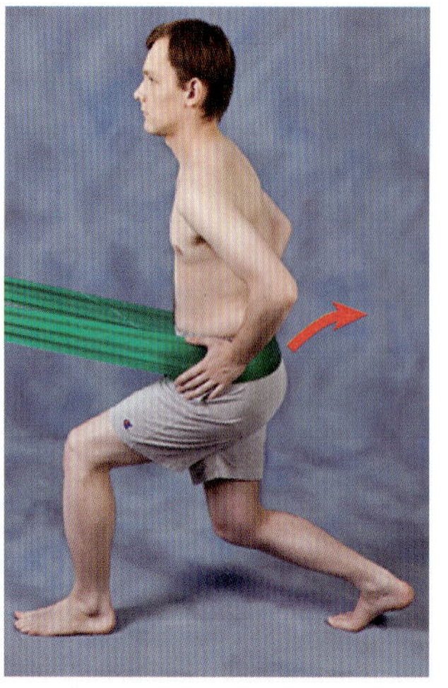
목적: **체중을 올리고 내려서 원심성 조절 발달** 기법: 벽 미끄러지기(부분 쪼그리기) • 몸통을 벽 아래로 미끄러짐 • 바로 선 자세로 돌아오기 전에 10~30초 동안 유지 • 양쪽 혹은 교대 팔운동을 추가; 저항 추가 • 짐볼을 벽 아래로 굴림 추가적인 기법: • 벽을 지지하지 않고 부분 쪼그리기 • 웅크리기/쪼그리기 및 바닥에서 물체 들기	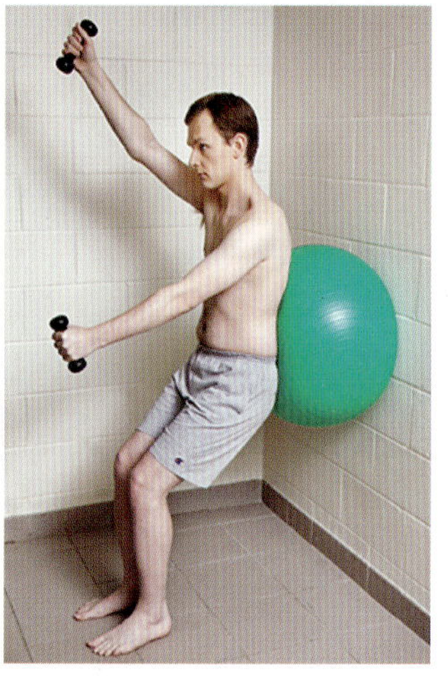
목적: **엉덩관절과 무릎관절 조절 발달** 기법: 스툴(stool)을 이용해 계단 오르내리기 • 앞, 옆, 뒤로 오르내리기 • 낮은 스툴에서 시작; 스툴의 높이를 증가시켜서 진전	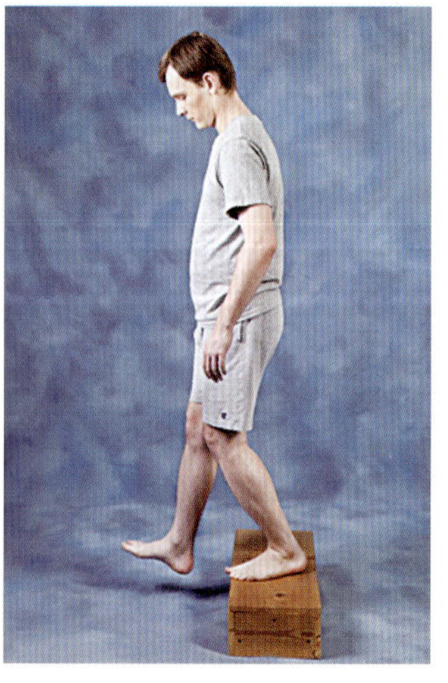

목적: 엉덩관절과 무릎관절 폄근 근력강화 기법: • 탄력저항에 대항하여 저항된 보행 • 무거운 수레 당기기(그림 없음)	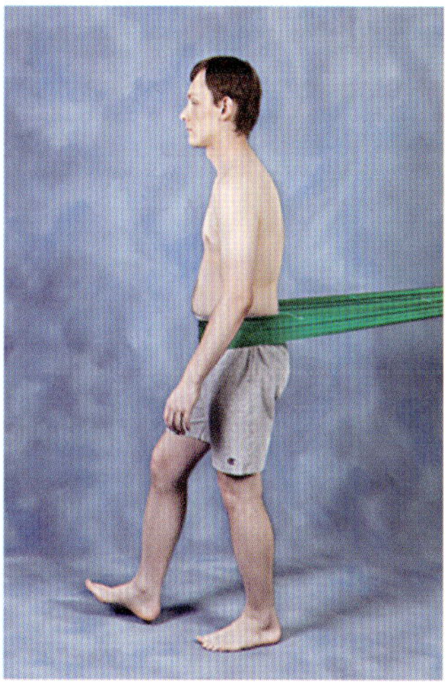
목적: 엉덩관절과 무릎관절 폄근 근력강화 기법: 스툴로부터 내려오면서 가쪽돌림 쪽으로 축회전	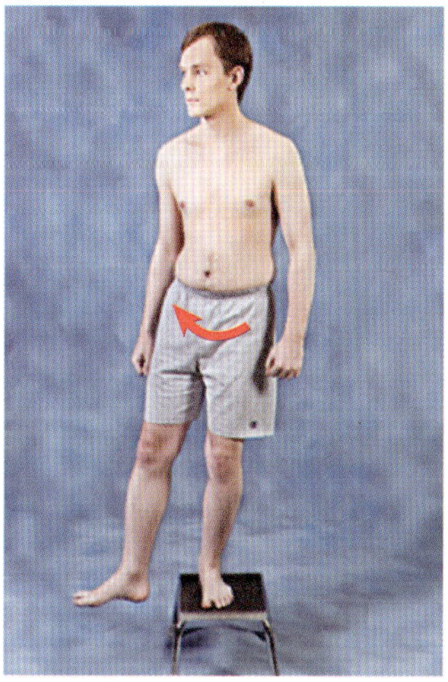
목적: 엉덩관절 근육 근력강화 (가쪽돌림근 강조) 기법: 탄력저항에 대항하여 엉덩관절을 가쪽돌림하면서 전진 보행	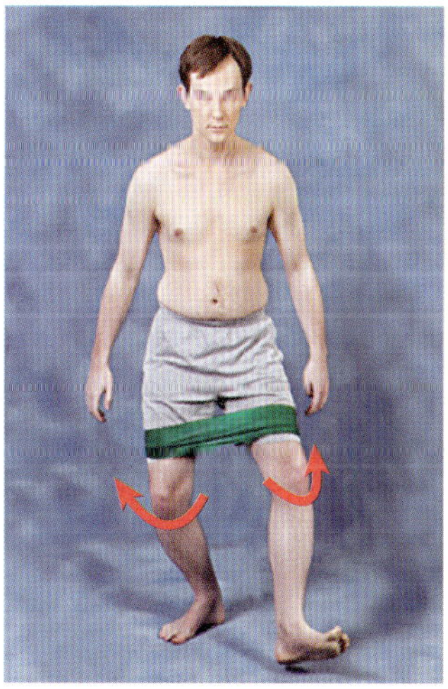

엉덩관절 뼈관절염 (Hip Joint Arthritis)

- OA는 엉덩관절의 가장 일반적인 뼈질환이다(RA, JRA, 무혈성괴사, 넙다리뼈머리뼈단분리증[slipped capital femoral epiphysis], 탈구, 선천성 기형 또한 엉덩관절의 퇴행성 변화를 야기한다)
- 관절주머니 유착은 외과술이나 골절 치유 이후에 발생한다.

엉덩관절 뼈관절염: 비수술적 관리 (Hip Joint Arthritis: Nonoperative Management)

초기: 최대보호기

환자 상태	중재
• 사타구니(엉덩관절 앞쪽)에 급성 통증/압통 및 다리와 무릎관절 앞을 따라 연관통(L3 피부분절) • 무통 보행 • 기능적 (외견상) 다리-길이 불균형 (벌림근 약화로 2°) • 통증이나 근방호로 엉덩관절 가동성 제한(특히, 수동 안쪽돌림) • 비활동 이후 뻣뻣함 • 균형, 바로 선 자세, 보행을 포함한 체중부하 제한	• 기기치료(modalities) • 관절가동술: 등급 I 혹은 II 진동술 (A/P 및 긴축 신연) • 보행을 위한 보조도구 • 환경적인 적응 (올린 의자와 세면대 의자) • 다리-길이 차이, 근력/유연성 불균형(strength/flexibility imbalances)과 같은 기계적 스트레스 수정(modify mechanical stresses) • 환자교육: 가정운동프로그램 및 빈번한 ROM의 중요성 • 비-손상 활동(부드러운 수중운동, 비저항 고정형 자전거)

중간기; 중등도보호기

환자 상태	중재
• 휴식 후, 특히, 초기 체중부하 때 통증 및 뻣뻣함 • 단단한 관절주머니 끝느낌과 운동 제한 • 허리뼈부의 증가된 폄힘과 가능한 허리통증으로 인한 제한된 엉덩관절 폄 • 바로 선 자세나 보행 동안 무릎관절 완전 폄을 막는 제한된 엉덩관절 폄 • 손상된 균형 및 자세 조절 • 긴-기간 보행 동안 무통 보행	• 통증없는 범위 안에서 A-AROM → AROM 운동 • 관절 가동술: 등급 III 및 IV와 MWM; 긴축 신연과 함께 시작; 폄, 벌림, 안쪽돌림, 그리고 굽힘의 증가를 강조하면서 진전 • 신장범위-제한하는 조직/근육, 특히 엉덩관절 굽힘근, 모음근 그리고 돌림근 • 최대하 등척성 운동 → 저-부하 R-ROM: 큰볼기근, 중간볼기근, 그리고 돌림근의 엉덩관절/골반 조절 강조 • 저-부하, CKC, 그리고 체중부하활동 (부분쪼그리기, 런지, 계단 오르기) • 균형운동: PWB → FWB • 가정운동프로그램: 사용하지 않는 근육의 활성화 및 근력강화를 위한 자가-신장 및 R-ROM/PRE; 기능적 활동과 통합 주의사항: 운동이 관절 증상을 악화시키면, 강도를 감소 • 필요하면 보조도구를 지속적으로 사용

후기: 기능 회복기

중재
뼈관절염의 잠재적 결과와 가능한 장기효과를 살펴본다: • 관절보호 및 자세정렬을 위한 근력증가 및 유연성 유지를 강조 • 안전한 체중부하를 위한 균형활동의 지속 • 과체중 환자를 위해, 체중관리를 추천 • 보행(지팡이) 보조도구, 대칭을 위한 보조기 및 지지, 환경적인 적응 (의자높이 높임, 세면대 높이 높임)을 장기 사용 • 저-강도 유산소운동프로그램 진전(내구성 안에서 수영, 사이클, 보행)

엉덩관절 관절 성형술: 수술후 관리 (일차, 표준/보전적 THA) [Total Hip Arthroplasty: Postoperative Management (Primary, Standard/Conventional THA)]

초기: 최대보호기 (0-4주)

환자 상태	중재
• 수술후 엉덩관절과 가쪽 허벅지 절개 부위를 따라 통증 및 염증 • 감소된 환기 • 정맥울혈, DVT 위험 • 근방호 • 통증이나 수술전 구축으로 제한된 엉덩관절 가동범위 • 수술전 무용, 수술후 통증으로 엉덩관절과 무릎관절 근육의 약화 및 가능한 위축 • 수술한 다리의 체중부하 제한; 보행보조도구 사용 요구 • 손상된 바로 선 자세 균형 • 제한된 기능적 가동성 (침대 가동성, 이동, 보행) • 감소된 심폐지구력(유산소능력) • 신체 활동 동안에 빠른 피로 • ADL을 위해 보조 필요	• 통증 조절 • 심호흡 및 기침 • 바로 누운 자세에서 베개나 웨지로 벌림 • 환자 교육: 퇴원 전에 가정운동프로그램(HEP)을 교육, 주의사항: 침대 이동, 이동, 보행, 운동 동안 체중부하 제한 및 가동범위운동(초기 수술후 운동 및 ADL 주의사항: 168쪽을 참조) • 균형, 보행, 기능훈련: 보행보조도구 사용 • 발목관절 펌핑 운동; 탄력 스타킹 사용 • 근육세팅(최대하 등척성 운동): 넙다리네갈래근, 볼기근, 엉덩관절 벌림근 • A-AROM → AROM: 보호된 범위 안에서 수술한 쪽 엉덩관절과 무릎관절 (엉덩관절/무릎관절 굽힘 동안 바로 누운 자세에서 뒤꿈치 미끄러짐, 바로 누운 자세에서 엉덩관절 벌림; 바로 누운 자세에서 중력-보조 엉덩관절 폄 (토마스 검사 자세); 수술한 엉덩관절의 진자운동 및 보호된 체중부하를 위해 보행기를 이용한 선 자세에서 간이-쪼그리기 • 근력강화 운동: 몸통, 팔, 손상된 다리

중간기: 중등도 보호기 (4-12주)

환자 상태	중재
• 잘 치유되었지만 약한 절개 부위 • 엉덩관절과 다리 통증 감소; 근육통은 전형적으로 신체활동 동안이나 후에 발생 • 개선되었지만 제한된 엉덩관절 ROM (예: 경한 엉덩관절 굽힘 구축); 뻣뻣함 그로 인한 장기간 비활동 • 수술한 다리의 감소된 근력과 근지구력 • 손상된 균형 • 세한된 심폐지구력 (유산소 능력, 보행 거리 및 속도 제한) • ADL 및 IADL 제한	• 자팡이 보행(계단, 울퉁불퉁한 지면); 엉덩관절 폄 증가를 위한 뒤쪽 보행 • 통증이 지속되면 엉덩관절의 등급 II 긴축 신연이나 진동 • 균형훈련 • 저-부하 저항운동: 몸통, 손상된 다리, 수술한 다리의 엉덩관절 폄 및 벌림, 무릎관절 끝범위 폄을 강조 (다양한 자세에서 모래주머니나 가벼운 탄력저항을 이용한 OKC 운동; 체중부하 제한 안에서 CKC운동: 비로 선 지세에서 벽-밀기, 런지, 계단 오르기; 과제-특이성 근력강화 운동) • 엉덩관절 굽힘근(토마스 검사 자세), HS, 종아리근의 저-강도 신장운동 • 유산소 컨디셔닝(저-강도): 보행 거리와 속도, 고정형 자전거 타는 시간 증가

후기: 기능 회복기(12주+)

환자 상태	중재
• 엉덩관절이나 다리의 최소 통증 혹은 통증 없음 • 지팡이 이용 혹은 지팡이 없이 제한된 지역사회 보행 • 엉덩관절 근육 약화는 지속 (엉덩관절 벌림근 및 폄근) • 제한된 엉덩관절 폄은 지속	• 엉덩관절 ROM의 제한이 지속되면, 신장운동 및 등급 III-IV 관절가동술 • 모든 지면에서 보행(지팡이 사용은 감소 혹은 금지) • 가정운동프로그램 지속: 자가-신장, 저-강도 저항운동

계속

환자 상태	중재
• 감소된 유산소 능력 • 중등도-부하에서 고-부하까지 기능적 활동은 지속적인 제한 (바닥이나 무릎서기에서 움직이기 어려움)	• 지역사회-근거한 적응 프로그램 (3-4회/주) (유산소 컨디셔닝: 고정형 자전거, 수영, 저-강도 에어로빅; 수술후 약 6개월에 저항기구의 선택적 사용으로 저-강도에서 중-강도 저항훈련) • 진보적인 기능 훈련 (바닥과 무릎서기에서 안전하게 일어서고 앉기) • 전체 활동으로 점진적인 회복; 종종 평생 주의사항과 수정이 필요 (고-부하 레크리에이션과 직업-관련 활동은 피함)

초기 수술후 운동 및 ADL 주의사항: 엉덩관절 관절성형술 (Early Postoperative Exercise & ADL Precautions: Total Hip Arthroplasty)

주의: 주의사항은 보존적(전형적) THA에 적용하고, 외과적인 지침에 따라 최소의 침습 절차 후에는 필요하지 않다.

뒤/뒤가쪽 접근

■ 운동

- 엉덩관절 굽힘 80°~90° 이상을 피함
- 엉덩관절 중립위를 넘어선 모음 및 안쪽돌림 피함
- 약 6주 동안 동적 근력강화 운동은 피함

■ ADL

- 침대에서 의자로 혹은 의자에서 침대로 손상측에서 이동
- 다리를 가로지르지 않음
- 앉아 있을 때 엉덩관절보다 무릎관절을 약간 아래로 유지

- 낮고 부드러운 가구에 앉기를 피함
- 침대가 낮으면 벽돌로 침대높이를 올림
- 장시간 앉아있기는 피함(1시간 이상); 빈번한 신장으로 바로 서기
- 좌변기 의자의 높이를 올려서 사용
- 앉은 자세나 의자에 앉은 자세에서 일어서기를 할 때와 옷입기/벗기 동안에 다리 위로 몸통을 굽히지 않음
- 목욕하는 동안, 샤워를 하거나 욕조 안에서 목욕의자를 사용
- 계단을 오를 때, 수술한 다리를 먼저 올린다; 계단을 내릴 때, 수술한 다리를 먼저 내린다.
- 수술한 다리를 향해 몸통을 돌리는 바로 선 자세에서 수행하는 활동은 피함; 수술한 쪽 발 위에 축회전
- 수면 시 바로 누운 자세에서 베개를 이용해 벌림을 유지; 옆으로 누운 자세에서 수면이나 휴식은 피함

앞 / 앞가쪽 및 직접 가쪽 접근(돌기뼈절술 있거나 없을 때) [Anterior/Anterollateral & Direct Lateral Approaches (With or Without Trochanteric Osteotomy)]

운동

- 엉덩관절 굽힘 90° 이상은 피함
- 엉덩관절 폄, 모음 그리고 중립위를 지나 가쪽돌림은 피함
- 엉덩관절 굽힘, 벌림, 가쪽돌림의 결합은 피함
- 중간볼기근을 절개하고 돌기뼈 절골술을 하였다면, 적어도 6-8주 동안 혹은 의사가 동의할 때까지 능동, 항중력 엉덩관절 벌림은 금지

ADL

- 엉덩관절 90° 이상 굽힘을 피하기 위해 뒤접근법(posterior approach)을 위해 기술된 주의사항은 다음과 같다.
- 다리를 가로지르지 않음.
- 조기 보행 동안, 수술한 엉덩관절의 젖힘을 피하기 위하여 계단보행
- 수술한 다리로 서기나 수술한 다리에서 멀어지는 축회전이 포함되는 활동은 피함

조기 수술후 체중-부하 주의사항: 엉덩관절 관절성형술 (Early Postoperative Weight-Bearing Precautions: Total Hip Arthroplasty)

- **이식고정 방법**
  - **시멘트**: 수술후 낮시간에 내구성 있는 체중부하
  - **비시멘트와 혼합**: 전형적으로 적어도 6주 동안은 PWB(발끝닿기 혹은 발바닥닿기); 그러나 어떤 외과의는 수술후 낮시간 내구성 있는 체중부하를 허가
- **외과적 접근**
  - **표준/보존적**: WB는 보통 더 광범위한 외과적 장애와 연부조직 복원 때문에 표준/보존적 접근 이후에 더 제한.
  - **최소 침습**: 내구성 있는 WB는 수술후 즉시 허용
  - **돌기뼈절술**: 비록 빈번히 사용되지 않지만, WB는 뼈가 치유되는 동안 적어도 6-8주 혹은 가능하면 12-16주 동안 제한됨
- **다른 요인들**
  - **뼈이식의 사용**: 뼈가 치유되는 동안 NWB 혹은 제한된 WB
  - **환자 뼈의 나쁜 특성**: 연장된 제한은 이식물의 안정성을 위태롭게 하지 않는다.

엉덩관절 관절경 검사 - 수술후 고려사항 (Hip Arthroscopy-Postoperative Considerations)

절구테두리 열상(acetabular labral tear) 절제 혹은 복원

- **체중부하 제한**: 절제후 2주까지, 복원후 4주까지 부분체중부하
- **운동**
  - 엉덩관절 ROM: 수술후 첫날 A-AROM(뒤꿈치 미끄러짐) → AROM; 수술후 첫 주 안에 의자를 올리고(엉덩관절 굽힘 제한) 고정형자전거 타기
    - 초기에는 엉덩관절 굽힘은 80°~90°을 제한
    - 엉덩관절 벌림 및 가쪽돌림: 수술후 2주에 완전 ROM
  - **OKC 근력강화 운동**: 2주에 AROM → 가벼운 저항운동
  - **CKC 근력강화 운동 및 균형운동 진전**
    - 체중부하 제한을 통합: 양쪽 PWB → 한쪽 FWB 운동

앞 피막봉합술(관절주머니 중첩술)
[Anterior Capsulorrhaphy(Capsular Plication/Imbrication)]

주의: 엉덩관절 관절주머니의 느슨함을 줄이기 위해 설계된 절차

- **체중부하 제한: 수술후 2주에 PWB**
- **운동**
  - **엉덩관절 ROM:** 수술후 첫날 A-AROM(뒤꿈치 미끄러짐) → AROM; 수술후 첫 주에 고정형자전거
    - 수술후 2주 동안 엉덩관절 굽힘과 벌림 제한
    - 2주 동안 엉덩관절 폄과 10° 이상의 가쪽벌림은 피하다가, 점진적으로 진전
    - 수술후 4주에 완전 ROM
  - **OKC 근력강화:** 2주 동안 AROM → 가벼운 저항운동
  - **CKC 근력강화 및 균형 진전**
    - 체중부하 제한 통합: 양쪽 PWB → 한쪽 FWB 운동

연골결손(chondral defect)의 복원(미세골절)

- **체중지지 제한:** 수술후 4-6주 동안 최소한 체중부하 → WB에 내성이 생길 때까지
- **운동**
  - **엉덩관절 ROM:** 수술후 첫날에 보호된 범위 안에서 A-AROM(뒤꿈치 미끄러짐)
    - 초기에 엉덩관절 굽힘 및 벌림은 제한
    - 2주에 완전 ROM 허용
  - **OKC 근력강화 운동:** 2주에 AROM → 가벼운 PRE
    - 관절면에 압박력을 최소화하기 위하여 3-4주 동안 바로 누운 자세에서 SLR은 피함
  - **CKC 근력강화 운동 및 균형운동 진전:** 4-6주에
    - 체중부하 제한 통합: 양쪽 PWB → 한쪽 FWB 운동

뼈성형술 혹은 테두리정돈술(Osteroplasty / Rim Trimming)

주의: 넙다리뼈-절구테두리의 끼임을 감소시키기 위한 절차를 구성한다.

- **운동제한:**
  - 수술후 4-6주 동안 최소 체중부하
    - 머리-목 접합부에 과도한 힘을 피하고 넙다리뼈목골절의 위험을 감소시키기 위하여
    - 4-6주 후에 체중부하의 내구성이 생기면 진전

■ **운동**

- **엉덩관절 ROM:** 수술후 첫날 보호된 범위 안에서 A-AROM(뒤꿈치 미끄러짐); 초기에 엉덩관절 굽힘 및 벌림은 제한; 2주에 완전 ROM 허용
- **OKC 근력강화 운동:** 2주에 AROM → 가벼운 PRE; 관절면에 압박력을 최소화하기 위하여 3-4주 동안 바로 누운 자세에서 SLR은 피함
- **CKC 근력강화 운동 및 균형운동 진전:** 4~6주에
  - 체중부하 제한 통합: 양쪽 PWB → 한쪽 FWB 운동

엉덩관절 관절경술 이후에 추가적인 중재

주의: 다음 중재는 앞에서 서술한 엉덩관절을 위한 관절경 절차에서 일반적인 것이다.

■ **가동범위-제한 도구 사용:**

- 모든 수술 이후에 엉덩관절 벌림, 폄, 그리고 굽힘을 제한하기 위하여 10-14일 동안 수정된 Bledsoe 보조기
- 테두리 절개/복원, 미세골절, 그리고 뼈성형 이후에 10-14일 동안 가쪽돌림을 제한하기 위하여 돌림방지받침(anti-rotation bolster); 피막봉합술/관절주머니중첩술 이후에 4주까지

■ **CPM 기기(엉덩관절 굽힘/폄): 6-8 시간/일**

- 테두리 절개나 복원 이후에 2-4주 동안 사용; 미세골절/뼈성형술 및 테두리정돈술 이후에 6-8주 동안 사용
- 30°-70° 범위에서 시작하여 점진적으로 증가

■ **발목관절 펌핑운동:** 수술후 즉시

■ **최대하 등척성 운동:** 중립위치에서 엉덩관절 근육의 세팅운동, quad sets, 그리고 허리골반 세팅운동

- 수술후 2일에 시작

■ **능동 엉덩관절 안쪽돌림**(중립위치에서)**:** 관절주머니의 유착을 막기 위해서 바로 누운 자세에서 빈번히 수행

■ **보행:** 수술후 혹은 낮시간에 목발이나 보행기를 이용한 PWB

- 절개부위는 잘 치유되었지만 아직 제한되어 있을 때 수중 보행운동

■ **신장운동:** 수술후 4주에 완전 PROM이 안 되면, 엉덩관절을 가로지르는 근육을 대상으로 실시

■ **안정화운동:** 몸통 및 다리

■ **기능적 활동:** 점진적으로 재개; 미세골절, 뼈성형술 또는 테두리정돈술 보다 테두리 절개, 테두리 복원, 피막봉합술 이후에 더 빠르게

엉덩관절 골절의 개방정복/내부고정: 운동 및 보행을 위한 수술후 고려사항 (Open Reduction/Internal Fixation of Hip Fractures: Postoperative Considerations for Exercise & Gait)

- 엉덩관절 골절로 손상된 다양한 엉덩관절 근육 → 수술후 통증, 반사 억제 및 약화; 다음 부위에 발생한 골절은 다음 근육을 손상시킴:
  - 큰돌기(greater tochanter): 중간볼기근
  - 작은돌기(lesser trochanter): 엉덩허리근
  - 돌기아래 부위(subtrochanteric region): 큰볼기근
- TFL과 VL근육은 전형적으로 수술적 접근으로 절개, 엉덩관절 벌림과 무릎관절 폄 동안 통증 및 약화
- 절개된 TFL 및 VL근육 사이에서 수술후 유착이 발생, 제한된 엉덩관절 모음 및 안쪽돌림을 신장할 때와 무릎관절 굽힘을 신장할 때 통증 발생
- 골절 부위의 내부고정 및 감소 이후 수술한 나리가 짧아졌으면, 큰돌기의 중간볼기근 먼쪽 정지부와 엉덩관절 움직임의 중심축 사이의 거리가 감소하였기 때문에, 원인:
  - 중간볼기근의 기계적 이점의 감소 및 약화
  - 보행하는 동안 Trendelenburg 양성반응
- 관절주머니내 골절의 내부고정은 관절주머니 절개(관절주머니절개술)를 요구하며, 관절주머니의 제한은 수술후 통증과 제한된 가동범위를 야기하기 쉽다.

감소된 엉덩관절 골절의 내부고정의 가능한 실패의 징후 및 증상 (Signs & Symptoms of Possible Failure of Internal Fixation of a Reduced Hip Fracture)

- 다리 움직임이나 체중부하가 증가하면 심각하고 지속적인 사타구니(groin), 허벅지(thigh), 무릎관절 통증
- 수술후 즉시 나타나지 않는 점진적으로 하지 길이 불균형(수술한 다리가 짧아짐)
- 수술한 엉덩관절이 지속적인 가쪽돌림 자세
- 근력강화 운동을 결정할 수 없는 수술한 다리에 체중부하 동안 Trendelenburg 양성징후

엉덩관절 골절의 개방정복-내부고정(돌기사이와 돌기밑) : 수술후 관리
[Open Reduction-Internal Fixation of Hip Fractures (Intertrochanteric & Subtrochanteric): Postoperative Management]

초기: 최대보호기 (0-4주)

환자 상태	중재
• 절개를 따라(엉덩관절 가쪽) 수술후 통증 및 염증 • 말초부종 및 DVT 위함 • 감소된 환기 • 엉덩관절 및 무릎관절 근육(수술한 쪽)의 근방호 및 약화 • 통증 및 절개의 보호를 위한 엉덩관절의 제한된 ROM • 수술한 다리의 제한된 체중부하: 보행보조도구 사용 • 손상된 균형 • 제한된 기능적 가동성 (침대 가동성, 이동) • 감소된 심폐지구력 (유산소능력, 인체활동 동안 피로가 빠르게 발생) • ADL을 위해 보조 요구	• 통증 조절 • 심호흡 및 기침 • 발목 펌핑운동 및 정맥울혈을 감소시키기 위한 탄력스타킹 사용 • 환자 교육: 가정운동프로그램(HEP) 및 안전한 보행; 주의사항: 침대 가동성, 이동, 보행 및 운동 동안에 체중부하 제한을 재검토 • 바로 선 자세 균형 활동 • 보행기를 이용한 보행훈련, 기능적 훈련, 보도도구 사용 • 근육세팅(최대하 등척성 운동): 넙다리네갈래근, 볼기근, 벌림근, 모음근, 허리골반 안정근 • A-AROM → AROM: 편안한 범위 안에서 수술한 쪽 엉덩관절과 무릎관절 (뒤꿈치 미끄러짐 및 바로 누운 자세에서 엉덩관절 벌림; 바로 선 자세에서 엉덩관절 진자운동, 그리고 체중부하 제한을 위한 간이-쪼그려앉기 • 근력강화 및 안정화운동 (몸통, 팔 그리고 건강한 다리)

중간기: 중등도 보호기 (4-8주)

환자 상태	중재
• 절개 부위: 잘 치유되었지만, TTP • 감소된 엉덩관절 통증; 신체활동 동안이나 후에 근육통이 종종 발생 • 수술한 엉덩관절의 제한된 ROM (수술 후 4-6주에 80°-90°); 장기간 비활동으로 인한 뻣뻣함 • 뒤꿈치의 조임은 비수술측 다리와 비교하여 수술측 다리의 근력 및 근지구력 손상 • 손상된 균형 • 제한된 심폐지구력(유산소능력) (보행거리와 속도는 개선되었지만 비슷한 연령의 정상인과 비교하면 제한; 신체활동의 내구성 제한	• 체중부하 제한 안에서 균형훈련의 진전 • 목발이나 지팡이(계단, 울퉁불퉁한 표면)를 이용한 보행 • 관절가동술: 통증이 지속되면, 엉덩관절에 등급 II 긴축 신연 혹은 진동 • 저-부하 저항운동: 몸통, 건강한 다리, 그리고 수술한 다리의 엉덩관절 폄 및 벌림, 무릎관절 끝범위 폄을 강조 – 다양한 자세에서 커프나 가벼운 탄력저항을 이용한 엉덩관절과 무릎관절 OKC운동 – CKC 운동(PWB → FWB): 교각운동, 바로 서서 벽-미끄러짐, 부분 쪼그리기, 런지, 계단 오르기, 뒤꿈치 들기 – 과제-특이성 근력강화 운동 • 엉덩관절 폄근의 저-강도 신장(토마스검사 자세); 종아리근육의 양쪽 바로 선 자세 신장 • 유산소 컨디셔닝(저-강도) (보행의 거리 및 속도와 고정형 자전거의 기간 증가)

후기: 기능 회복기(8-12주 +)

환자 상태	중재
• 골절부위: 8-12주 치유된 • 엉덩관절이나 다리 통증 최소 이하 • 지팡이 없이 혹은 지팡이를 이용한 제한된 지역사회 보행 • 엉덩관절 근육(엉덩관절 벌림근 및 폄근)의 지속적인 약화	• 엉덩관절 ROM 제한이 지속되면, 신장 및 등급 III-IV 관절가동술 • 후기 기능적 훈련(비닥이나 무릎시기에서 안전하게 일어서고 앉기)

계속

환자 상태	중재
• 지팡이 없이 바로 서기 균형 손상 • 최소로 제한된 엉덩관절 가동범위 (엉덩관절 폄 제한은 지속됨) • 장시간 활동 동안 제한된 심폐지구력 • 후기 기능활동 안에 지속적인 제한 (전형적으로 수술후 6-8개월)	• 다양한 지면 위에서 지역사회 보행 (지팡이 사용 감소; 속도와 기간 증가) • 가정운동프로그램 지속: 자가-신장, 저-강도 저항운동 • 지역-기반 적응 프로그램(3-4회/주): 유산소 컨디셔닝(고정형 자전거, 전동기계 훈련, 수영, 저강도 혹은 수중 에어로빅); 선택적인 저항도구 사용하는 저-에서 중-강도 저항훈련(수술후 약 6개월) • 필요하면 수정하여 전체활동에 점진적 회복

엉덩관절 통증 증후군: 근육 불균형 및 손상 (Painful Hip Syndromes: Underlying Muscle Imbalances & Impairments)

근육 유연성과 우세 사용 사이의 불균형과 관련된 근육좌상, 활액주머니염, 그리고 과사용 손상의 촉진 요인. 다음의 일반적인 불균형이 포함한다:

근육 불균형(muscle imbalances)	손상(impairment)
• 짧아진 IT밴드와 짧아진 TFL / 큰볼기근	• 잘못된 허리골반자세 (PPT / 비대칭성 골반 가쪽 기울임)
• 짧아진 TFL / 큰볼기근	• 돌기활액주머니염이나 무릎관절 가쪽 통증
• 엉덩허리근보다 엉덩관절의 두-관절 굽힘 근육(TFl, RF, 넙다리빗근)의 사용	• 잘못된 엉덩관절 역학 혹은 무릎관절 통증
• 엉덩관절 벌림근인 중간볼기근 보다 오히려 TFL 사용	• IT밴드 긴장으로 인한 무릎관절 가쪽 통증이나 넙다리뼈의 안쪽돌림

근육 불균형(muscle imbalances)	손상(impairment)
• 큰볼기근보다 HS 사용	• 엉덩관절 굽힘 감소 및 엉덩관절이 굽혀지면 언제든지 대상된 허리뼈 굽힘
• 엉덩관절 폄근으로 HS 과사용	• 좌상을 위한 잠재력으로 HS 유연성 감소 • 넙다리네갈래근의 불균형, 무릎관절 역학 변경

엉덩관절 통증 증후군: 비수술적 관리 (Painful Hip Syndromes: Nonoperative Management)

초기: 최대보호기

환자 상태	중재
• 급성 통증, 특히 체중부하 활동 동안 • 무통보행; 통증 있는 쪽의 입각기가 짧음 • 손상된 근육이 수축할 때 통증 • 손상된 근육의 유연성 감소 • TTP 포인트	• 기기치료(modalities) • 유발 활동 피함 • 보행 기간 감소 또는 보조도구 사용 • 염증 조직에 스트레스 없이 골반과 엉덩관절 정렬을 위한 신경근(neuromuscular) 조절의 발전을 위한 운동 시작

중간기: 조절된 운동기

환자 상태	중재
• 근력 및 근길이 불균형 (엉덩관절 통증 증후군을 보자: 손상된 근육 불균형 및 손상) • 더 짧아진 입각기 혹은 보행 동안 손상된 측의 약간 런지	• 통증 없는 자세에서 다-각도 최대하 등척성 운동 • 부드러운 신행성 신경근익제기법 • 손상된 근육의 자가-신장 • 수축에 대한 근육훈련 및 넙다리뼈의 정렬 조절

계속

환자 상태	중재
• 감소된 근지구력	• 가동범위를 통하여 약한 근육의 점진적 근력강화 • 피로를 지적하는 조절된 체중부하 운동을 시작; 잘못된 유형은 안 됨 • 근지구력 활동; 1–3분 동안 반복 사용 • 증상 악화없는 유산소활동

후기: 기능 회복기

환자 상태	중재
• 바람직한 활동 동안 근지구력 감소 • 바람직한 활동의 요구되는 능력 감소	• 점진적인 체중부하 운동 • 조절된 근 지구력 • 조절된 속도에서 원심성 저항 및 요구 증가 • 가속/감속 운동 및 플라이오메트릭 훈련 • 바람직한 결과에 일치하는 운동 유형 사용; 연습 타이밍과 일련 • 조절된 환경에서 기능연습; 다양성 및 강도 소개

제 6 장

무릎관절(Knee)

무릎관절 재활을 위한 지침 (Guidelines for Knee Rehabilitation)

무릎관절 기능 회복을 위하여, 다음의 사항을 발전 혹은 개선한다:

- 바로 선 자세, 보행 그리고 기능적 가동성 동안 균형(balance), 안정성(stability) 그리고 내구성(tolerance)
- *기능적* ROM을 위하여 TF 및 PF 관절의 가동성과 결합조직과 무릎관절 근육의 신장성
  - 완전 폄; 115°−120° 굽힘
- 활차고랑 안에 무릎뼈 트레킹
- 무릎관절 안정성 및 기능을 위한 근력 및 지구력, 신경근(neuromuscular) 반응/조절
- 안전한 신체역학, ADL, IADL, 직업 및 스포츠 활동을 위한 협응된 몸통 및 다리 기능
- 관련 신체 영역 및 체계의 기능
  - 심폐지구력
  - 엉덩관절 및 발목관절 근력, 안정성, 유연성
  - 팔 근력 및 유연성

관절가동범위 증가 위한 운동 (Exercises to Increase ROM)

관절가동술

관절 미끄러짐 방향에 대한 안내

무릎관절의 생리학적 움직임	관절 미끄러짐 방향
정강넙다리관절(tibiofemoral joint)	정강뼈 운동(motion of tibia)
• 굽힘(flexion)	• 뒤(끝범위에서 안쪽돌림 부속움직임)
• 폄(extension)	• 앞(끝범위에서 가쪽돌림 부속움직임)
무릎넙다리관절(patellofemoral joint)	무릎뼈 운동(motion of patella)
• 굽힘(flexion)	• 아래(꼬리)
• 폄(extension)	• 위(머리)

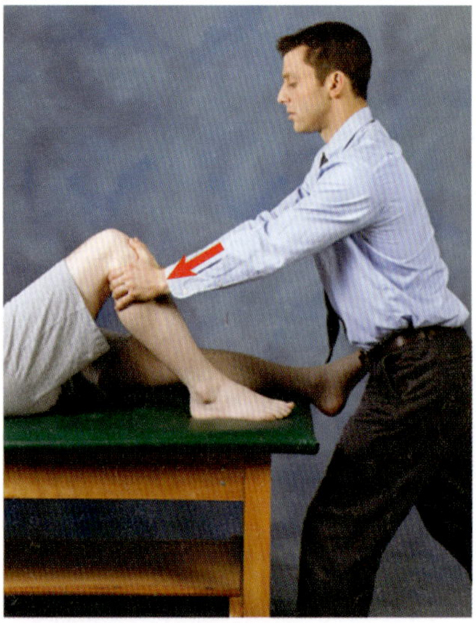

목적: 무릎관절 굽힘 증가
기법: 바로 누운 자세에서 몸쪽 정강뼈 뒤 미끄러짐

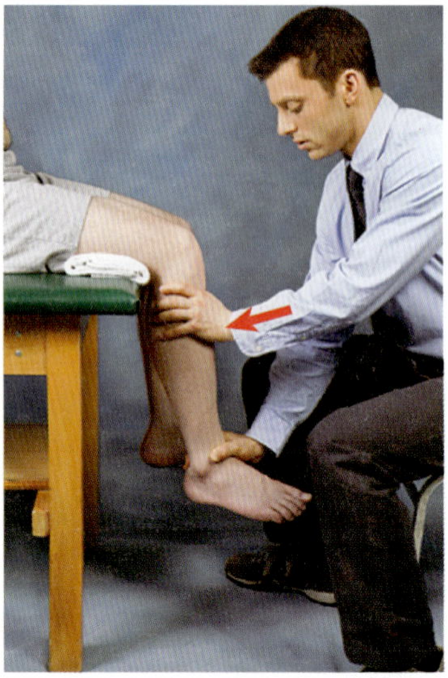

목적: 무릎관절 굽힘 증가
기법: 앉은 자세에서 몸쪽 정강뼈 뒤 미끄러짐

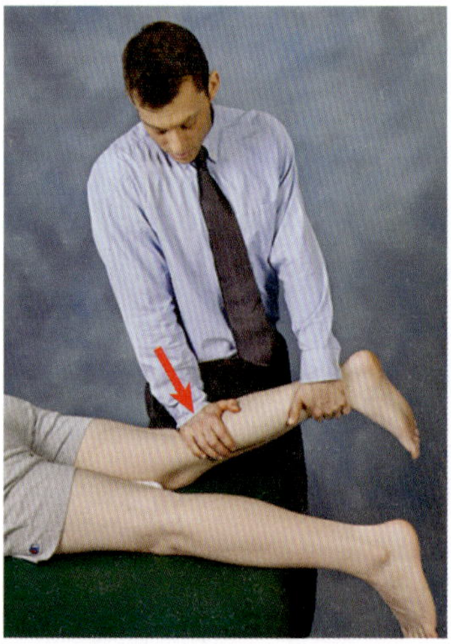

목적: 무릎관절 폄 증가
기법: 엎드린 자세에서 몸쪽 정강뼈 앞 미끄러짐
주의사항: 무릎뼈의 압박을 피하기 위해 먼쪽 다리 아래에 수건을 접어서 둠

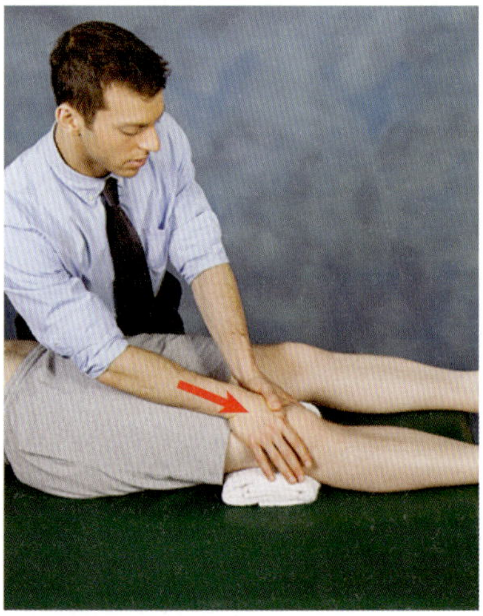

목적: 무릎관절 굽힘 동안 무릎뼈 가동성 증가
기법: 무릎뼈 아래 미끄러짐
• 넙다리뼈에 평행하게 무릎뼈 미끄러짐
주의사항: 넙다리뼈 관절융기 안에서 무릎뼈 압박하지 않는다.

목적: 무릎뼈 가동성 증가(무릎뼈 제한으로 폄근 뒤처침 수정)
기법: 무릎뼈의 위 미끄러짐(그림 없음)
• 무릎뼈 아래 손을 놓음; 넙다리뼈에 평행하게 미끄러짐

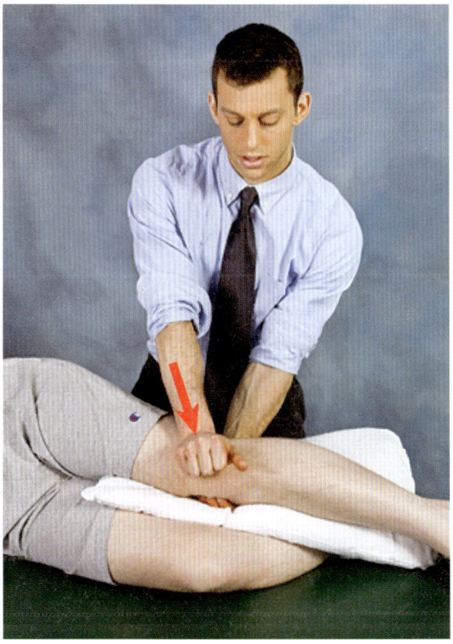

목적: **무릎뼈 트레킹 개선**

기술: 무릎뼈 안쪽 미끄러짐

- 무릎뼈의 가쪽면을 따라 한 손은 놓음
- 무릎관절 아래에 다른 손을 놓고 넙다리뼈 관절융기를 고정

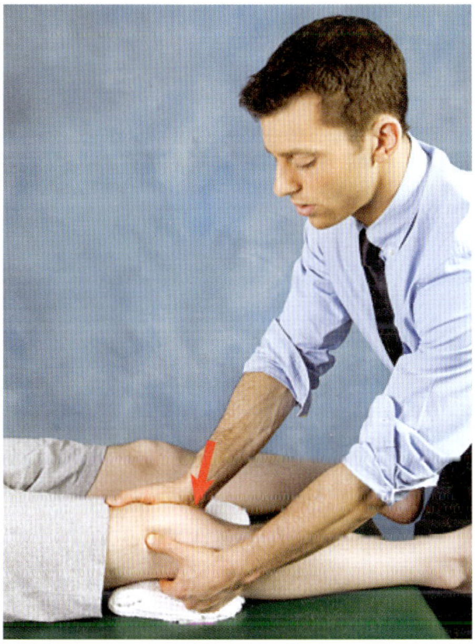

목적: **무릎관절의 가쪽 지지띠의 신장**

기술: 무릎뼈의 안쪽 기울임

- 무릎뼈의 안쪽에서 뒤방향에 압박 적용
- 무릎뼈의 가쪽면에 마찰 마사지를 동시에 적용

주의사항: 무릎뼈의 가쪽 미끄러짐을 피하고, 가쪽 지지띠(lateral retinaculum)의 외과적 이완

계속

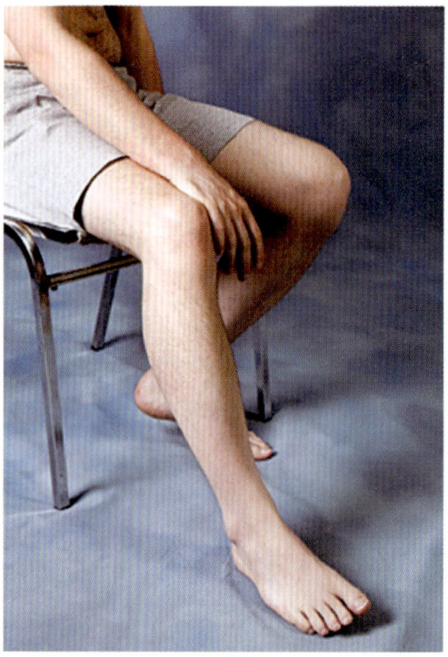

목적: **무릎관절의 가쪽 지지띠(lateral retinaculum)의 신장**

기법: 무릎뼈 안쪽 기울임(자가-가동술)

- 적어도 30°에 무릎관절 굽힘과 발은 바닥에 위치
- 환자는 손꿈치로 무릎뼈의 안쪽면에 압박 적용
- 통증이 없으면 무릎관절 굽힘을 진전

주의사항: 무릎뼈의 가쪽 미끄러짐을 피하고, 가쪽 지지띠를 외과적 이완

움직임 가동술(Mobilization with Movement)

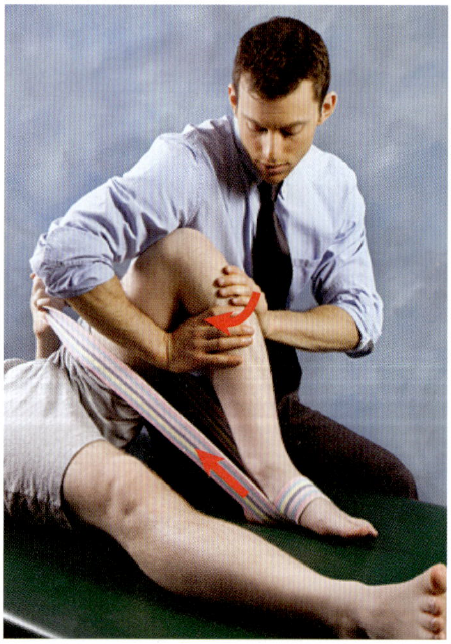

목적: **무릎관절 굽힘 및 정강뼈의 안쪽돌림 증가**

기법:

- 무릎관절 끝범위 굽힘
- 양손으로 정강뼈 안쪽돌림과 앞-안쪽 및 뒤-가쪽 정강뼈고원에 압력 적용
- 동시에 가동술 벨트를 발 주위를 묶고 당기면서 환자는 무릎관절을 굽힘

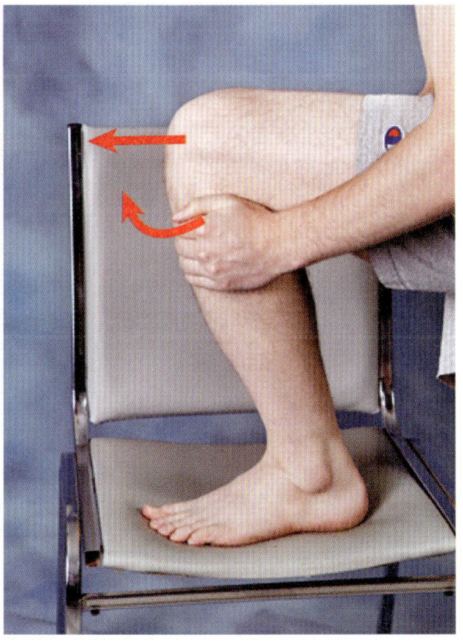

목적: **무릎관절 굽힘 증가**

기법: 자가-가동술(self-mobilization)

- 무릎관절을 굽혀서 발을 의자에 올려놓고 정강뼈는 끝범위로 안쪽돌림
- 환자는 앞-안쪽 및 뒤-가쪽 정강뼈 관절융기에 안쪽돌림 힘을 적용하고 신장력을 적용하여 인체는 앞으로 기울임

신장 (Stretching)

주의: HS와 RF근육 신장을 위하여 운동에 대한 5장을 참조.

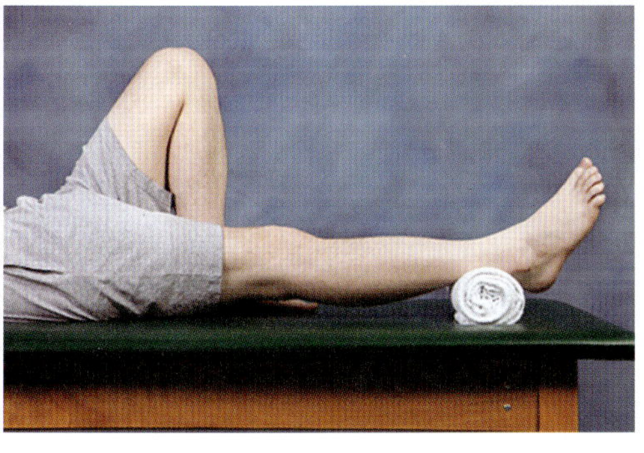

목적: **무릎관절 굽힘근 신장(무릎관절 끝범위 폄 증가)**

기법: 뒤꿈치 버팀-중력-보조 무릎관절 폄

- 탁자에서 다리를 들어올리기 위해 먼쪽 정강뼈 아래 수건을 둠
- 먼쪽 다리(무릎뼈의 몸쪽)에 웨이트를 두어 신장을 추가

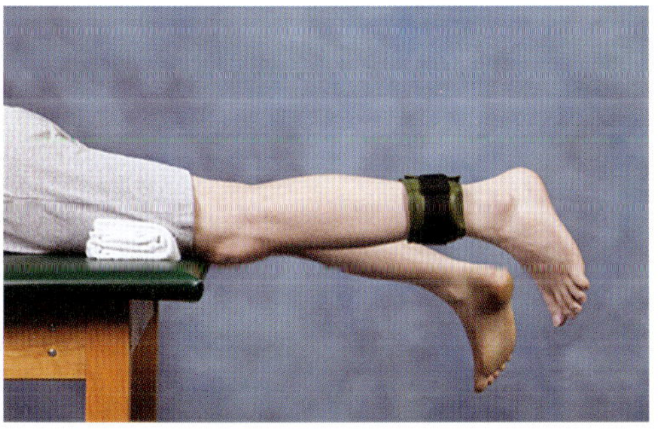

목적: **무릎관절 굽힘근 신장(무릎관절 끝범위 폄 증가)**

기법: 엎드린 자세에서 다리를 탁자 밖에 위치-중력-보조 무릎 폄

- 정강뼈 먼쪽에 웨이트를 묶어 신장력을 적용

주의사항: 먼쪽 다리 아래에 수건을 접어둬 탁자에 무릎뼈가 압박되는 것을 방지

계속

목적: 무릎뼈 폄근 신장 (무릎관절 굽힘 증가)

기법: 중력-보조 벽 미끄러짐 - 바로 누운 자세

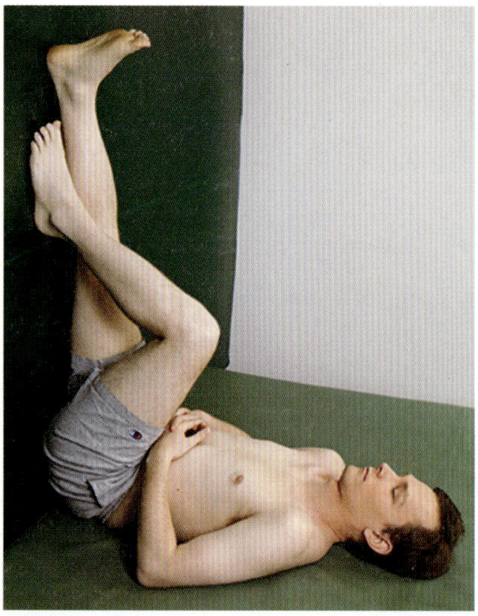

기법: 계단 신장

- 계단에 다리를 올려놓고 앞쪽으로 체중을 기울임

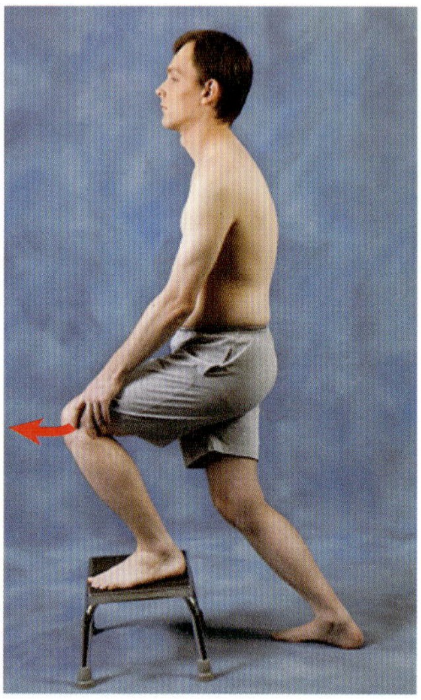

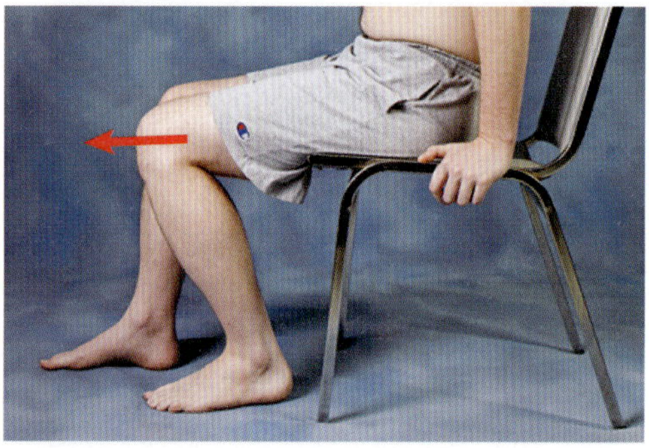

목적: 무릎관절 폄근 신장(무릎관절 굽힘 증가)

기법: 바닥에 발이 닿은 상태에서 의자 안에서 앞쪽으로 내딛기

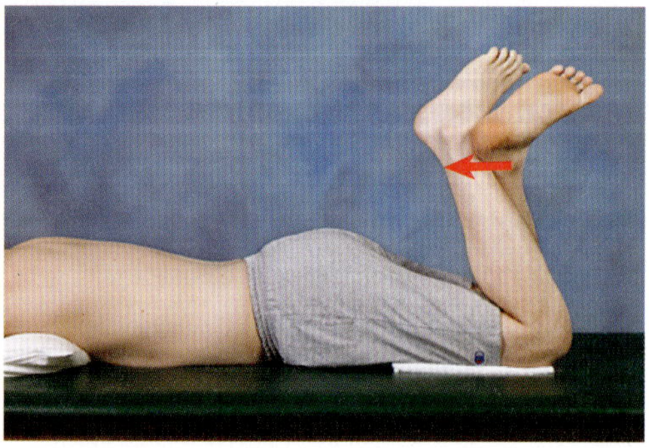

목적: 무릎관절 폄근 신장(무릎관절 굽힘 증가)

기법: 반대편 다리로 먼쪽 정강뼈에 신장력

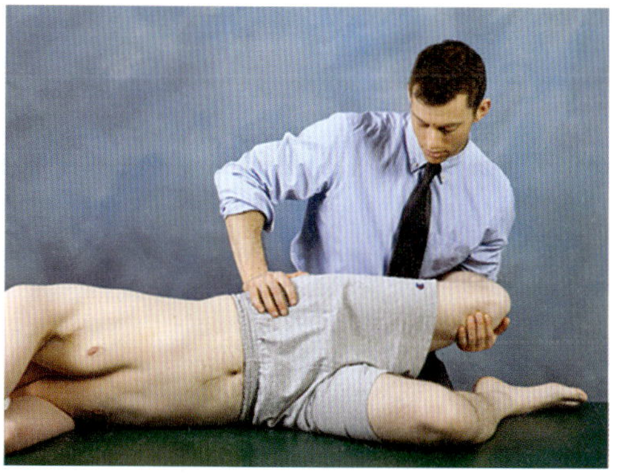

목적: IT 밴드 정지부 신장(stretch insertion of IT band)

기법:

- 한 손으로 골반 고정
- 무릎관절 수동 굽힘 및 엉덩관절 벌림; 그런 다음 엉덩관절 폄 (큰돌기 위에 IT 밴드를 위치)
- 무릎관절 가쪽면에서 긴장을 느낄 때까지 엉덩관절을 모음

근지구력을 개선하는 운동 (Exercises to Improve Muscle Performance)

주의: 추가적인 다리운동을 위해 5장과 8장을 참고한다.

세팅(setting) / 등척성 운동

- 목적: quads/HS의 신경근 조절 및 무릎관절 근육의 동적 안정성
- 기술: NWB 및 WB 등척성 운동(그림 없음)
  - Quad sets
    - 바로 누운 자세/긴-앉기와 무릎관절 끝범위 폄: 지지면 안에서 무릎관절의 뒤로 밀거나 발목관절 발등굽힘근에 도수저항 적용
    - 의자에 앉은 자세: 발이 앞으로 미끄러지는 것처럼 바닥에서 발을 민다.
  - **Quad set와 모음근 압박:** Quad sets를 수행하면서 두 다리 사이에 베개를 놓고 조임
  - SLR(supine/long-sitting): 엉덩관절 굽힘자세 30° 까지 다리를 올리고 적어도 5초 동안 자세 유지; 그런 다음 천천히 다리를 내림
    - quads에 저항을 증가시키기 위해 발목관절 주변에 웨이트를 묶음
  - HS sets
    - 바로 누운 자세/긴-앉기(무릎은 약간 굽히고 수건을 받침): 탁자를 뒤꿈치로 누르며, 무릎관절을 굽힘
    - 의자에 앉기(무릎관절 중간범위 굽힘): 바닥를 뒤꿈치로 누르며, 무릎관절을 굽힘
  - Quads 및 HS의 동시수축
    - 의자에 앉기(무릎관절 중간범위 굽힘): 바닥을 뒤꿈치로 누르며, 발목관절은 능동적으로 발등굽힘

비체중부하 / 열린사슬운동

목적: **무릎관절 폄근 근력강화**

기법: 작은 호(0°-30°) 무릎관절 폄(그림) 혹은 전체-호 무릎관절 폄(그림 없음)

주의사항: ACL 손상 혹은 재건으로 무릎관절이 불안정하면 먼쪽 정강뼈에 저항 적용을 피함

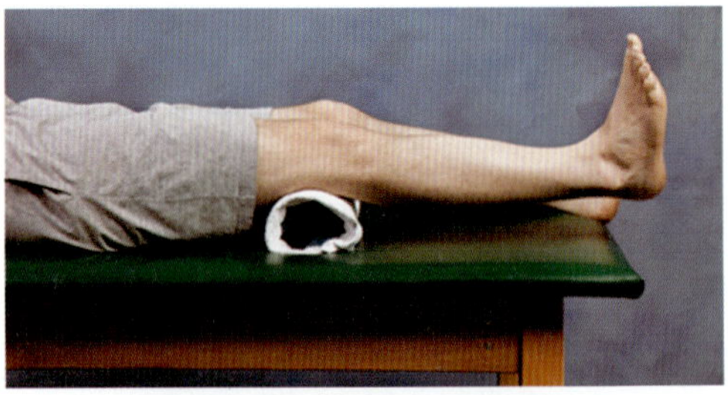

목적: **무릎관절 굽힘근 근력강화**

기법: 웨이트를 묶고 HS를 구부림

- 필요하면, 균형을 위해 안정된 지면에 유지

주의사항: PCL 손상이나 재건 이후 무릎관절이 불안정하면, 이 운동은 피함

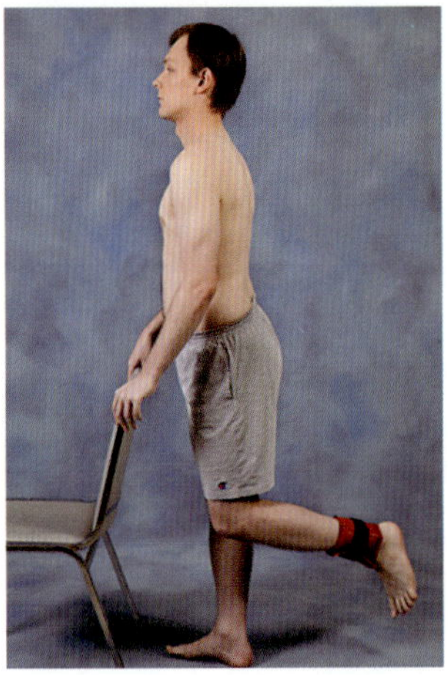

체중부하 / 닫힌사슬운동

목적: **무릎관절 근육의 등척성 근력 및 안정성 발달**

기법: quads 및 HS의 등척성 교대운동

- 환자는 한다리로 서고 균형을 위해 의자를 사용한다.
- 환자가 무릎관절을 조절하고 있을 때, 앞면으로 저항을 적용한 후 뒤면으로 적용
- 다양한 속도에서 도수 교대수축을 하고 구두지시의 사용은 감소

주의사항: 저항을 적용할 때 무릎뼈에 압박을 피함

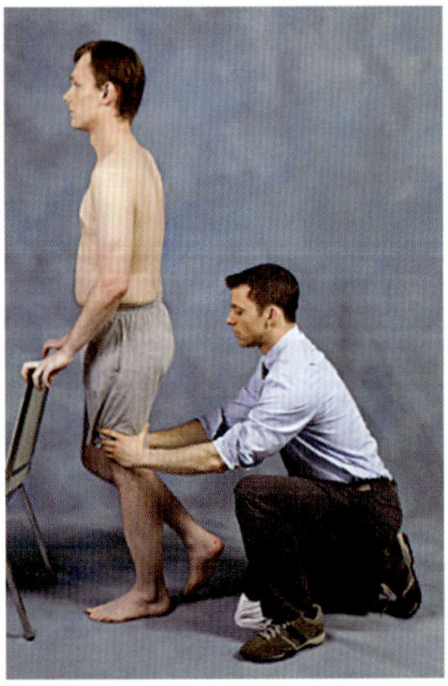

목적: **체중부하 다리의 등척성 근력 및 안정성 발달**

기법: 비체중부하 다리에 탄력저항

- 다양한 각도에서 굽힘자세에 있는 입각기 다리의 무릎관절로 수행

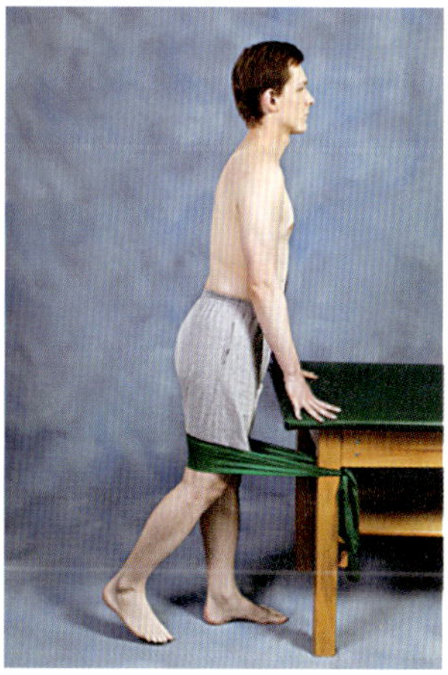

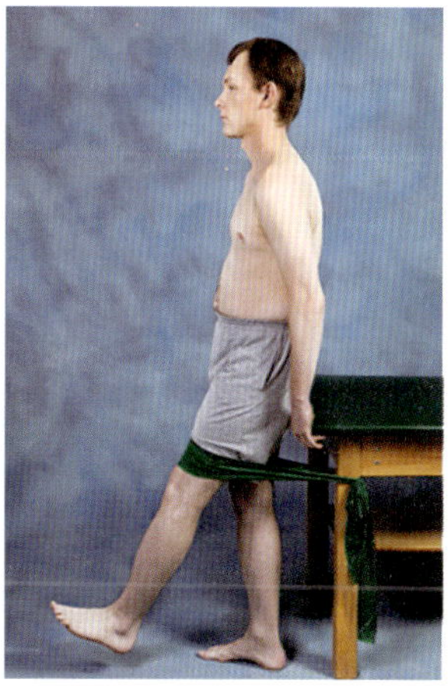

목적: **무릎관절 굽힘근 근력강화**

기법: 바퀴달린 스툴에 앉아서 내딛기

- 뒤꿈치는 바닥에 놓고 체중을 앞으로 당김

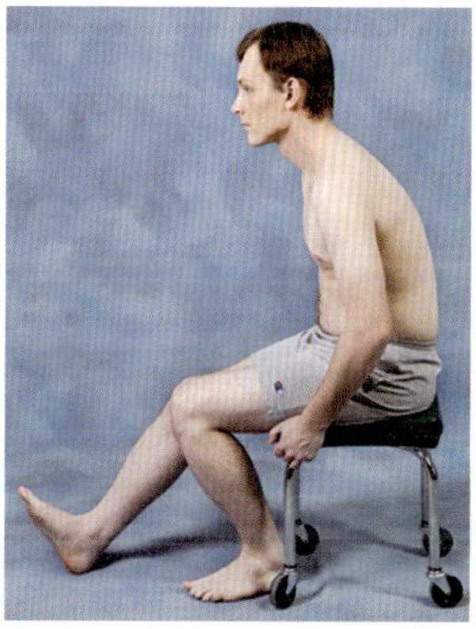

목적: **무릎관절 끝범위 폄에서 quads의 근력강화 및 조절**

기법: 탄력저항

- 무릎관절 굽힘 30°~45°에서 시작
- 탄력저항에 대항하여 무릎관절 폄
- 수초 동안 무릎관절 폄 유지; 이후 천천히 이완하고 무릎관절 굽힘

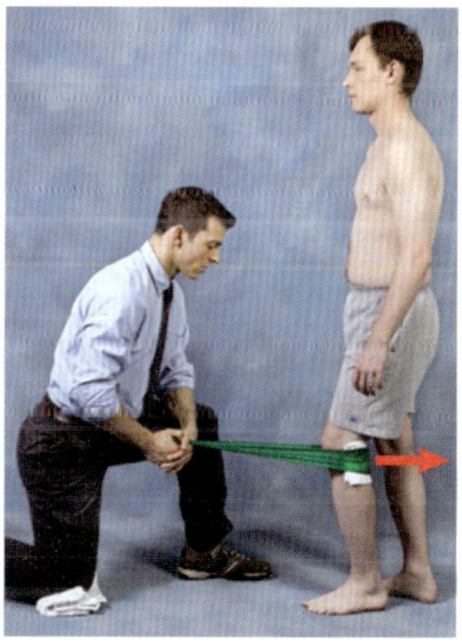

계속

목적: **무릎관절 끝범위 폄에서 quads의 근력강화 및 조절** 기법: 벽에 공을 민다 • 움직임에 저항을 주기 위해 공을 사용 • 무릎관절을 신장하면서 벽을 공으로 민다. • 수초 동안 무릎관절 폄을 유지; 그런 다음 천천히 이완	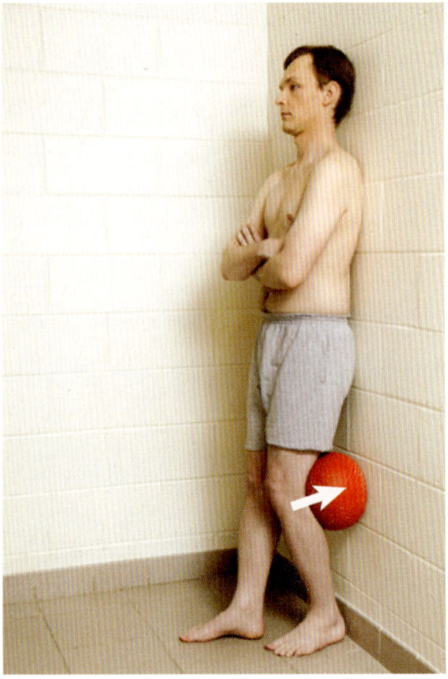
목적: **무릎관절 근육의 원심성 및 구심성 근력 및 조절 발달 (양쪽 → 한쪽 WB)**	
기법: **간이-쪼그리기: 양다리 서기** • 부분 쪼그리기 수행, 굽힘 자세 유지, 바로 선 자세로 되돌아옴 • 저항 없이 수행한 후 탄력저항을 놓고 수행 • 무릎관절 굽힘/폄의 0°-45° 범위 강조 진전: 간이-쪼그리기: 한 다리 서기 주의사항: 무릎관절 인대에 전단력과 PF관절에 압박력을 최소화하기 위하여 무릎관절 60° 이상 굽힘은 피함	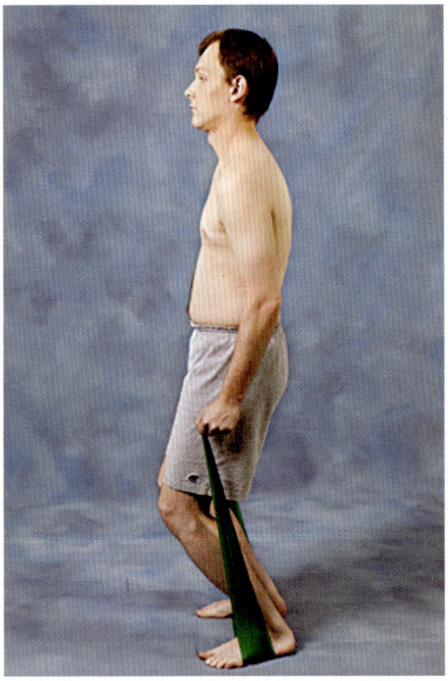
쪼그리기 추가기법: • 경사썰매 위에서 간이-쪼그리기(그림 없음) • 바로 선 자세에서 벽 쪼그리기 및 런지(5장을 참고) • 한 다리로 벽 쪼그리기(그림 없음)	

기법: 의자에서 바로서기와 앉기
의자 높이를 낮추어 난이도를 증가

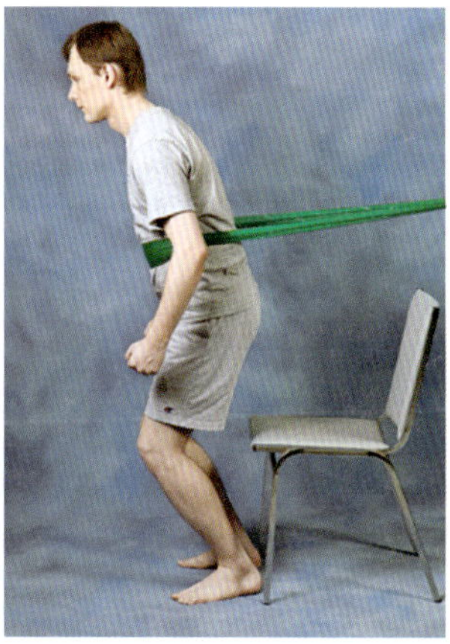

기법: 무거운 상자를 들고내리기

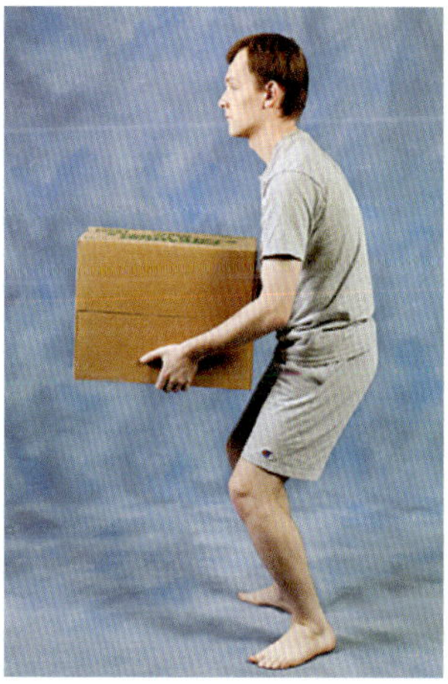

기법: 계단 오르내리기: 앞, 뒤,가쪽

- 낮은 계단(2인치-3인치)에서 시작; 계단 높이 증가
- 저항 추가(탄력밴드, 휴대용 웨이트, 웨이트벨트/웨이트조끼)

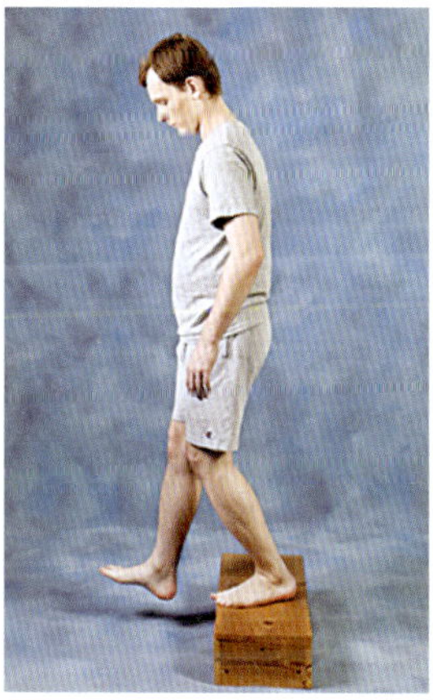

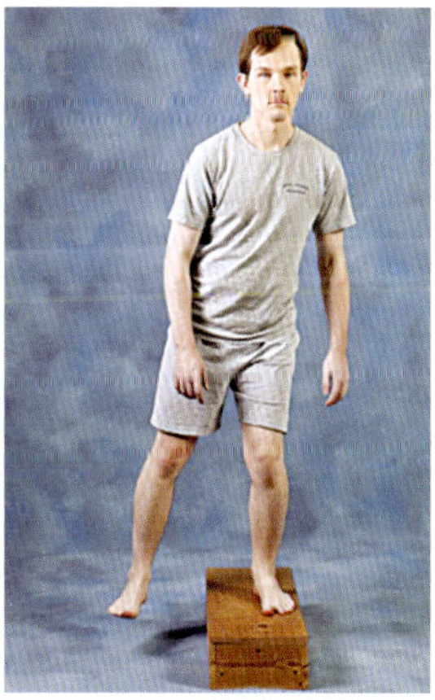

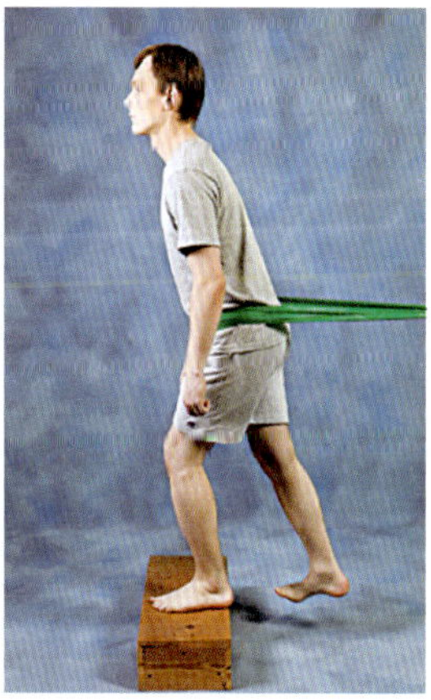

무릎관절 뼈관절염 (Knee Joint Arthritis)

- OA(퇴행성관절질환)은 무릎관절의 가장 일반적인 관절질환이다.
  - 일반적으로 후기에 내반슬(genu varum)로 발전
  - 위험요인: 과도한 체중, 관절 외상, 발달성 변형, 넙다리네갈래근 약화, 비정상적인 정강뼈 돌림
- RA와 JRA는 또한 무릎관절의 퇴행성 변화를 만든다.
  - 일반적으로 후기에 외반슬(genu valgum)로 발전
- 관절주머니 유착 혹은 외상성 관절염 증상은 연부조직 손상(즉, 인대 혹은 반달), 외과수술, 골절로 발생한다.

주의: OA와 RA를 위한 일반적인 관리지침에 대한 1장을 참고한다. 다음 관리지침은 무릎관절 중재를 포함한다.

무릎관절 뼈관절염: 비수술적 관리 (Knee Joint arthritis: Nonoperative Management)

초기: 최대보호기

환자 상태	중재
• 관절선과 무릎뼈 주변을 따라 급성 통증 및 온감 • 관절 부종 (삼출은 보통 굽힘 25° 자세에서 발생) • 근방호(quads) 및 약화 • 무통 보행 • 제한된 ROM • 비활동 이후 뻣뻣함 • 균형, 바로 선 자세, 그리고 보행할 때 WB 제한	• 기기치료(modalities) • 등급 I/II 진동기술(A/P 및 긴축 신연)과 무릎뼈 미끄러짐(꼬리 및 머리) • 수동 → AROM 운동 • 환자 교육: 빈번한 ROM, 저-강도 등척성 운동(quads 및 HS), 관절 보호, 그리고 활동 수정의 중요성 • 보행하는 동안 보조도구 • 환경적인 적응(올린 의자 및 세면대 높이) • 기계적 스트레스 조절: 다리길이 차이, 평발, 엉덩관절 근력/유연성 불균형 • 비손상성 활동 (수중운동, 비저항성 고정형 자전거)

중간기: 조절된 운동기

환자 상태	중재
• 휴식 이후, 특히 초기 체중부하에 통증 및 뻣뻣함 • 제한된 ROM및 TF관절 가동성 (보통 폄보다 굽힘 제한) • 제한된 무릎뼈 미끄러짐 (제한된 꼬리 미끄러짐이 무릎관절 굽힘을 제한한다; 무릎뼈 압박으로 통증 야기; 제한된 머리 미끄러짐은 폄근의 느슨함을 야기) • 관절의 팽창(distention), 통증, quads의 반사억세로 인한 폄근의 처짐 • 손상된 균형 및 자세 조절 • 긴-기간 보행 동안 무통 보행 • 제한된 기능적 가능성	• A-AROM → 통증없는 범위 안에서 AROM 운동 • 관절가동성(등급 III 및 IV)과 MWM (긴축신연으로 시작; 폄/굽힘 동안 A/P 미끄러짐으로 진전; 주의사항: 초기에 관절주머니 신장할 때 주의해서 사용; 관절 통증은 신장 이후에 4시간 이상 지속되어서는 안됨) • 무릎뼈 가동술: 무릎뼈 가동성을 위한 꼬리/머리 미끄러짐 • 신장 범위가 제한된 조직과 근육, 특히 HS 및 엉덩관절 굽힘근 • 최대하 등척성 운동 → 저-부하 R-ROM: quads의 조절 및 근지구력 강조 • 저-부하, CKC/WB 활동 (부분 쪼그림, 런지, 계단 오르기) • 균형운동: PWB → FWB • 가정운동프로그램: 자가-신장 및 사용하지 않는 무릎관절과 엉덩관절 근육의 활성화 및 근력강화를 위한 저-부하 PRE; 기능적 활동에 통합 주의사항: 운동이 관절 증상을 악화시키면, 강도를 감소시킴 • 필요하면, 보조도구 사용을 지속 • 저-부하 유산소운동프로그램을 진전 (내구성 안에서 수영, 자전거타기, 보행)

후기: 기능 회복기

중재

뼈관절염과 잠재적 결과와 가능한 장기간 영향을 고려한다:

- 환자교육: 근력 진전 및 관절 보호 및 자세정렬을 위한 유연성(모든 다리 근육/관절)의 유지, 안전한 WB를 위한 균형 활동이 지속
- 증상을 재발하는 운동을 조절하고 휴식 시 활동을 변경하는 방법을 환자에게 교육
- 과체중 환자를 위해 체중관리 의뢰를 고려
- 보행 동안 장기간 보조도구 사용, 대칭 및 지지를 위한 보조기 그리고 환경적인 적응(의자높이 및 세면대 높이 올림)
- 저-강도 유산소운동 프로그램(내구성 안에서 수영, 자전거 타기, 보행)으로 진전

무릎관절의 관절 연골 복원: 수술후 고려사항 및 주의사항 (Articular Cartilage Repair of Knee: Postoperative Considerations & Precautions)

주의: 고려사항 및 주의사항은 관절 결손의 크기, 깊이 그리고 위치, 외과적 복원술 및 부수적인 과정의 유형, 환자 관련 요인(연령, 체중지수, 건강 관련 병력, 수술후 활동 수준)에 따라 다양하다.

재활 진전 비율(rate of rehab progression)

- 연골 손상이 클수록, 진전을 느리고 더 주의해서 진행

무릎관절 ROM

- 수술후 1-2일에 PROM/A-AROM 운동이나 CPM을 시작

체중부하 고려사항

- 가능한 한 조기에 보호된 체중부하를 시작
- 체중부하 제한으로 일관된 유착
- 체중부하 제한의 기간 및 내용은 결함의 크기와 위치 및 복원술 유형에 따라 다양
  - 미세골절 이후보다 뼈연골이식/모자이크성형술(mosaicplasty) 및 자기연골세포이식술 이후에 더 장기간 WB를 보호
  - 무릎뼈 결손(4주까지)보다 넙다리뼈 연골결손 복원(8-12주까지) 이후에 더 장기간 WB를 보호
- FWB은 가능한 한 8-12주보다 더 오래 지연

- **보호대(protective bracing)**
  - 수술 후에 사용하거나 하지 않음
  - 접번 보호대는 전형적으로 완전 폄에서 잠김, 운동할 때는 제외
    - 4-6주 동안 WB 활동에 착용
    - 4주까지 수면 동안 착용
- 비부하 보호대는 보호된 WB기간 동안 복원 후 체중을 기울이기 위하여 넙다리뼈 연골결손의 복원 후 이용된다.

무릎관절 관절성형술: 수술후 관리 (일차 TKA, 표준 / 보존적 접근)
[Total Knee Arthroplasty: Postoperative Management (Primary TKA, Standard/Conventional Approach)]

초기: 최대보호기 (0-4주)

환자 상태	중재
• 수술후 절개 부위 통증/TTP; 관절 부종 • 정맥울혈, DVT 위험; 폐합병증 • 근방호, quads 및 HS의 반사성 억제 • 수술전 무용과 수술후 통증으로 엉덩관절과 무릎관절 근육의 약화 및 가능한 위축 • 통증과 부종으로 제한된 무릎관절 ROM • 수술한 다리의 제한된 WB; 보행 보조도구 사용이 필요 • 바로 선 자세의 균형 손상 • 제한된 기능적 가동성 (침대 가동성, 이동, 보행) • 감소된 심폐지구력 (신체활동 동안에 피로가 조기 발생)	• 통증 조절; 외과적 드레싱 제거할 때 냉치료 적용 • 심호흡 및 기침 • 관절 펌핑운동; 탄력 스타킹 이용 • 환자교육: HEP 및 WB와 퇴원 이전 운동의 주의사항 교육(195쪽 참조) • 보행기 또는 목발 사용한 균형, 보행 그리고 기능적 훈련과 무릎관절 임모빌라이저; 무릎관절 완전 폄과 내구성이 허용하는 체중부하 시 지팡이로 진전 • 근육세팅(최대하 등척성 운동): Quads, HS, 엉덩관절 폄근, 벌림근, 모음근 (전기자극이나 생체되먹임) • A-AROM → AROM 운동: 수술한 쪽 무릎관절과 엉덩관절(뒤꿈치 미끄러짐, 바로 누운 자세와 엎드린 자세에서 SLR, 앉는 동안 무릎 굽힘, 간이-쪼그림, 바로 서서 벽 미끄러짐; 보행기로 PWB)

계속

환자 상태	중재
	• 절개부위가 안정되면, 등급 I / II 위/아래 무릎뼈 가동술 • 앉은 자세에서 중력-보조 무릎관절 폄 (침대 옆으로 다리를 매달음) • 근력강화 운동: 몸통, 팔 그리고 건강한 다리 • 유산소 컨디셔닝을 위한 고정형 자전거타기

중간기: 중등도보호기 (4-8 또는 12주)

환자 상태	중재
• 잘 치유되었지만 약한 절개 부위 • 최소 관절 부종 • 최소 수술후 통증; 신체 활동 동안 혹은 후에 근육통 • 무릎관절 ROM (5° 이하에서 90° 이상까지) • 비활동 이후 무릎관절 뻣뻣함 • 무릎관절 근육의 근력: MMT 등급 3/5에서 4/5 • 수술한 다리의 감소된 근지구력 • 바로 선 자세 균형 손상 • 기능적 활동동안 제한된 심폐지구력(제한된 보행 거리 및 속도) • 독립적인 기본 ADL; 제한된 IADL	• SLR할 때 폄근의 처짐이 없으면 밤과 보행 동안 임모빌라이저는 중단 • 지팡이 보행(계단, 울퉁불퉁한 지면) • HEP 수정 • 제한되었으면, 등급 III 무릎뼈 가동술 • 균형 및 고유수용성감각 훈련 • 저-부하 저항운동: 몸통, 건강한 다리, 그리고 수술한 다리의 무릎관절 끝범위 폄, 엉덩관절 폄 및 벌림 – 다양한 자세에서 NWB/OKC 운동: 커프 웨이트 혹은 가벼운 저항의 탄력밴드 – WB 제한 안에서 CKC 운동: 벽 쪼그리기, 부분 런지, 바퀴달린 스툴에서 전방 내밀기; 계단 오르내리기 (수술한 다리가 FWB을 허용할 때) – 몸통 안정화운동 – 과제-특이성 다리 근력강화 운동 • 저-강도 신장: Quads, HS, IT밴드, GS • 유산소 컨디셔닝(저-강도): 보행의 거리/속도 증가, 고정형 자전거타는 시간 증가

후기: 기능회복기 (8주 또는 12주 이상)

환자 상태	중재
• 최소 통증 혹은 통증 없음, 관절 부종 • 모든 지면에서 지팡이 이용 혹은 지팡이 없이 독립 보행 • 무릎관절 및 엉덩관절 근육의 근력: MMT 등급 4/5에서 5/5 • 무릎관절 ROM: 0°–110° 이상 • 지속적인 균형 손상 • 레크리에이션 및 작업–관련 활동을 위한 심폐지구력의 지속적인 제한	• 지역사회 보행(지팡이 사용 감소) • HEP 지속: 신장, 저–강도, 과제–특이성 저항운동 • 지역사회–근거 적응 프로그램(3–4회/주): 유산소 컨디셔닝 – 고정형 자전거타기, 수영, 저–강도 에어로빅; 수술후 약 4–6개월에 저항기구의 선택적 사용으로 저–에서 중–강도 저항훈련 • 후기 기능적 훈련(무릎서기, 바닥에서 안전히게 일어서고 앉기) • 전체 활동으로 점진적 복귀; 평생 주의사항 및 활동 수정

무릎관절 관절성형술 이후 주의사항: 수술후 초기
(Precautions After Total Knee Arthroplasty: Early Postoperative Period)

주의: 일차 TKA 및 표준/보존적 수술접근법 이후 0–6주

WB 제한(외과의의 결정)

- 시멘트 고정: 수술후 즉시 내구성 있으면 WB
- 비시멘트 혹은 변종 고정: 초기 WB 없이 → 수술후 4–6주에 PWB
- 무릎관절 안정화를 위해 quads와 HS 근력이 충분할 때까지 지지없는 혹은 보조없는 FWB/CKC 운동은 연기

무릎관절 임모빌라이저 사용

- 무릎관절 폄을 유지하기 위하여 밤에 사용
- SLR 동안 폄근이 처지지 않을 때까지 보행 동안 사용

자세(Positioning)

- 무릎관절 굽힘 구축의 위험을 줄이기 위하여 다리를 올리고 바로 누운 자세나 앉은 자세에서 수술한 무릎관절 아래 베개 사용을 피함.

운동 및 도수치료기법(Exer & manual therapy techniques)

- 무릎관절 굽힘 동안 외과적 절개 부위 모니터
  - 절개 부위의 과도한 긴장 징후를 관찰(즉, drainage나 피부창백)
- 무릎관절의 M/L 안정성이 의문이면, 수술한 무릎관절에 내반/외반 스트레스를 피하기 위하여, 시멘트 TKA 이후 2주 동안, 비시멘트 혹은 변종 TKA 이후 4-6주 동안 옆으로 누운 자세에서 SLR 연기
- 저-부하 R-ROM 운동의 시작을 허용할 때 결정을 위해 외과의가 체크; 수술후 빠르면 2주 혹은 늦으면 3개월에 시작
  - PCL 제거된 TKA에서, 인공무릎관절의 아탈구/탈구의 위험을 경감하기 위하여 4-6주 동안 앉은 자세에서 저항된 무릎관절 굽힘은 연기
- 무릎관절 굽힘/폄을 증가시키기 위하여 TF 관절가동술은 인공물의 디자인에 따라 적당할 수도 있고 아닐 수도 있다.
  - 이런 기법을 시작하기 전에 외과의와 상의

TKA 이후에 인체활동 참여를 위한 추천 (Recommendations for Participation in Physical Activities After TKA)

강하게 추천(저-강도, 저-부하 활동; 유산소 컨디셔닝을 위한 전신에 기초한 중등도 혹은 고 강도에서 적합)

- 고정형 자전거
- 수영, 수중 에어로빅
- 보행
- 골프(골프카트 선호)
- 볼륨 혹은 스퀘어 댄싱
- 탁구

TKA 이전에 경험이 있다면 추천(중등도-강도 활동; 저 혹은 중등도 강도에서 수행 가능한 레크리에이션에 적합)

- 외부 자전거
- 속도/파워 보행
- 저강도 에어로빅
- 크로스컨트리 스키(기계나 실외)
- 탁구
- 테니스 복식

- 노젓기, 카누잉
- 볼링
- 아이스 스케이팅, 인라인 스케이팅

- **추천 안함**(고-강도, 고-부하 활동; 무릎관절 치환술에 최대의 기계적 스트레스를 야기하는 무릎관절 굽힘 동안 정점 부하)
  - 조깅, 달리기
  - 점핑활동
  - 농구
  - 배구
  - 테니스 단식
  - 야구, 정구
  - 고-강도 에어로빅
  - 계단 오르는 기계
  - 핸드볼, 라켓볼, 스쿼시
  - 축구
  - 체조, 덤블링
  - 수상스키

무릎넙다리뼈 기능부전 (Patellofemoral Dysfunction)

무릎관절 앞 통증의 원인 요인

- 직접적인 외상
- 과사용
- 해부학적 다양성 혹은 연부조직 및 근육 길이/근력 불균형으로 인한 부정-정렬로 인한 잘못된 무릎뼈 트레킹
- 퇴행
- 여러 요인의 결합

환자 상태

- 손상(다음 사항이 존재하거나 하지 않음)
  - VMO의 약화, 억제, 나쁜 동원과 흥분 타이밍
  - 무릎뼈 주변의 가쪽 지지띠, IT 밴드 혹은 근막 구조의 제한된 가동성
  - 무릎뼈의 안쪽 미끄러짐이나 안쪽 기울임 감소

- 엎친 발
- 팽팽한 GS, HS 혹은 RF 근육
- 방사된 무릎뼈 힘줄이나 무릎뼈 아래 지방대
- 무릎뼈 염발음
- 관절 삼출, 관절 잠김
- 엉덩관절 벌림근이나 가쪽돌림근의 약화

- 기능적 제한:
  - 계단 오르내릴때 무릎관절 조절의 손상이나 통증
  - 보행, 점핑, 달릴 때 통증
  - 무릎관절 연장된 굽힘자세(앉기/쪼그리기)에서 통증과 뻣뻣함

PF 기능부전: 비수술적 관리
(PF Dysfunction: Nonoperative Management)

초기: 최대보호기

- 휴식, 부드러운 ROM 그리고 통증없는 범위에서 quad와 HS set
- 증상을 악화시키는 활동 및 자세를 피함(즉, 계단오르내리기, 무릎을 구부리고 장시간 앉아 있기)
- 관절의 부하를 없애고 스트레스를 경감하기 위하여 보조기나 테잎으로 무릎뼈에 부목을 댄다.
- 비정상 무릎뼈 트레킹에 기여하는 생체역학적 손상을 평가한다.

중간기/후기: 중등도보호기 / 기능회복기

- 확인된 손상에 기여하는 생체역학적 힘을 수정한다.
  - 발 엎침을 수정하기 위한 발 보조기
  - 트레킹을 수정하기 위해 무릎뼈 테이핑
- 제한된 조직 유연성 증가
  - 무릎뼈 가동술: 무릎뼈의 안쪽 미끄러짐과 안쪽 기울임을 제공하고 가쪽을 따라 마찰 마사지
  - IT 밴드의 정지부 신장
- 기능적 조절을 위한 근육 수행력 개선
  - 근수축의 인식을 강화하기 위하여 근배(muscle belly) 위에 촉각 지시, 전기자극 혹은 생체역학을 이용하여 VMO 강조

- 통증-없는 자세에서 quad sets
- Quad 세팅하면서 SLR
- 통증-없는 자세에서 진행성 저항 등척성 운동
  - 통증-없는 범위와 강도 안에서 저항을 진전
- CKC 운동: PWB 간이-쪼그리기로 시작
  - 근지구력을 강조하고 굽힘 동안 발 위에 무릎관절이 위치하도록 조절하면서 FWB을 진전
- 계단을 내려올때나 CKC 무릎관절 굽힘 활동 동안에 무릎관절이 외반되면, 엉덩관절 벌림근과 가쪽돌림근 근력강화 운동
- 통증이 감소하면 활동-특이성 운동으로 진전
- 고-요구 활동을 위한 준비로 플라이오메트릭 훈련

PF 기능부전을 위한 관절경 가쪽지지띠 이완술: 수술후 관리 (Arthroscopic Lateral Retinacular Release for PF Dysfunction: Postoperative Management)

초기: 최대보호기(0-2주)

환자 상태	중재
• 수술절개부 통증/TTP • 중요한 수술후 관절 삼출 • 무릎관절 ROM 제한 • 근방호 • 반사성 억제로 인한 quads의 나쁜 활동; 폄근 처짐(lag) • 수술측 엉덩관절 근육 약화 • 제한된 WB에 대한 내성; 보행 보조도구 사용 요구(보조도구 사용없이 무통 보행 유형; 비내칭 성별과 앉기에서 서기, 서기에서 앉기 동안 WB) • 바루 선 자세 균형 손상 • 통증 및 무릎뼈 불안정의 감각으로 기능적 활동제한	• 수술한 다리에 냉치료, 압박, 간헐적 올림 적용 • 절개 부위가 치유될 때까지, 지지/안정화를 위한 무릎뼈 테이핑 • 환자 교육: 아래 설명된 운동을 HEP로 교육; 주의사항: 통증-유발 활동을 피함 • 발목관절-펌핑운동 • 목발이나 지팡이를 이용한 균형 활동, 보행, 그리고 기능적 훈련(내구성 있으면 WB) • 최대하 등척성 운동: quads, HS (quads의 수축의 질을 향상 시키기 위해 전기자극이나 생체되먹임) • 등급 I/II 무릎뼈 가동술

계속

환자 상태	중재
	• 엉덩관절과 무릎관절(통증-없는 범위)의 A-AROM → AROM: 뒤꿈치 미끄러짐, SLRs(바로 누운 자세, 옆으로 누운 자세, 엎드린 자세), 앉은 자세, 간이-쪼그림 자세, 그리고 벽-쪼그리기 동안 무릎관절 굽힘/폄 (수술한 다리의 PWB) • 저-강도 신장: HS, IT 밴드, GS

중간기: 중등도보호기(3-4주 또는 6주)

환자 상태	중재
• 최소한 통증 • 절개 부위 주변에 최소 염증 혹은 염증 없음 • 최소 관절삼출 • 무릎관절 PROM 최소 제한 • 최소 폄근 처짐 • 무릎관절 근육 근력: MMT 등급 4/5 • 엉덩관절의 지속적인 약화 (전형적으로 벌림근, 폄근) • 수술한 하지에 완전 체중지지 가능 • 앉기에서 서기, 서기에서 앉기 동안 비대칭적 정렬(수술측 엉덩관절 모음/안쪽돌림, 발 엎침) • 수술측 다리의 감소된 근지구력 • 장시간 바로 선 자세, 쪼그리기, 보행에 대한 내구성 감소 • 무릎관절 통증없이 점프, 깡충뛰기, 달리기 불가능	• 계단, 울퉁불퉁한 지면, 경사로에서 필요하면 보행 동안 지팡이 이용 • 필요하면, 무릎뼈 지지/안정성을 위해 무릎뼈 테이핑이나 슬리브 • HEP 수정: 아래 운동을 포함 • 자가-신장: Quads, HS, IT 밴드, GS • 등급 III 무릎뼈 가동술 및 TF 관절 가동술 (주의사항: 무릎뼈 가쪽 미끄러짐 안 됨) • 균형, 안정화, 고유수용성 훈련 • 저-부하 PRE: 몸통, 건강한 다리, 수술한 다리; 무릎관절 폄/굽힘, 엉덩관절 폄/벌림 강조; 다양한 엉덩관절/무릎관절 자세에서 등척성 운동 유지 - NWB/OKC 무릎관절/엉덩관절 운동: 커프웨이트나 가벼운 등급의 탄력밴드 사용 - CKC 운동(내구성 있으면 WB): 통증이 없다면, 부분 런지, 벽-쪼그리기; 바퀴달린 스툴에서 내딛기, 계단 오르내리기 - 하지의 근력강화를 위한 기능적 활동 (통증없는 범위): 상지의 지지 없는 대칭적 앉아서 일어서기 • 유산소 컨디셔닝, 근지구력 훈련: 수영, 보행

후기: 기능회복기(4–6주 이상)

환자 상태	중재
• 통증이나 관절 부종 없음 • 지팡이 없이 제한된 지역사회 보행 • 건측과 비교하여 수술측 무릎관절 근력은 75% • 수술측 엉덩관절 근육 약화 및 지구력 감소는 지속 • 무릎관절 ROM: 통증 없이 0°–120° 이상 • 고–요구 활동 동안 무릎뼈 불안정에 관한 감각(장기간 활동 동안 무릎뼈 테이핑이나 슬리브에 의존) • 점핑, 호핑, 장시간 보행, 달리기에 대한 제한된 내구성	• 지역사회 보행(지팡이 사용 감소) • HEP: 지속적인 신장, 저–에서 중–부하 PRE; 과제–특이성 PRE로 전이 • 지역사회–근거한 적응 프로그램 (3–4회/주): 유산소 컨디셔닝 (전동기계, 고정형 자전거, 수영, 저–강도 에어로빅); 저항기기 (다리 누름, HS 단위)의 선택적 사용; 몸통 안정화 및 균형 활동; 플라이오메트릭 훈련 및 민첩성 훈련 • 진행성 작업 및 스포츠 관련 활동: 작업 또는 레크리에이션 활동 동안 적당한 역학; 활동 동안 증상의 자가–관리; 필요하면 장시간 활동 동안 무릎뼈 테이핑이나 발보조기 사용

펌근기전 재배열(몸쪽 혹은 먼쪽): 수술후 지침 및 주의사항
[Extensor Mechanism Realignment (Proximal or Distal): Postoperative Guidelines & Precautions]

일반적인 지침 및 주의사항

- 가쪽 지지띠 이완술 이후 관리지침을 따르지만, 더 점진적으로 진전
- WB 활동 동안, quads 기전을 보호하기 위하여, 무릎관절 보조기(편 상태로 잠김)를 착용
- 과도한 무릎 굽힘이나 무릎관절 외반 스트레스, 복원된 안쪽 구조의 잠재적 파괴를 예방하기 위하여 접번된 범위 제한 무릎관절 보조기를 착용한 상태에서 A-AROM 및 AROM을 시작

- 바로 누운 자세에서 엉덩관절/무릎관절 A-AROM(굽힘/폄) 동안, 접번된 보조기가 처방되지 않았다면, 수술한 무릎관절 위에 외반 스트레스가 가해지는 것을 피하기 위해 반대쪽에 체중을 지지하고 선다.

- 몸쪽 혹은 먼쪽 재정렬 이후 적어도 12주 동안 quads의 최대 수의적 수축을 금기

몸쪽 재정렬술을 위한 특별한 고려사항
(안쪽 구조의 팽팽함과 VMO 근육의 진전)

- **무릎뼈 테이핑:** 쪼그리기 훈련 동안 중앙 혹은 약간 안쪽 자세에서 무릎뼈를 유지하도록 적용
- **WB 제한**
  - NWB → 폄 자세에서 잠긴 보조기를 착용하고 10-14일 동안 바닥에 댄 WB
  - 수술후 4-6주 후에 잠긴 보조기를 착용하고 FWB
  - 폄근 처침이 없으면 보조기 없이 FWB
- **관절가동범위 운동**
  - 가동범위 제한 보조기를 착용하고 수술후 수일 안에 시작
  - VMO의 연부조직 봉합을 보호하기 위하여 무릎관절 굽힘은 점진적으로 진전
  - 4주에 110°-120° 굽힘, 8-10주에 완전굽힘을 시도
- **WB/CKC 운동:** 4-6주 동안 수술한 다리에 FWB을 요구하는 한쪽 다리 운동은 금기

먼쪽 재정렬술을 위한 특별한 고려사항
(정강뼈 거친면과 무릎뼈 힘줄의 먼쪽/안쪽 이동)

- **WB 제한**
  - NWB → 폄 자세에서 잠긴 보조기를 착용하고 수술후 4주 동안 바닥에 댄 WB
  - 수술후 8주 혹은 이동된 정강뼈 거친면의 방사선상 치유 이후 잠긴 보조기를 착용하고 FWB
  - 폄근 처침이 없으면 보조기 없이 FWB
- **관절가동범위 운동**
  - 가동범위 제한된 보조기 착용하고 수술후 수일 안에 시작
  - 이동된 정강뼈 거친면과 무릎뼈 힘줄을 보호하기 위하여 무릎관절 굽힘은 점진적으로 진전(수술후 1주에 30°-60° 이상은 안됨)
  - 4주 후 90° 굽힘, 8-10주에 완전 굽힘을 시도
- **WB/CKC 운동:** 8주 동안 혹은 이동된 정강뼈 거친면의 방사선상 치유까지 수술한 다리의 한쪽 FWB은 금기

반달 복원술: 수술후 고려사항 및 주의사항

주의: 이 고려사항 및 주의사항은 반달이식이후 적용하지만, 진전률이 더 느리다.

재활 진전에 영향을 주는 요인

- 열상의 위치 및 크기: 손상된 부위와 그 부위의 혈관성
- 열상 유형 및 복잡성
- 복원기술 유형
- 봉합 고정의 안정성(봉합의 유형 및 횟수, 복원술 중 평가)
- 무릎관절 배열(정상, 내반슬, 외반슬)
- 재건이나 복원과 관계없이 부수적인 손상(인대, 연골결손)
- 다른 무릎관절병증(PF기능부전, 관절염)

일반적인 주의사항

- 말초영역 복원술 이후보다 중심영역 반달복원술 이후에 운동과 WB는 더 점진적으로 진전
- 운동이나 WB활동 동안에 무릎관절에서 딸깍거리는 느낌이 있다면
  - 복원된 반달의 열상을 의미

재활의 초기 및 중간기(0-12주)

- HS의 수축으로부터 뒤-병진력을 최소화하기 위한 무릎관절 굽힘을 수동적으로 시작
  - 앉은 자세에서 중력-보조 무릎관절 굽힘
  - 바로 누운 자세에서 엉덩관절 굽힘근을 이용한 뒤꿈치 미끄러짐
- 4주 동안 45°로 무릎관절 굽힘을 제한한 후, 8주 동안 점번된 가동범위 제한 보조기를 사용하여 60°-70°로 제한
  - 무릎관절 굽힘이 60°-70°는 복원된 반달 위에 뒤-병진력을 제공하여 초기 치유 동안 이동위험이 증가
- 무릎관절 굽힘은 점진적으로 진전, 특히 중심영역 복원
  - 심폐컨디셔닝을 위해 고정형자전거를 사용한다면, 무릎관절 굽힘을 제한하기 위해서 가능한 한 의자높이를 올림
- PWB/CKC 운동을 허용할 때, 간이-쪼그리기, 바로 선 자세에서 벽 미끄러지기, 그리고 부분 런지 동안 무릎관절 제한

- 약 8주까지 leg-press machine의 사용을 연기
  - 0°-60° 가동범위 안에서 무릎관절 ROM을 포함
- 약 8주까지 HS 구부리기(엎드린 자세나 바로 선 자세) 연기
- 복원된 반달 위에 돌림 스트레스를 최소화
  - 뒤꿈치 미끄러짐 및 CKC 운동 동안 엉덩관절 돌림은 중립 유지
  - 바로 선 자세 균형 활동 혹은 축회전 동안 수술한 다리 위에 비틀림 동작은 금기

후기/재활의 기능회복기 (12주)

- 적어도 4-6주 동안 깊은 쪼그리기, 깊은 런지, 비틀기, 축회전을 포함한 과제-특이성 운동은 금기
  - 무릎관절 굽힘 각도가 크면 클수록, 복원된 반달에 스트레스가 크다.
- 무릎관절 완전 굽힘 자세에서 연장된 쪼그리기 금기
- 5-6개월까지 조깅/달리기는 연기
- 반복적인 고-수준 관절 압박 및 무릎관절 위에 전단력을 포함하는 레크리에이션과 스포츠 활동은 금지

무릎관절의 인대 손상 (Ligament Injuries of the Knee)

손상의 일반적인 기전

- ACL : 수축기전과 비수축기전으로 손상 발생
  - 가장 일반적인 수축 손상: 무릎관절 가쪽, 외반력의 원인
  - 비수축성 손상: 무릎관절의 강력한 젖힘과 정강뼈에 가쪽돌림 스트레스
- PCL : 무릎관절 굽힘 동안 정강뼈 앞에 강력한 타격
- MCL : 무릎관절에 외반력
- LCL : 무릎관절 가로질러 외상성 내반력
- "불행 삼주징(unholy triad)": ACL, MCL 그리고 안쪽반달(medial meniscus) 손상

환자 설명

- **손상(초기-급성)**
  - 손상 후 보통 수시간에 관절삼출: 관절굽힘 25°
  - 관절주머니의 혈관 손상이 있으면 즉시 관절부종
  - 등급 I/II 손상 안에 스트레스로 통증
  - 등급 III 손상 시 불안정성
  - 제한된 ROM

- **기능적 제한**
  - 급성일 때, 무릎관절에 체중부하하지 않는다; 보행에 요구되는 보조도구
  - 완전 열상일 때, 무릎관절은 불안정하다.
  - ACL - 결함 무릎관절로 장시간 보행:
    - 이차적인 제한(LCL 및 뒤-가쪽 관절주머니) 스트레스
    - quads 회피보행 발달: 보행의 입각기동안 무릎관절에 굽힘 모멘트 양의 감소

인대손상: 비수술적 관리
(Ligament Injuries: Nonoperative Management)

초기: 최대보호기(1-3주)

- 냉치료, 압박, 및 다리 올림
- 보행 동안 관절보호
  - 목발로 내구성 있을 때 PWB
  - 보호용 보조기
  - 안선 이동: 손상측 다리에 축회전 금지
- 무릎뼈 가동술(등급 I 및 II)
- 운동
  - quads 및 HS 세팅운동
  - SLR 및 엉덩관절 모음(잠심 보호용 보조기)
  - 부종이 감소하면 A-AROM → AROM

중간기: 중간보호기(3-6주)

- 보조도구 없이 보행으로 진전; 보호용 보조기 지속
- 가동성 증가(바로 누운 자세 벽-미끄러짐, 무릎뼈 가동술, 고정형 자전거)
- 기능적 조절 위해 무릎관절 근육 수행력 개선
  - 다-각도 등척성 운동(quads, HS); SLR 및 엉덩관절 모음
    - 폄근 처짐이 있을 때 quads에 전기자극
  - OKC 저항 및 CKC 운동; 필요하면, 보호용 보조기 착용
  - 주의사항: 손상된 인대에 스트레스를 주는 범위는 피함
    - ACL: 다음에서 스트레스 발생
      - OKL 무릎관절 폄(40°→0°) 다리 먼쪽에 저항
      - CKC 무릎관절 굽힘 60°-90° 사이에 쪼그리기
    - PCL: OKC 무릎관절 굽힘(HS 구부러짐)에서 스트레스 발생
    - MCL: OKC 엉덩관절 모음에서 스트레스 발생
    - LCL: OKC 엉덩관절 벌림에서 스트레스 발생
  - 안정화 및 균형 훈련
  - 심폐지구력(자전거, 수영, 스키; 보행/조깅으로 진전)

후기: 기능회복기(6-8주 이후)

- OKC PRE 진전(위의 주의사항을 참조)
- CKC 운동 진전(점핑, 호핑, 방향성 런지, 플라이오메트릭으로 진전)
- 안정화 및 균형훈련 진전
- 민첩성 훈련("8자", 자르기)
- 심폐지구력(달리기) 진전
- 스포츠-/작업-특이성 훈련

관절경 ACL 재건(뼈-무릎뼈 힘줄-뼈 자가이식); 수술후 관리 [Arthroscopic ACL Reconstruction (Bone-Patellar Tendon-Bone Autograft): Postoperative Management]

초기: 최대보호기(0-4주)

환자 상태	중재
• 절개 부위에 통증/염증/TTP • 심한 관절삼출 • 제한된 수동 및 능동 무릎관절 ROM • 제한된 무릎뼈 가동술 • 근방호 • 반사성 억제로 기인한 quads의 수의적 활동 감소 • 수술측 엉덩관절 근육의 약화 • 수술측 다리의 제한된 WB • 바로 선 자세 균형 손상 • 기능적 활동의 독립성 제한	• 통증/부종 조절: 냉치료, 수술측 다리 간헐적 올림, 발목관절 펌핑운동, 등급 I/II TF 관절 진동 • 보호 위한 관절제한 접번된 보조기 혹은 무릎관절 임모빌라이저 (관절가동범위 운동을 제외한 완전 폄 안에 잠김) • 처방되면, CPM • 환자교육: 다음의 중재를 HEP로 교육; 주의사항 재검토(210쪽 참조) • 보행, 균형, 그리고 목발과 잠긴 보조기를 사용한 기능적 훈련(PWB → 내구성 있는 WB) • 최대하 등척성: quads, HS(quads 세팅 운동 및 바로 누운 자세에서 무릎관절을 유용한 범위에서 완전히 펴고, 보조 SLR; 동시-수축: quads, 앉아 있는 동안 HS; quads에 전기자극 혹은 생체되먹임) • 등급 I/II 무릎뼈 가동술 • 중력-보조 무릎관절 ROM(통증-없는 부위): 완전 폄 강조(무릎관절 폄 증가: 바로 누운 자세에서 뒤꿈치를 받쳐주거나 엎드려서 매달리기; 무릎관절 굽힘 증가: 바로 누운 자세 벽-미끄러짐, 앉아 있는 동안 다리 매달리기) • 무릎관절의 AROM(통증-없는 범위): CKC (PWB → 내구성 있는 WB): 경사썰매 위에 바로 선 자세에서 양쪽 간이-쪼그림, 체중-기울임 및 바로 선 자세에서 무릎관절 끝범위 폄;

계속

환자 상태	중재
	바퀴달린 스툴 위에서 앞/뒤로 내밀기; OKC: 2~3주에 앉은 자세에서 무릎관절 폄 (90°-40° 범위); 바로 누운 자세에서 HS 구부리기 • 몸통 안정화 운동 • 엉덩관절 운동: 폄 자세에서 잠긴 무릎관절 보조기 4-자세 SLRs (바로 누운 자세, 옆으로 누운 자세, 엎드린 자세) • 발목관절운동: 뒤꿈치/발가락 올리기 (폄 자세에서 잠긴 무릎관절 보조기) • 유산소 컨디셔닝을 위한 상체 에르고미터 (ergometry)

중간기: 중등도 보호기(5-10주)

환자 상태	중재
• 무릎관절 통증 및 관절 삼출 최소화 • 절개 부위 주변에 최소 염증 혹은 염증 없음 • 무릎관절의 PROM: 적어도 0°-110°; 최소 이하 폄근 처짐에서 능동 무릎관절 폄 • quads의 양질의 수의적 활동 • 무릎관절 근육의 근력: MMT 등급 3+/5~4/5; 비수술측 무릎관절과 비교하여 quads 60% 근력 • 수술측 다리의 근지구력 감소 (연장된 서기 및 보행에 대한 감소된 내구성) • 고유수용성감각의 인식 감소 • 바로 선 자세 균형 손상	• 모든 지면에서 보행훈련 (내구성 있으면 WB → 완전 WB): 폄근 처짐이 지속되면 보조기 및 지팡이 사용 (대칭성 보행 및 무릎관절 조절을 연습하기 위해 잠김 없는 보조기 착용하고 전동기계 보행) • HEP 수정 및 지속 • 자가-신장: quads, HS 지속 • 필요하면 등급 III 무릎뼈 및 TF관절 가동술 • 진행성 균형, 안정화, 및 고유수용성감각 훈련 (안정한 표면 → 불안정한 표면, 양쪽 서기 → 한쪽서기로 진행) • 다-각도 저항 등척성 훈련: quads, HS (전기자극을 추가)

환자 상태	중재
• 비대칭적 보행 유형(보호용 보조기 없이 내구성 있는 WB) – 보호용 보조기 (폄근 처짐 없으면 제거); 운동 및 WB 활동을 위한 기능적 보조기: 6-8주에 외과의가 처방 • 팔 지지없이 비대칭성 앉기에서 서기 및 서기에서 앉기	• 저-부하 PRE: 체간, 건강한 다리, 수술한 다리(보조기 착용하는 동안) – OKC 무릎관절 굽힘/폄 (90°-40° 범위 → 6주에 90°-30° 범위) 엉덩관절 운동: 커프 웨이트나 가벼운-등급 탄력밴드 – CKC 진행(내구성이 있는 WB): 앉은 자세에서 leg press(60°-0°), 바로 선 자세에서 벽-미끄러짐 (0°-60° 범위), 부분 런지, 양다리 → 한 다리, 부분 쪼그림, 계단 오르내리기(앞, 가쪽) 가능하면 FWB, 전동기계 위에서 역-보행 – 기능적 및 스포츠-특이성 다리 근력강화: 팔 지지없이 대칭적 앉기에서 서기, 작은 물체 위에 오르기, 밴드-보행, 고-속도 계단 오르내리기(8-10주) • 유산소 컨디셔닝 및 근지구력 훈련: 고정형자전거, 수영, 크로스-컨트리 스키, 계단-스텝퍼 기계, 보행 프로그램 (8-10주)

후기: 기능회복기(11-24주 이후)

환자 상태	중재
• 이전 활동 이후 동증이나 관절 삼출 증가 없음 • 모든 지면 위에서 독립적으로 보행하는 능력 • 통증 없이 한쪽 부분-쪼그림 수행 가능 • 섬씽, 호핑, 달리기할 때 통증	• 지역사회 보행 • 중간기 운동을 지속: 신장, 저-에서 중등도-부하, 과제-특이성 PRE • 지역사회-근거한 저응력 프로그램 (3-4회/주) – 처방이 있으면, 운동 동안 기능적 보조기 사용

계속

환자 상태	중재
• 관절의 불안정성을 측정할 수 없음 (기능적 보조기 없이 높은 강도의 활동 동안 무릎의 불안정성 감각의 가능성 있음) • 무릎의 관절가동범위(수동적 그리고 능동적): 0°→ 125°, 통증 없는 범위 • 수술한 쪽 엉덩이/무릎 근육의 근력약화와 지구력을 측정할 수 있음 (수술한 무릎의 도수근력검사 4-5 등급; 손상받지 않은 쪽과 비교하여 넙다리네갈래근의 근력은 75%) • 대칭적 보행 패턴, 그리고 상지 지지 없이 앉아서 일어서기 • 반복적인 점프, 뛰기, 지속적인 걷기 또는 조깅, 서기(1시간 이내)에 대한 지속적으로 제한된 저항력이 있음	– PRE: 저항기구의 선택적 사용; 점진적 CKC 운동; 통증이 없으면, 점진적 OKC 운동(90°–30° → 90°–15° 범위) – 몸통 안정화 및 후기 균형 훈련 – 유산소 컨디셔닝: 전동기계 운동, 고정형 자전거, 수영, 장기간 보행 – 점핑/달리기로 진전: 속도 증가, 방향 변경, 가속/감속 • 플라이오메트릭 훈련 (양다리 → 한 다리 서기) • 점진적 민첩성 훈련 〔"8자", 교대적(cross-over) 깡충뛰기, 기술-특이성 유형〕 • 작업- 이후 스포츠-특이성 훈련 • 6-8개월 이후 완전-활동으로 회복

ACL 재건술: 수술후 운동 주의사항
(ACL Reconstruction: Postoperative Exercise Precautions)

저항훈련 – 일반적인 주의사항

- 뼈-무릎뼈 힘줄-뼈 이식 이후 보다 HS 힘줄 이식 재건술 이후 더 점진적으로 운동 진전
- HS 힘줄 이식되면, 무릎관절 굽힘근을 주의해서 근력강화 진전
- 무릎뼈 힘줄 이식하면, 무릎관절 폄근 근력강화 진전

WB/CKC 운동

- 폄 자세로 잠긴 보호용 보조기를 착용하고 운동 (체중 기울임, 뒤꿈치/발가락 올림) 시작
  - 잠김 없는 보호용 보조기를 착용하고 운동(간이-쪼그림, 부분 런지)으로 진전
- 재활 초기: 무릎관절 굽힘*의 60°–90° CKC quads 근력강화를 피함

- 쪼그릴 때, 엉덩관절이 정강뼈 위에 전단력 증가와 ACL 이식 부분 위에 과도한 스트레스 위험을 피하기 위해 내릴 때, 무릎관절이 발가락 앞으로 움직이면 안 됨.
- 완전 수동 및 *능동(active)* 무릎관절 폄이 가능할 때까지 한 다리 운동(수술한 다리 위에 FWB)은 연기
- 처발되면, 후기 WB 운동 동안 기능적 무릎관절 보조기를 착용하고 이동

- **NWB/OKC 운동**
  - 재활 초기: 무릎관절 폄 30°-40° 무릎관절 굽힘에서 완전 폄*으로 저항 OKC 운동은 피함
  - 엉덩관절 근육 근력강화할 때, 무릎관절 조절이 가능할 때까지 무릎관절 위에 저항을 위치
  - HS보다 quads에 더 주의깊게 저항을 진전
  - quads 근력강화 운동 동안 정강뼈 먼쪽에 저항 적용은 피함*; 저항의 위치를 더 몸쪽으로 하는 것은 선택

***주의:** 이 자세에서 quads의 수축과 범위는 가장 큰 앞 정강뼈 병진을 야기하고, 치유 초기 이식에 잠재적인 과도한 스트레스를 야기할 수 있다.

ACL 재건술 이후에 고-요구 활동으로 회복에 대한 기준
(Criteria to Return to High-Demand Activities Following ACL Reconstruction)

주의: 다음 기준은 임상적 전문지식 기초한다[Kvist 2004, Myer 2006, Wilk 2003]

- 무릎관절 통증이나 관절 삼출 없음
- 완전 능동 무릎관절 ROM
- quads 근력: 반대측이나 정점 토그/체중의 85% 이상(300°/sec 및 180°/sec)
  - 남성: 각각 40% 및 60%
  - 여성: 각각 30% 및 50%
- HS 근력: 반대측의 100%
- HS/quads 비율: 70% 초과
- 수술 후 무릎관절 불안정("무너짐") 없음
- 축이동 검사 음성
- 무릎관절 안정성(관절측정기로 측정된): 재건된 측과 비손상측 사이 차이는 3 mm 미만
- 고유수용성감각 검사: 100%
- 기능적 검사(호핑, 점핑, 쪼그리기 검사): 반대측이나 정상값의 85% 이상

- 국제무릎관절문서화위원회(International Knee Documentation Committee)의 객관적 무릎관절 평가 형식과 같은 포괄적, 정량적 무릎관절 기능 측정도구에 적용한 환자-보고 점수

PCL 재건술: 수술후 운동 지침 및 주의사항
(PCL Reconstruction: Postoperative Exercise Guidelines & Precautions)

일반적 지침 및 주의사항

- 중력 및 근수축으로 정강뼈의 후 병진 최소화
- quads 근력강화 강조: HS 근력강화 주의깊게 진전
- 정강뼈 위에 과도한 뒤쪽 전달력과 PCL 이식의 잠재적인 파괴를 만드는 운동과 활동은 피함

재활의 초기 및 중간기(수술후 0-12주)

- **등척성 운동:** 폄 자세에서 잠긴 무릎관절 보호용 보조기를 착용하고 수술 후 즉시 quads 세팅운동 시작

- **ROM 운동**
  - 중력-보조자세로 HS가 이완된 채(즉, 앉이 있거나 바로 누운 자세에서 벽-미끄러짐 동안) 무릎관절 굽힘 시작

- **WB/CKC 운동**
  - 약 8주 동안 수술한 다리에 WB(50% 미만) 제한
  - 수술 후 8주 동안 폄 자세로 잠긴 보호용 보조기를 착용하고 양쪽 뒤꿈치/발가락으로 수행
  - 8주 후나 무릎관절 능동 ROM 0°-90°이 가능할 때, 잠김 없는 보조기를 착용하고 CKC 운동(간이-쪼그리기, 무릎관절 끝범위 폄, 부분 런지)을 수행
  - 쪼그리기 운동 동안, 과도한 몸통 굽힘 피함(HS의 활동 증가의 원인)

- **NWB/OKC 운동**
  - 수술후 첫 주 동안, 엉덩관절 근육의 근력강화를 위한 4-자세 SLRs을 시작; 폄 자세에서 잠긴 보호용 보조기 유지; 무릎관절의 몸쪽에 저항 적용
  - HS 근력강화 운동 이전에 quads 근력강화 운동 시작
  - 수술 후 6-12주 동안 중력 저항이나 웨이트(즉, 엎드린 자세나 바로 선 자세)에 대항하여 OKC, 무릎관절 능동 굽힘은 연기

재활의 후기(12주 이후)

- 저항된 HS 구부리기를 수행할 때, PCL 이식에 찰과상을 최소화하기 위하여, 저-부하 및 저-반복을 사용
- 5-6개월 동안 HS 중등도에서 고-부하 저항훈련(즉, HS 구부린 자세에서 사용) 연기
- 내리막 경사로에서 보행(walking), 조깅(jogging), 하이킹(hiking)은 피함
- 한 발이나 두발로 서서 빠르게 감속하면서 무릎관절 굽힘을 포함한 활동은 피함.
- 적어도 9개월 동안 고-요구, 작업이나 스포츠-특이성 운동으로의 회복은 지연
  - 처방이 되면, 고-요구 활동 동안은 기능적 무릎관절 보조기를 착용한다.

제 7 장

아래다리, 발목관절, 발(Leg, Ankle, Foot)

아래다리, 발목관절 그리고 발 재활을 위한 지침 (Guidelines for Leg, Ankle, & Foot Rehabilitation)

아래다리, 발목관절 그리고 발의 기능적 사용을 회복하기 위해, 다음의 사항을 발전 혹은 개선한다:

- 엉덩관절, 무릎관절 그리고 발목관절 근육의 협응된 신경근 반응/조절을 포함하는 기능적 활동을 위한 균형, 안정화 그리고 내구성
- 기능적 ROM을 위한 관절 및 연부조직 가동성:
  - 목말종아리관절 움직임(목말밑): 대부분의 활동을 위해 25°-50° 발등굽힘/발바닥굽힘; 정상 보행주기 동안 7°-25° 발등굽힘/발바닥굽힘
  - 목말밑관절 움직임: 22°-12° 안쪽번짐/가쪽번짐; 평편한 바닥이나 울퉁불퉁한 바닥 위에서 보행하기 위해 38°-34° 벌림/모음
  - 첫 번째 발가락의 MTP: 보행주기 입각기 말기에 뒤꿈치를 들기 위해서 85% 폄
- 아래다리, 발목, 그리고 발의 안근과 밖근 사이 근력 및 가동성의 균형
- 안전한 신체역학, ADL, IADL 및 작업/스포츠 활동
- 심폐지구력

ROM 증가를 위한 운동 (Exercises to Increase ROM)

관절 가동술

관절 미끄러짐 방향에 대한 안내

생리학적 움직임	관절 미끄러짐(열린사슬)
목말종아리관절(talocrural joint)	**목말뼈의 운동**(motion of talus)
• 발등굽힘(dorsiflexion)	• 뒤(posterior)
• 발바닥굽힘(plantal flexion)	• 앞(anterior)
목말밑관절(subtalar joint)	**발꿈치뼈 뒤쪽 관절면 운동**
• 안쪽번짐(inversion)에서 뒤침	• 가쪽(lateral)
• 가쪽번짐(eversion)에서 엎침	• 안쪽(medial)
목말발배관절(talonavicular joint)	**발배뼈의 운동**(motion of navicular)
• 뒤침(supination)	• 발바닥 및 안쪽(plantal & medial)
• 엎침(pronation)	• 등쪽 및 가쪽(dorsal & lateral)

관절 미끄러짐 방향에 대한 안내 – *계속*	
생리학적 움직임	관절 미끄러짐(열린사슬)
발허리발가락 및 발가락사이관절 (Metatarsophalangeal & interphalangeal joints) • 굽힘(flexion) • 폄(extension)	**발가락뼈의 운동** (motion of phalanges) • 발바닥(plantar) • 발등(dorsal)

목적: 뒤쪽으로 아탈구된 종아리뼈머리의 복원 기법: TF관절 몸쪽에서 종아리뼈머리의 앞쪽 미끄러짐 • 한 손으로 몸쪽 정강뼈(tibia) 고정 • 몸쪽 종아리뼈의 뒤쪽 면에 다른 손이 바닥을 놓음	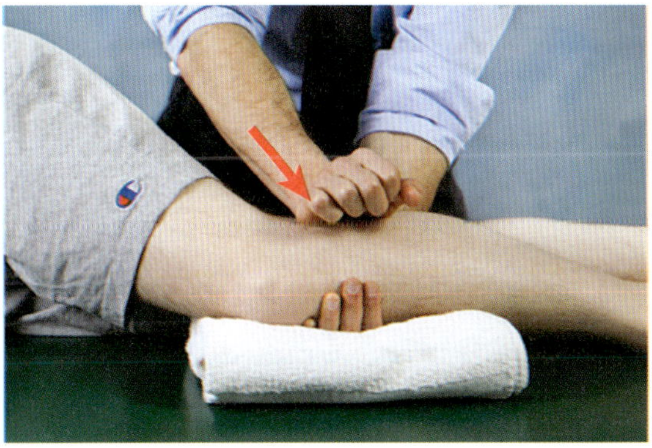
목적: 목말종아리뼈 신연 (talocrural joint distraction) 기술: 긴–축 견인	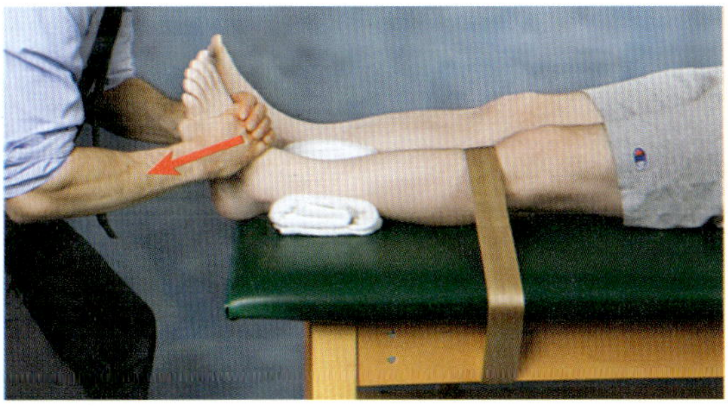
목적: 발목관절 발등굽힘 (ankle dflex) 증가 기술: 목말뼈 뒤쪽 미끄러짐	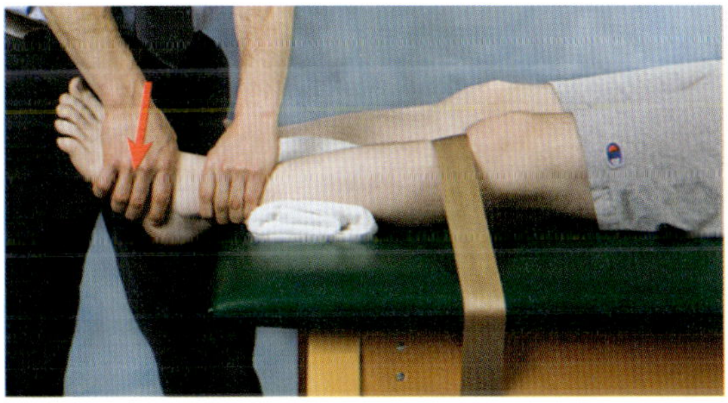

계속

목적: **발목관절 발바닥굽힘 증가**
기법: 목말뼈 앞쪽 미끄러짐

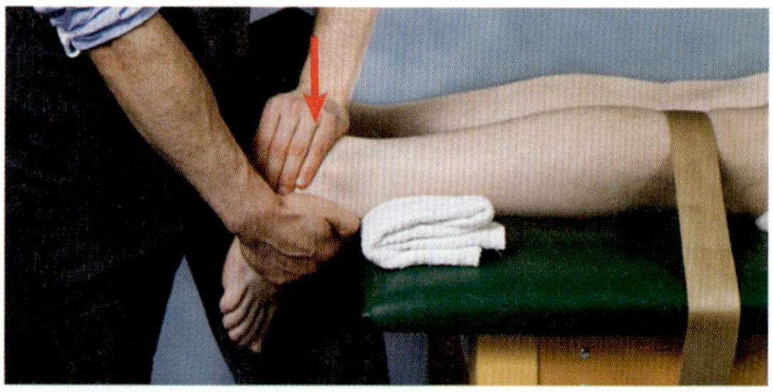

목적: **목말밑관절 신연**
기법: 긴-축 견인
- 환자의 발바닥을 치료사의 엉덩관절로 막고, 발목관절을 발등굽힘하여 목말뼈 고정

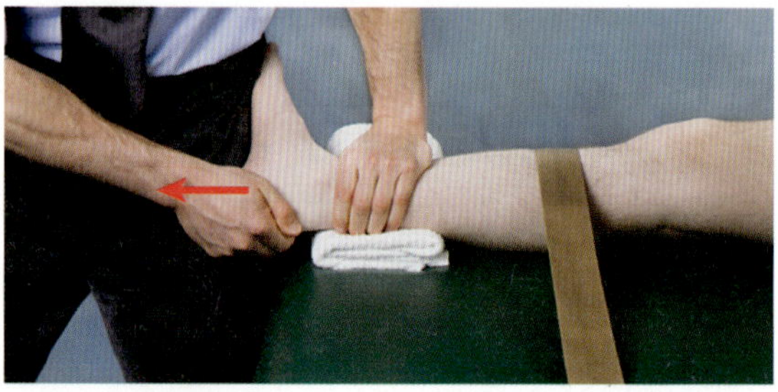

목적: **발목관절 안쪽번짐 증가**
기법: 발꿈치뼈 가쪽 미끄러짐
- 환자 자세: 옆으로 누운 자세
- 환자의 발바닥을 치료사의 엉덩관절로 막고, 발목을 발등굽힘하여 목말뼈 고정
- 탁자 표면에 수직으로 발꿈치뼈에 가쪽 미끄러짐 적용

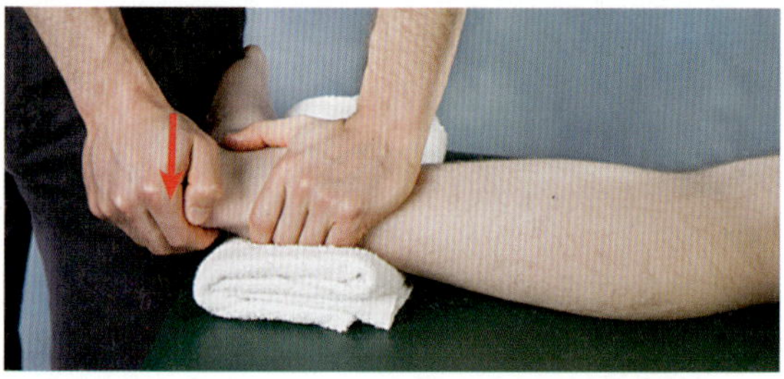

목적: **발목관절 안쪽번짐 증가**
기법: 발꿈치뼈의 안쪽 미끄러짐
- 목말뼈 고정
- 탁자 표면에 수직으로 발꿈치뼈에 가쪽 미끄러짐 적용

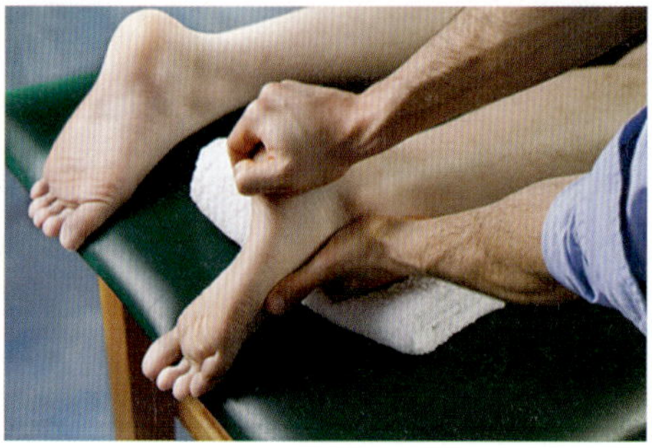

추가 관절 가동술 기법 (그림 없음)
- **발목뼈사이관절-뒤침을 위해 발의 아치를 증가시키기 위해:** 고정된 몸쪽 발목뼈를 대항하여 먼쪽 발목뼈의 발바닥쪽 미끄러짐, 혹은 먼쪽 발목뼈를 고정하고 몸쪽 발목뼈의 발등쪽 미끄러짐; **엎침을 위한 발의 아치 감소 위해:** 고정된 몸쪽 발목뼈에 대항하여 먼쪽 발목뼈의 발등쪽 미끄러짐
- **MTP 관절** – 보행주기 동안 말기입각기를 위해 폄 증가: 고정된 발허리뼈머리에 대항하여 몸쪽 발가락의 발등 미끄러짐

움직임 가동술(Mobilization With Movement)

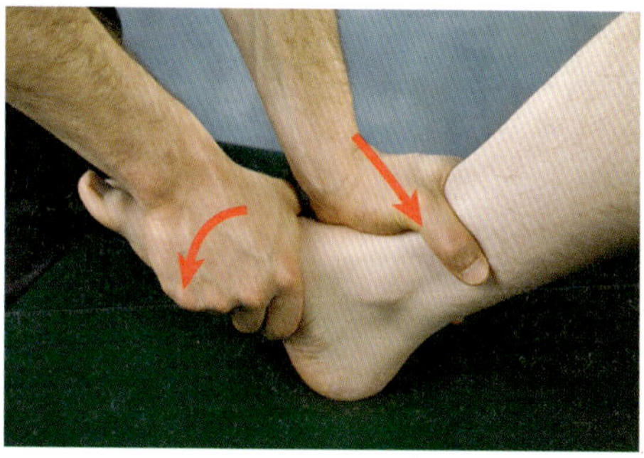

목적: **발목관절 발바닥굽힘 증가**

기법:

- 환자는 바로 누운 자세에서 엉덩관절 및 무릎관절 굽힘; 탁자 이에 뒤꿈치를 놓음
- 목말뼈가 발바닥굽힘으로 움직이는 동안 정강뼈에 뒤쪽 미끄러짐 적용

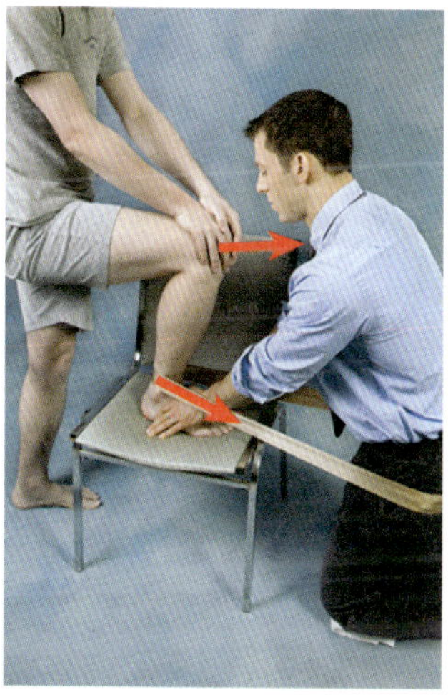

목적: **발목관절 발등굽힘 증가**

기법:

- 의자 위에 발 고정
- 가동술 벨트로 정강뼈에 앞쪽 미끄러짐(glide) 적용
- 발목관절의 발등굽힘을 위해 환자의 체중을 앞으로 기울임(런지)

주의사항: 움직임이 통증을 유발해서는 안 된다.

신장(Stretching)

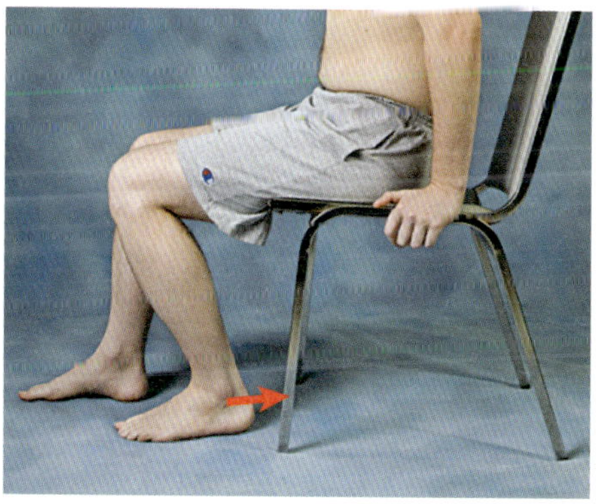

목적: **가자미근 신장 (발목관절 발등굽힘 증가)**

기법:

- 바닥에 뒤꿈치를 대고 발을 뒤쪽으로 미끄러짐

계속

목적: 발목관절 발바닥굽힘근 신장(발목관절 발등굽힘 증가)

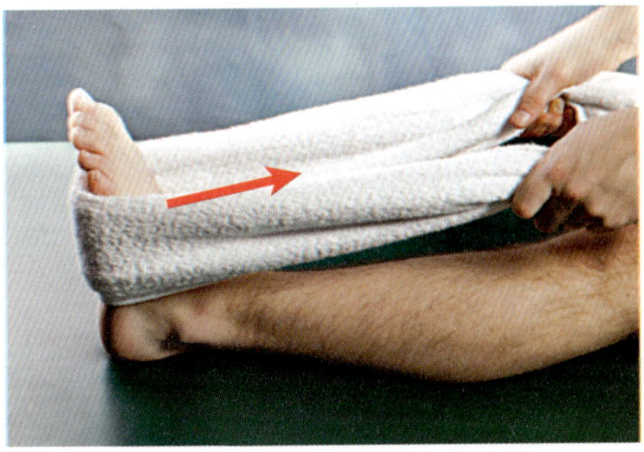

기법: 수건/벨트로 발뒤꿈치 코드를 신장

- 긴-앉은 자세
- 가자미근 신장을 위해 GS 신장하면서 무릎관절을 폄 자세로 유지하거나 약간 굽힘 자세로 유지

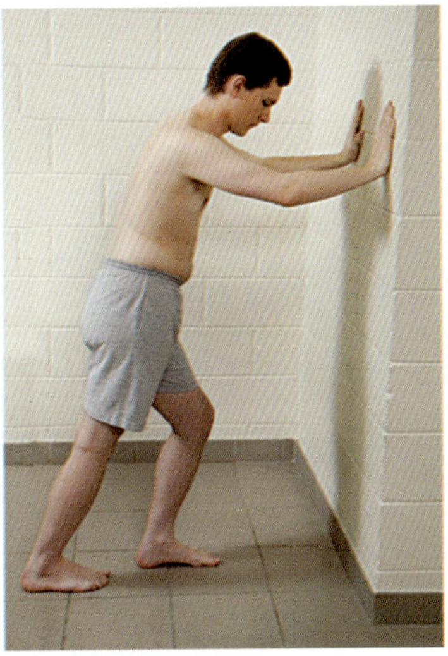

기법: 벽 신장-바로 선 자세

- 발을 약간 안쪽으로 위치

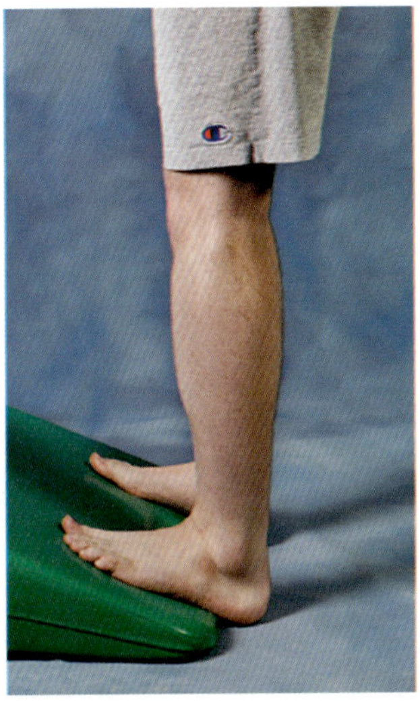

기법: 웨지 위에서 양쪽 신장

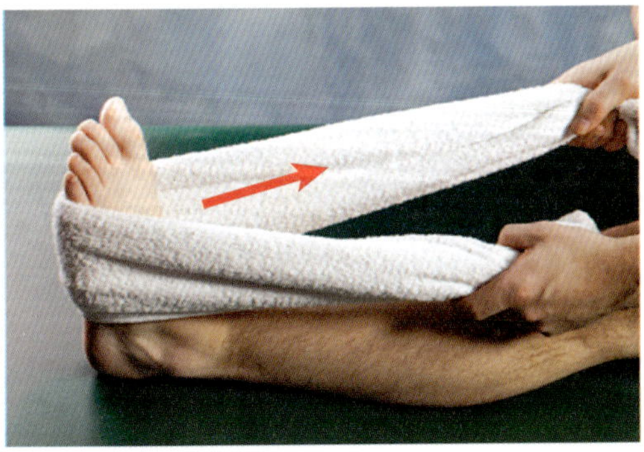

목적: 발의 가쪽이나 안쪽 구조의 신장 (각각 안쪽번짐 혹은 가쪽번짐을 증가)

기법: 수건 신장-긴-앉은 자세

- 앞발 아래 수건을 둠
- 발의 안쪽번짐을 위해 수건의 안쪽을 발의 가쪽번짐을 위해 가쪽을 당김

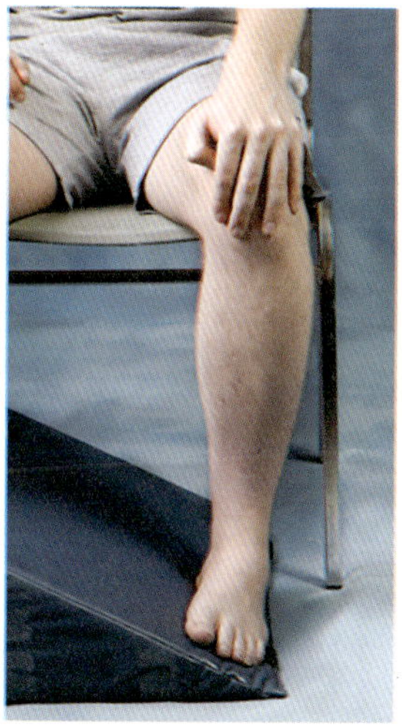

목적: **발의 가쪽 구조(lateral structures) 신장 (안쪽번짐 증가)**

기법:

- 웨지 위에 발을 놓음
- 엉덩관절 벌림을 막기위해 중립위에 아래다리를 고정
- 신장력을 적용하기 위해 무릎관절 위의 위다리 먼쪽을 아래로 내림

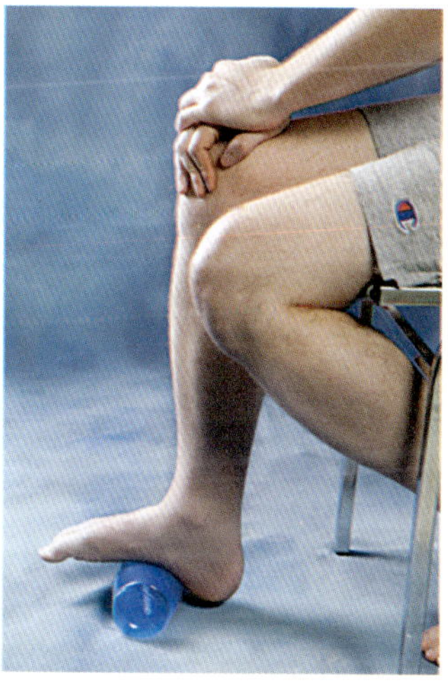

목적: **발바닥근막(plantar fascia) 신장**

기법: 발바닥근막의 심부 마사지

- 손으로 무릎관절을 아래로 밀면서 단단한 실린더(플라스틱 물병이나 캔)를 앞뒤로 굴림

목적: **발가락 굽힘근(toe flexors) 신장(MTP 폄 증가)**

기법: 앉은 지세

- 발가락은 바닥에 붙인 상태에서 발뒤꿈치를 올림

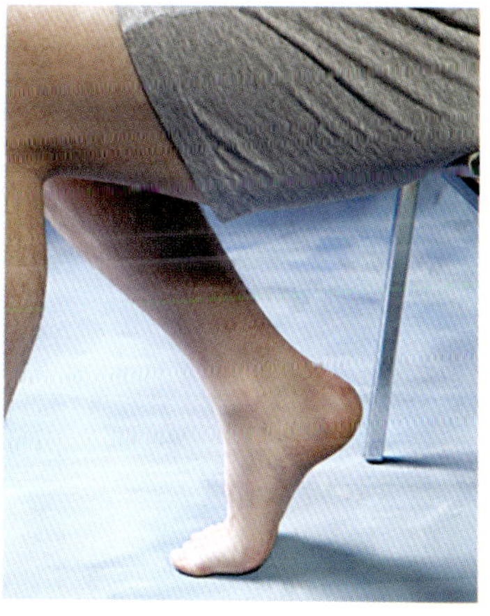

계속

목적: **발가락 굽힘근 신장(MTP 폄 증가)**

기법: 바로 선 자세

- 한 발을 전방으로 내딛음
- 뒤에 있는 발은 발가락은 바닥에 붙인 상태에서 발뒤꿈치를 올림

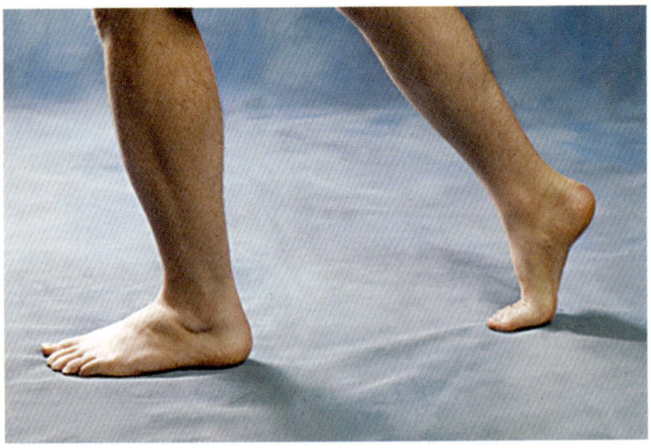

목적: **발가락 폄근 신장(발가락 굽힘 증가)**

기법: 능동 신장

- 바로 선 자세나 의자에 앉은 자세
- 스툴이나 책 위에 올라가서 발가락은 가장자리에 위치
- 능동적으로 발가락을 구부림

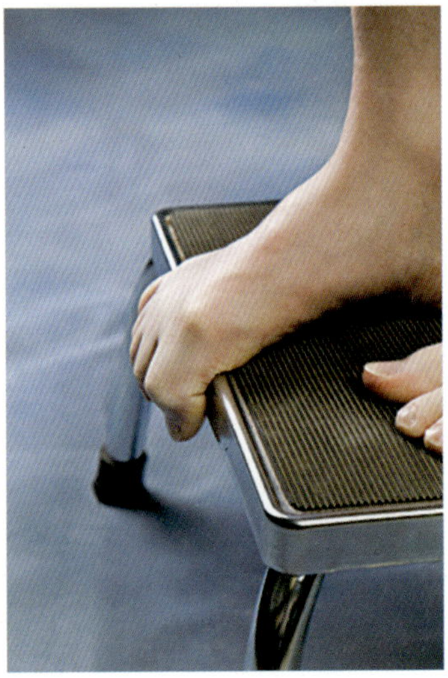

근육 수행력 개선을 위한 운동 (Exercises to Improve Muscle Performance)

주의: 다리 근육의 안정성, 근력 그리고 일률의 발전을 위해 설계된 추가적인 운동을 위해서는 5, 6, 8장을 참고.

협응력 및 신경근 조절

목적: **발목관절 및 발 근육의 능동적인 조절 및 협응된 운동의 발달**

기법: 흔들판 위에서 발목관절 발등굽힘 및 발바닥굽힘

- 앉은 자세에서 수행; 선 자세로 진전

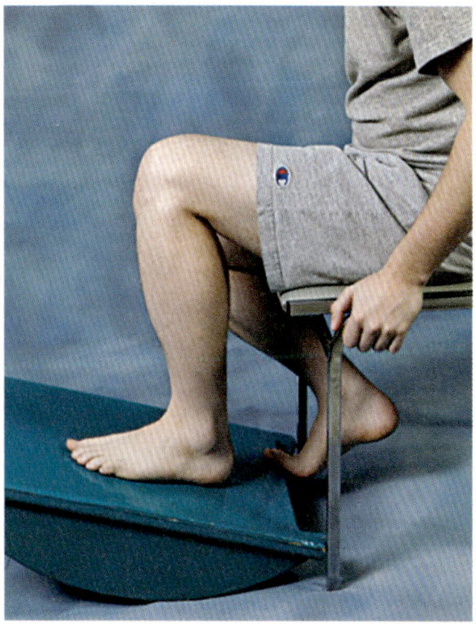

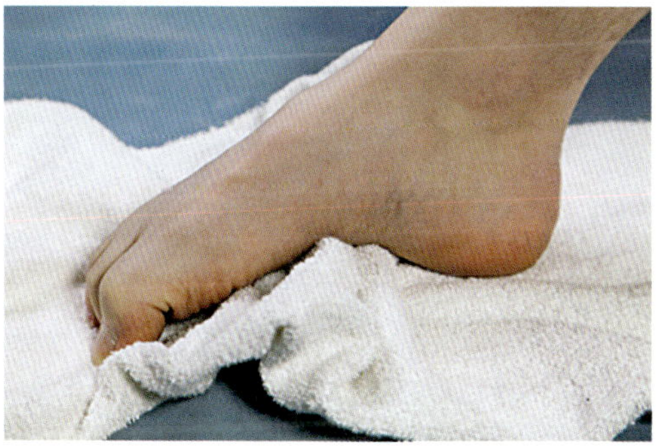

기법: 바닥에 수건이나 화장지를 놓고 구기기

- 바닥 위에 뒤꿈치를 대고 유지
- 수건을 구기기 위해 발가락을 굽히고 편다.

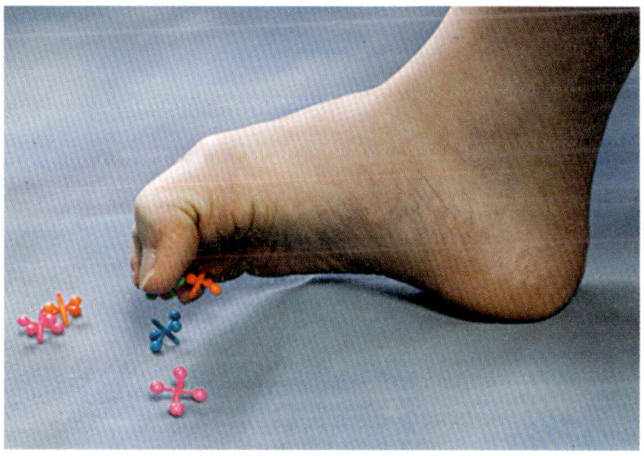

기법: 발가락으로 작은 물체 잡기

- 발가락을 굽혀서 작은 물체를 집어올림 (대리석, 주사위); 상자에 넣음

추가기술 (그림 없음):

- **발로 바닥에 공을 굴림**
  - 공을 앞, 뒤, 옆에서 옆으로 굴림
- **공간에서 알파벳 문자 뽑기**
  - 발가락으로 끌어내서 발목관절을 움직임
- **안쪽세로궁(medial longitudinal arch) 올리기**
  - 바닥 위에 발을 두고 앉은 자세나 바로 선 자세
  - 궁(arch) 올리기를 시도하면서 앞발과 뒤발은 모두 바닥에 붙여둠
  - 정강뼈의 가쪽돌림이 발생; 엉덩관절 벌림을 막기 위해 허벅지는 고정

비체중-부하 / 열린운동사슬 운동

목적: **발목관절 발등굽힘근의 등척성 근력 강화**

기법:

- 긴-앉은 자세에서, 한 발등 위에 다른 발바닥을 놓음
- 발목관절 발등굽힘을 시도

대체기법:

- 발등에 움직일 수 없는 물체를 놓고 발목관절의 발등굽힘을 시도 (그림 없음)

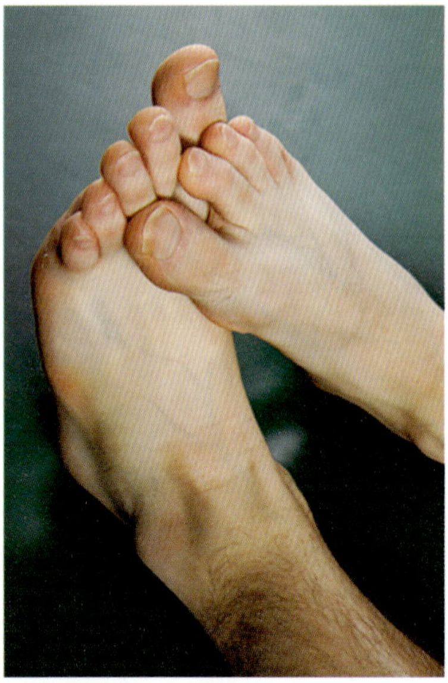

목적: **발목관절 발등굽힘근의 동적 근력 강화**

기법: 탄력저항

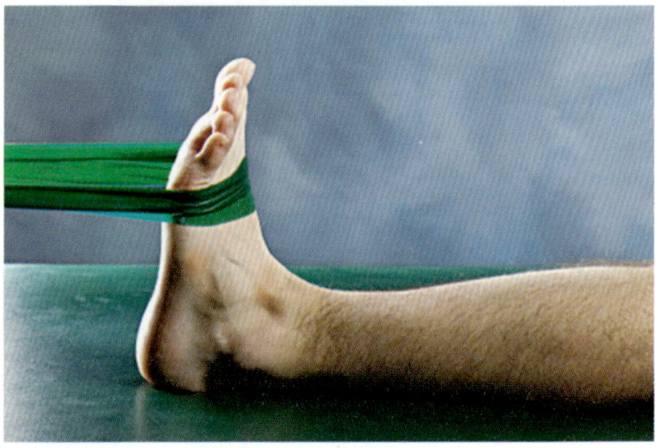

목적: **발목관절 발바닥굽힘근의 등척성 근력 강화**

기법: 움직일 수 없는 물체를 향해 발바닥을 누름(벽, 침대 발판)

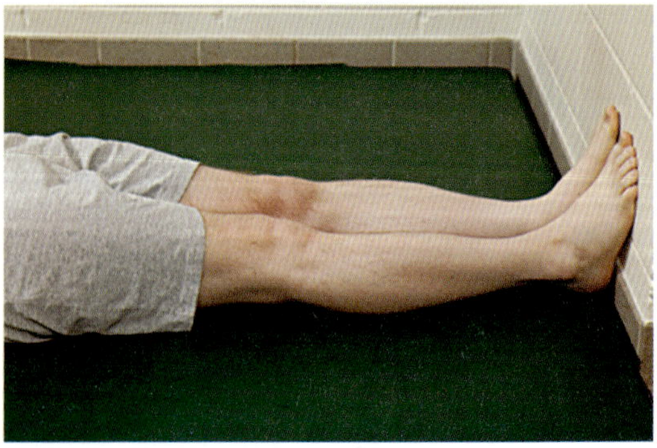

<table>
<tr><td>목적: 발목관절 발바닥굽힘근의 동적 근력 강화
기법: 탄력저항</td><td>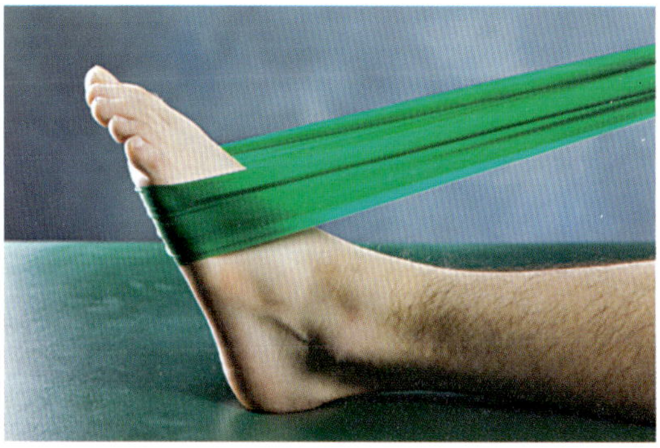</td></tr>
<tr><td>목적: 가쪽번짐의 등척성 근력 강화
기법: 양발을 가쪽면을 누름</td><td>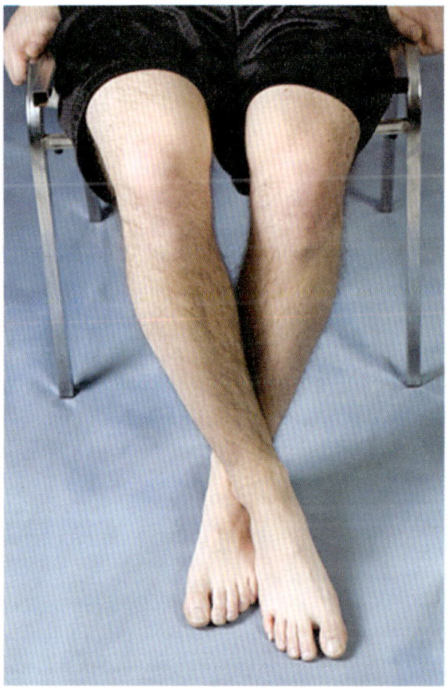</td></tr>
<tr><td>목적: 가쪽번짐의 동적 근력 강화
기법: 탄력저항
• 엉덩관절 가쪽돌림 피함</td><td>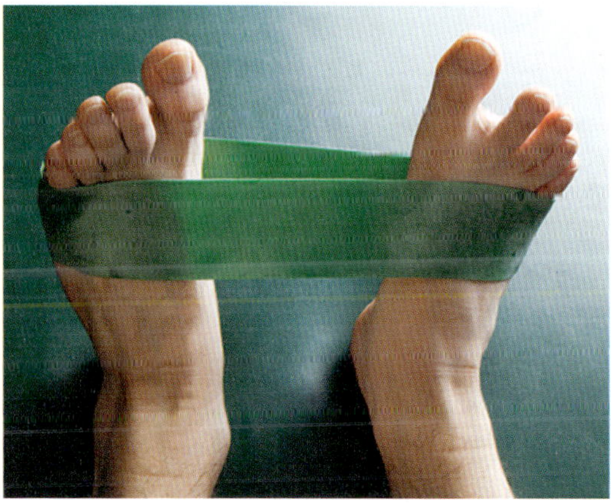</td></tr>
</table>

계속

목적: **안쪽번짐근 혹은 가쪽번짐근의 동적 근력 강화** 기법: 무거운 수건 미끄러짐 • 수건 위에 발뒤꿈치를 놓음 • 발의 가쪽면을 향해 체중이 미끄러지게 발을 안쪽번짐함(그림) • 발의 안쪽면을 향해 체중이 미끄러지게 발을 가쪽번짐함(그림 없음)	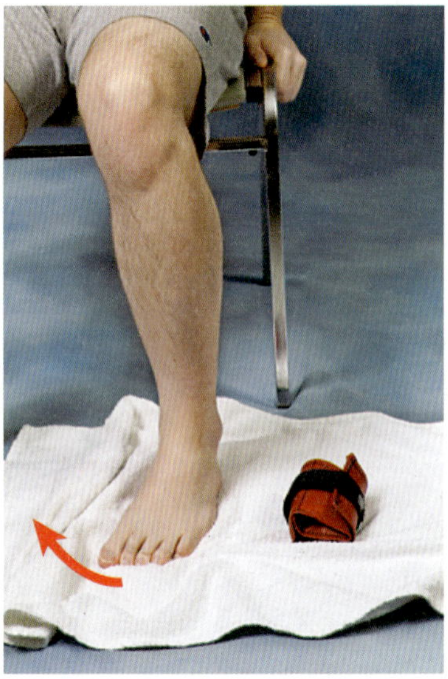
목적: **발가락 굽힘근의 동적 근력 강화** 기법: 탄력 저항 • 발가락 아래에 탄력밴드를 놓음 • 발가락을 펴기위해 밴드를 팽팽하게 유지; 그런다음 발가락 굽힘	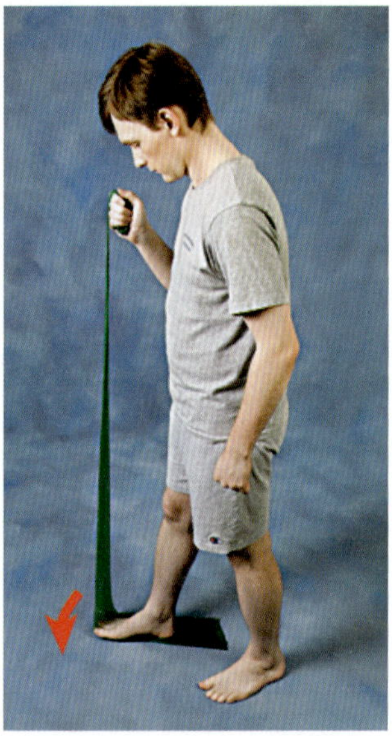

체중-부하 / 닫힌운동사슬 운동

주의: 모든 운동은 바로 선 자세에서 수행; 필요하면 WB을 줄이기 위해 평행봉이나 수영장에서 운동을 시작

발목관절 근육의 근력 및 조절을 강화시키기 위해 추가적인 CKC 운동은 8장을 참조.

목적: **발목관절 근육의 안정화 반응 강화**

기법: 등척성 교대운동–양 다리 및 한 다리 서기

- 봉을 통해 적용되는 저항을 대항하여 양발의 정적 자세를 유지
- 전/후, 옆에서 옆으로, 시계방향, 시계반대방향, 사선으로 교대저항을 적용
- 천천히 시작; 환자가 조절이 가능하면 속도를 진전
- 양 다리 서기에서 한 다리 서기로 진전

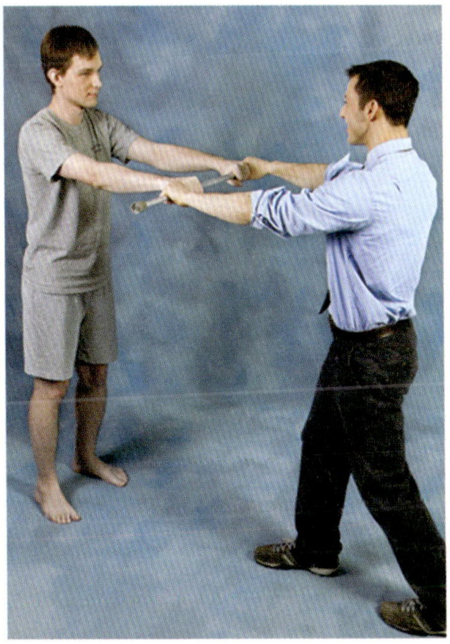

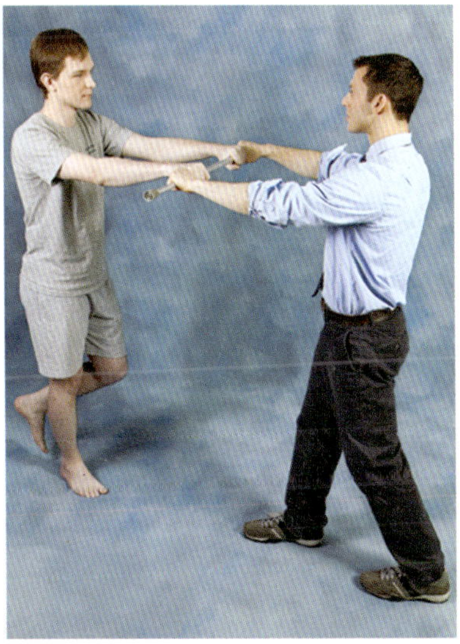

목적: **발목관절 발등굽힘(dorsiflexors) 및 발바닥굽힘(plantarflexors)의 동적 조절 강화**

기법: 뒤꿈치와 발가락 올리기

- 양 다리 서기에서 한 다리 서기로 진전
- 휴대용 웨이트를 이용하여 저항 추가

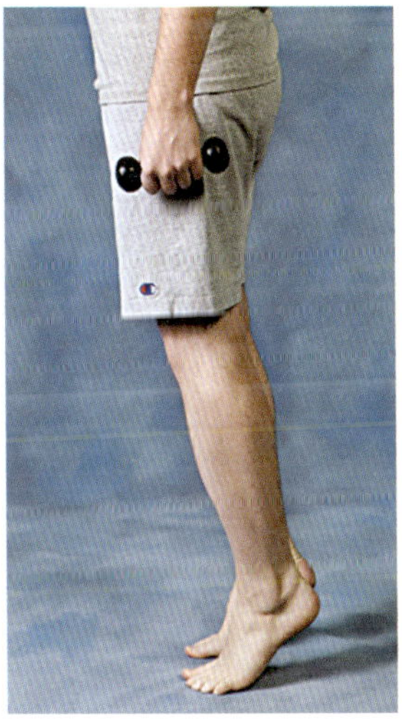

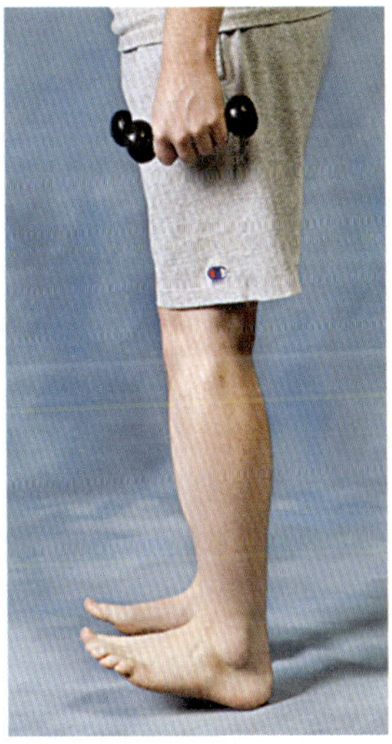

계속

목적: **발바닥굽힘근의 원심성 조절**

기법: 계단 내려가기

- 계단이나 플랫폼 위에 선다; 체중을 아래로 내린다
- 웨이트를 들거나 계단 높이를 증가시키기로 진전

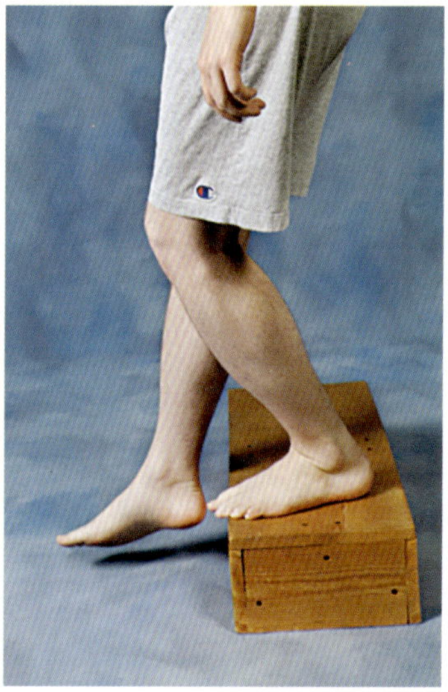

목적: **발바닥굽힘근의 원심성 및 구심성 조절**

기법: 계단 위에서 뒤꿈치를 오르내리기

양 다리 서기에서 한 다리 서기로 진전

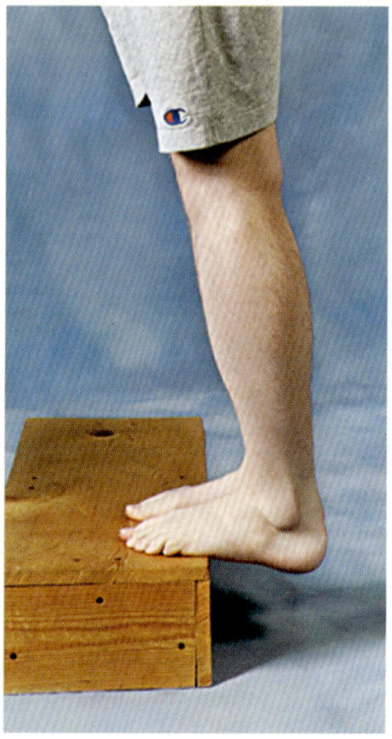

발목관절 및 발 뼈관절염 (Aankle & Foot Arthritis)

- RA: 일반적으로 질병의 초기에는 앞발에, 후기에는 뒷발에 영향을 준다; 발목관절의 영향을 가장 적음
  - WB 시에 엄지발가락 외반 및 발허리뼈의 아탈구 증가와 같은 통증성 변형
  - 힘줄 파괴는 만성 염증과 스테로이드 사용으로 발생
- 퇴행성 관절질환을 야기하는 외상후 관절염: 일반적으로 발목관절에서 발생; 일차적인 뼈관절염은 발목관절에서 드물다
  - 퇴행성 증상은 부정정렬된 혹은 반복적으로 외상입은 관절에 발생한다.
- 관절주머니 유착: 손상, 외과수술 혹은 골절로 발생
- 통풍: 일반적으로 증상은 첫 번째 MTP 관절에서 발생하며 말기입각기 동안 통증을 야기

발목관절과 발의 관절염으로 인한 관절 제한 및 변형

■ 제한된 관절 가동술

- *몸쪽 및 먼쪽 정강종아리관절:* 주로 고정으로 인한 발목관절(ankle) 및 목말밑관절(subtalar joint) 움직임 제한
- *목말종아리관절:* 발등굽힘보다 발바닥굽힘이 제한
- *목말밑관절 및 가로발목뼈관절:* 뒤침의 진행성 제한
  - 궁극적으로, 엎침 자세에서 관절 굽힘 → 말기입각기 동안 뒤침 어려움 및 "push-off" 손실
- *첫 번째 MTP 관절:* 발허리뼈머리 위를 들쳐 올리지 못해 보행의 말기입각기가 제한되는 굽힘보다 폄이 제한

■ **일반적인 변형**(근육 불균형, 잘못된 신발, 외상, 유전, 질병 과정으로부터)

- *엄지발가락 외반:* 엄지발가락의 몸쪽 발가락이 두 번째 발가락을 향해 가쪽으로 기울어짐; 발허리뼈머리 위에 염증성 점액낭이 있는 통증성 건막류
- *엄지발가락 강직증:* 첫 번째 MTP 관절강 및 MTP 폄의 점진적인 감소; 말기입각기 동안 잘못된 역학으로 엄지발가락 외반(hallux valgus) 및 발가락 엎침(foot pronation)이 두드러짐
- *발허리뼈머리의 몸쪽 발가락의 발등쪽 탈구:* 발허리뼈머리 아래 지방패드가 발가락과 발등쪽으로 이동 → 통증, 티눈(callus) 형성, 잠재적인 궤양
- *갈퀴발가락(claw toe)* (MTP 젖힘 및 IP 굽힘)*과 망치발가락(hammertoe)* (MTP 젖힘, PIP 굽힘, 그리고 DIP폄): 안구 및 밖구 사이의 불균형으로 초래; 신발이 마찰로 티눈(callus)이 발생

주의: 각각 OA와 RA의 관리를 위한 일반적인 지침은 1장을 참조. 다음의 지침은 발목관절과 발관절의 중재를 강조

발목관절 및 발 관절염: 비수술적 관리
(Ankle & Foot Arthritis: Nonoperative Management)

초기: 최대보호기

환자 상태	중재
• 손상된 관절의 관절선을 따라 급성 통증, 온열감, 부종 • 근방호 • 감소된 ROM 및 관절 가동성 • 비활동 이후 뻣뻣함 • 바로 선 자세, 균형, 및 보행을 포함한 WB 제한 • 무통보행	• 기기치료(냉치료), 휴식, 관절 보호 • 손상된 관절에 등급 I/II 관절 신연 혹은 진동기술 • PROM → AROM: 발목관절, 목말밑관절, 발가락관절 • 최대하, 다-각도 등척성 운동: 발등굽힘/발바닥굽힘, 안쪽번짐/가쪽번짐, 발가락 굽힘/폄 • 활동 수정; 보행 보조도구 사용 • 비-손상 지구력 활동 (수중운동, 비-저항 고정형 자전거) • 환자 교육: 빈번한 ROM, 저-저항 등척성 운동 (발목관절, 목말밑관절, 발가락관절), 관절보호(필요하면, 발의 정렬을 위한 보조기와 발허리뼈 바(bar)를 착용하기 적당한 신발)

중간기: 조절된 움직임 기간

환자 상태	중재
• 휴식 후, 특히 초기 WB에 통증 및 뻣뻣함 • 제한된 ROM 및 관절 가동술 • 손상된 균형 및 자세 조절	• 등급 III 및 IV 관절가동술(관절 신연 및 미끄러짐; 발목관절 앞쪽 미끄러짐, 목말밑관절 가쪽 미끄러짐, 가로발목뼈 발바닥미끄러짐, 그리고 첫째 MTP관절 발등쪽 미끄러짐; 제한된 발등굽힘이나 발바닥굽힘을 위한 MWM; 주의사항: 관절 통증은 가동술 이후 4시간 이상 지속되어서는 안 된다; RA의 약화된 조직을 신장할 때는 주의)

환자 상태	중재
• 보행 비정상 (발바닥굽힘 감소, 뒤침 감소, 그리고 발허리뼈머리 아래 통증; 짧아진 입각기, 한 다리 지지기 감소, 큰걸음 길이 감소; 말기입각기의 비효율적인 push-off; 장시간 보행으로 syntalgic gait) • 제한된 기능적 가동성	• 제한된 조직/근육, 특히 GS와 밖 발가락 폄근의 신장 • 최대하 등척성운동 → 저-부하 R-ROM: 발바닥 굽힘, 뒤침, 근지구력 강조 • 저-부하, CKC/WB 활동 • 균형 운동: PWB → FWB • HEP: 이용하지 않는 다리 근육의 활성화 및 근력강화를 위한 자가-신장 및 R-ROM/PRE; 기능적 활동의 통합 주의사항: 어떤 운동이 관절 증상을 악화시키면, 강도를 경감 • 필요하면, 보조도구와 신발 안에 보조기를 지속적으로 사용 • 저-강도 에어로빅 운동 프로그램 진전 (내구성 안에서 수영, 자전거타기, 보행) • ADL 및 IADL의 점진적 진전; 관절염의 장기효과를 고려; 관절을 보호하기 위하여 활동 수정

후기: 기능회복기

중재
관절염의 잠재적인 결과 및 가능한 장기효과를 고려한다: • 환자교육: 관절보호 및 자세성 정렬을 위한 근력강화 및 유연성 유지, 안전한 WB을 위한 균형활동 지속을 강조 • 증상이 재현하면, 운동을 수정하고 휴식과 활동을 교대하는 방법을 환자에게 교육 • 과체중 환자를 이해 체중관리를 의뢰 • 보행을 위한 보조도구의 장기간 사용, 대칭 및 지지를 위한 보조기, 그리고 헛디딤, 균형 상실, 혹은 미끄러짐을 피하기 위한 환경 적응(깔개 제거, 야간등 사용, 욕조 안에 안전깔개) • 저-강도 유산소운동프로그램(내구성 안에서 수영, 자전거타기, 보행)로 진전

아래 다리와 발의 반복적 외상성 증상 (Repetitive Trauma Syndromes in Leg & Foot)

누적 외상성 염증, RA영향, 혹은 과부하 스트레스는 아래 다리, 발목관절, 그리고 발의 근육, 힘줄, 혹은 활액건초에 영향을 준다.

- 진단은 힘줄염, 정강이 통증(shin splints), 발바닥 건초염
- 원인: 잘못된 다리 정렬, 잘못된 발 자세, 근육 불균형, 근육 피로, 운동이나 기능적 일상의 변화, 훈련 잘못, 부적합한 신발, 기능적 요구

환자 설명

- **일반적인 손상 및 기능적 제한**
  - 온감 및 TTP
  - 근길이/근력의 불균형, 손상된 근지구력
  - WB 활동에 통증(보행, 달리기, 점핑, 스포츠 활동), 제한된 기간, 거리, 보행속도, 지속적인 활동
- **특별한 병으로 인한 손상**
  - *RA:* 손상된 힘줄건초에 활액증식 및 부종
  - *힘줄염/힘줄활액염:* 관련 조직을 수축하거나 신장할 때 통증; 건초나 터널 안에서 힘줄이 움직일 때 통증
  - *발바닥 건초염:* 목말밑관절의 과도한 엎침, 저가동성 GS 혹은 과도하게 높은 궁(요족, cavus foot); 뒤꿈치에 골극이 형성
  - *앞쪽 정강이 통증:* 앞 정강뼈의 과사용; 연관된 저가동성 GS, 약한 앞쪽 정강뼈, 발가락 엎침
  - *뒤쪽 정강이 통증:* 뒤 정강뼈의 과사용; 연관된 저가동성 GS, 약한 뒤쪽 정강뼈, 발가락 엎침

중재-초기: 최대보호기(1-3주)

- 휴식: 부목, 부츠(boot), 혹은 지지용 테잎으로 고정
- 염증 조절: 냉치료, 이온도입법 혹은 초음파영동법
- 활동 수정: 증상이 감소할 때까지 증상을 유발하는 활동은 최소화 혹은 피함
- **교차섬유마사지(X-fiber massage):** 부드러운 압박으로 시작; 증상이 감소하면 진전
  - 힘줄 위해: 힘줄은 연장된 자세에 위치

- 근육 위해: 근육은 짧아진 자세에 위치
- 근막 위해: 이완된 자세에서 심부마사지
- 운동
  - 통증-없는 자세에서 다-각도 근육세팅 운동
  - 통증-없는 ROM

중재-중간기: 중간보호기 및 후기: 기능회복기 (3주-6개월)

- 마사지 강도 진전
- 가동범위를 제한하는 구조 신장
  - 팽팽한 근육(특히, GS)의 근육건 신장
  - 발바닥근막염과 발뒤꿈치 골극에 대한 발바닥근막 신장
- 저항된 등척성운동, 동적 근력강화 운동, 근지구력운동으로 진전
  - 정강이 통증(shin splints): 손상된 근힘줄 단위 강조; 원심성 부하 포함
  - 발바닥근막염 및 뒤꿈치골극: 발 안근 강화
- 증상의 재현을 막기 위해 인간공학적 수정을 하고, 보행, 달리기, 점핑활동의 점진적 재개
  - 관절 역학을 수정하는 보조기
  - 다리 정렬(전체 다리사슬의 근길이/근력 균형)
- 환자 교육
  - 가정운동: ROM, 신장, 그리고 WB지구력
  - 예방원리: 강한 운동 전에, 부드러운 반복적인 준비활동을 한 후에 신장; 적합한 발 지지 사용; 고-강도 작업 이후 회복을 위한 시간 허용
  - 발바닥근막염이 있을 때, WB 이전에 수분 동안 ROM 운동을 한다. (발등굽힘, 발로 알파벳 쓰기)

인대 손상
(Ligament Injuries)

발목관절 인대손상이 기전

- **ATFL:** 발목관절의 안쪽번짐 스트레스(발목관절의 가장 일반적인 손상)
- **CFL:** 발목관절의 안쪽번짐 스트레스; ATFL 손상을 동반
- **PTFL:** 큰 안쪽번짐 스트레스(가장 강한 가쪽인대)
- **아래 정강종아리뼈인대:** 불안정한 구멍으로 발목관절에 스트레스
- **세모인대:** 발목관절에 가쪽번짐 스트레스(드뭄 - 일반적으로 안쪽 복숭아뼈의 골절로 인한 분열로 발생하는 스트레스)

환자 설명

■ 손상

- 관절 삼출: 보통 손상 후 수 시간
- 등급 I/II 손상으로 인한 스트레스와 함께 통증, 등급 III 손상으로 인한 불안정
- 제한된 ROM
- 고유수용성감각 결함: 수동 움직임의 지각 능력 감소
- 균형 결함
- 목말종아리관절과 목말밑관절의 관련된 관절 증상
- 반사성 근 억제
- 구멍 안에 목말뼈의 손상된 관절 트레킹(tracking)이 발전 (앞쪽 아탈구)

■ 기능적 제한

- 급성이면, 보행을 위해 보조도구 필요
- 만성 불안정과 함께 울퉁불퉁한 지면 위에서 보행 및 달리기, 빠르게 돌기, 점핑할 때 안전하게 착취가 어려움; 빈번한 낙상 경험

인대손상: 비수술적관리
(Ligament Injuries: Nonoperative Management)

중재-초기: 최대보호기(1-3주)

- 냉치료, 압박 그리고 다리 올림
- 발목관절 중립위 혹은 약간 발등굽힘과 가쪽번짐으로 고정
- 부드러운 관절가동술: 등급 I과 II 신연(distraction) 및 진동(oscillation)
  (목말종아리관절은 발등굽힘자세)
- 운동
  - 발목관절 근육의 부드러운 근육세팅 운동
  - 능동적인 발가락 굽힘/폄
  - 발목관절의 PROM → AROM
- 보행 동안 관절 보호
  - 목발을 사용하여 내구성 있는 PWB
- 환자 교육: ROM 운동 및 관절보호

중재-중간기:
중등도보호기 (3-6주)

- 보조도구 없이 보행: M/L 안정성을 위한 부목 사용 지속
- 내구성 있는 손상된 인대에 교차섬유마사지(X-fiber massage)
- 등급 II 관절가동술; 관절에 발등굽힘이나 발바닥굽힘이 제한되면, 등급 III MWM으로 진전
- 제한된 근육(GS) 신장
- 근육 수행력 및 기능적 조절을 위한 운동
  - NWB AROM: 발목관절(ankle joints), 목말밑관절(subtalar joints), 발가락관절(toe joints)
  - OKC → CKC로 근력강화 운동 및 근지구력 운동; CKC 운동을 위해 보호용 부목
- 안정화 및 균형 훈련
- 심폐지구력 훈련(자전거, 수영, 전동기기 보행; 보행/조깅프로그램으로 진전)

중재-후기:
기능회복기 (6-8주 이후)

- 탄력저항을 이용한 후기 OKC PRE
- 안정화 운동과 균형훈련의 진전
- CKC 운동의 진전: 점핑(jumping), 호핑(hopping), 방향성 런지(lunging), 플라이오메트릭으로 진전-보호용 보조기 착용
- 민첩성 운동(조절된 비틀림, 돌기, 가쪽 체중 기울임)
- 심폐지구력 훈련(보행, 달리기, 자전거타기, 수영) 진전
- 스포츠- 및 작업-특이성 훈련
- 주의사항: 관절 보호-모든 스포츠 활동에서 발목관절에 부목, 테잎 혹은 랩을 이용하고, 적당한 신발 착용

발목관절 가쪽인대 복원: 수술후 관리
(Lateral Ankle Ligament Repair or Reconstruction: Postoperative Management)

초기: 최대보호기 (0–6주)

환자 상태	중재
• 발목관절 가쪽에 수술후 통증 및 부종 • 발목관절 가쪽 절개부위에 TTP • 재건된 연부조직의 보호를 위해 3–6주까지 중립위에서 고정된 발목관절 • 근방호 • 제한된 발목관절 ROM • 수술한 다리의 WB 제한 (3–4주 동안 NWB, 임모빌라이저를 착용하고 PWB으로 진전) • ADL을 위한 제한된 기능적 가동성 → IADL	• 짧은다리석고붕대 이후에, 압박붕대와 부목으로 적어도 3–4주 동안 지속적인 고정, 움직일 수 있는 보행 부츠 혹은 CAM (접번) 보조기 • 부종 조절: 냉치료(임모빌라이저를 제거했을 때) 및 발 올림 • 목발을 이용한 보행훈련에서 지팡이로 진전 • 발목관절 임모빌라이저 착용하고 발목관절 근육–세팅운동 • 임모빌라이저를 제거하고 등급 I/II 발목관절 가동술 • 근력강화 운동: 엉덩관절 및 무릎관절 • 주의사항: 수술한 발목관절의 ROM 운동은 전형적으로 수술후 4–6주 동안 허용되지 않는다; **주의:** 외과적 복원의 유형에 따라, 통증없고 보호된 범위(발등굽힘 및 발바닥굽힘 10°) 안에서 AROM은 수술후 2–3주 허용된다

중간기: 중등도보호기 (6–10주)

환자 상태	중재
• 절개 부위의 만족할 만한 치유 • 경한 통증; 최소 부종 • 발목관절의 제한된 PROM 및 AROM • 다리 근육의 손상된 근력 및 지구력	• 보행부츠나 보조기는 운동하는 동안 제거 (전형적으로 수술후 4–6주) • 발목관절의 다–면 등척성 운동: 긴–앉은 자세와 의자에 앉은 자세 • 발목관절의 다–면 AROM(발등굽힘/발바닥굽힘, 안쪽번짐/가쪽번짐, "8자" 운동, 발로 "쓰기") • 균형훈련 • 가벼운–등급 탄력저항에 대항하여 발목관절 근육의 OKC R–ROM/PRE: 안쪽번짐근 보다 가쪽번짐근의 근력강화를 더 강조

환자 상태	중재
• 손상된 발목관절 고유수용성감각 및 바로 선 자세 균형 • 수술한 다리의 WB에 내구성 제한 • 짧은-다리 보행부츠나 CAM보조기를 착용하고 제한된 보행(내구성이 있으면 WB), 부츠나 보조기 없이 FWB으로 진전 • 기능적 활동을 위한 심폐지구력 제한	• 양 다리 CKC 운동(앉아서 발가락/뒤꿈치 올리기, 벽 쪼그리기, 간이-쪼그리기, 부분런지) (주의사항; 주의깊게 뒤꿈치 올리고 선 자세로 진전-발바닥굽힘에서 발목관절 가쪽 불안정이 가장 큰 위험) • 발목관절의 저-강도 자가-신장: 긴-앉은 자세에서 수건 신장, 앉은 자세에서 균형판 위에 발을 놓음 (주의사항: 발목관절의 지면반발력을 피하거나 최소화하기 위해 서 있는 동안 발목관절 신장은 지연) • 등급 III 관절 가동술: 필요하면, 발목관절과 정강종아리관절 • 진행성 심폐컨디셔닝(고정형자전거, 전동기계 보행, 수영상에서 점핑 활동)

후기; 기능회복기 (10주 이후)

환자 상태	중재
• 잘 치유된 절개 부위 • 정상 혹은 정상에 가까운 통증 없는 ROM • 장기간 비활동 이후 발목관절 뻣뻣함 • 수술한 다리의 제한된 근력 및 지구력(발목관절 가쪽번짐의 전형적인 악화) • 불안정한 지면 위에서 손상된 한 다리 균형 • 울퉁불퉁한 지면 위에서 보행의 어려움 • 손상된 민첩성 • 고-강도 활동에 대한 내구성 제한	• LE PRE 진전 (작업 혹은 스포츠-특이성 근력 및 지구력 훈련; 등속성 훈련) • CKC 운동 진전 (3가지 런지, 계단 오르내리기) • 후기 균형 및 민첩성 훈련 (균형판, 간이-트램폴린, 가로이카, 가쪽 질질끌림, Pro-Fitter 위의 가쪽 미끄러짐, 축회전, 자르기) • 플라이오메트릭 훈련(점핑, 호핑) • 발목관절 안정성의 손상 없이, 자가-신장 및 필요하면 관절 가동술 (바로 선 자세에서 발목관절 신장) • 심폐 컨디셔닝 프로그램 진전 • 환자 교육: 재-손상 방지(다음을 참조)

발목관절의 가쪽 인대 복원: 수술후 활동-관련 주의사항
(Lateral Ligament Repair of Ankle: Postoperative Activity-Related Precautions)

재손상의 위험 감소:

- 가능하면, 활동을 수정; 저-강도 스포츠 참여 (수영, 자전거타기, 저-강도 에어로빅, 크로스-컨트리 스키)
- 고-강도 활동(농구, 배구), 빠른 멈춤/시작을 요구하는 활동, 그리고 방향 변화 (테니스, 축구) 혹은 울퉁불퉁한 지면 위에서 움직임은 최소화 혹은 피함
- 발목관절 손상의 고위험과 연관된 활동이 포함되면:
  - 점진적 고유수용성감각 및 플라이오메트릭 훈련을 포함하는 시즌 전 손상 방어 프로그램에 참여; 스포츠 시즌내내 프로그램 지속
  - 발목관절의 M/L안정성을 방지하기 위하여 처방된 보조기(기능적 보조기 혹은 부목)을 착용
  - 발목관절에 테이핑을 하거나 신발 안에 약간 가쪽 기울임〔웨지(wedge)〕을 삽입

급성 아킬레스힘줄 파괴-개방복원술: 전형적인 수술후 관리
(Acute Achilles Tendon Rupture-Open Repair: Traditional Postoperative Management)

수술후 기간*	고정 방법 및 자세	WB 및 보행 지침	운동지침
0–4주	• 수술후 수일에서 첫 주까지 압박붕대는 제거 • 압박붕대 제거 후에 짧은다리석고붕대나 부츠로 지속적인 고정; 발목관절은 15°–30° 발바닥굽힘 자세로 유지 • 2–3주 후에 발바닥굽힘을 줄여서 새로운 석고붕대를 적용	• 수술한 다리 NWB • 목발 보행	• 임모빌라이저를 착용하고 수술한 발목관절의 근육-세팅운동 (발등굽힘근, 안쪽번짐근, 가쪽번짐근; 2주에 발바닥굽힘근) • AROM: 수술한 다리의 엉덩관절, 무릎관절, 발가락 • 근력강화 운동: 팔과 건강한 다리 • 심폐 컨디셔닝을 위한 팔 에르고미터(ergometry)

수술후 기간*	고정 방법 및 자세	WB 및 보행 지침	운동지침
4-8주	• 외과의에 이해 처방된 보행 석고붕대/부츠로 지속적인 고정(발목관절 중립위) 혹은 CAM 보조기 (발등굽힘은 0°로 제한하고 발바닥굽힘은 허용)	• 발목관절 임모빌라이저를 착용하고 PWB을 시작 • 내구성이 있으면 WB로 진전 • 내구성이 있으면 목발보행에서 지팡이 보행으로 진전	• 초기 운동을 지속
8-12 혹은 16주까지	• 0° 이상 발등굽힘을 허용하는 CAM 보조기와 재배치된 보행석고붕대/부츠 • ROM 운동 동안은 보조기 제거	• 보조기를 착용하고 FWB • 통증이 없으면 지팡이 사용 중지 • 발뒤꿈치를 올린 신발로 변경 (10-15 cm)	• 발목관절의 OKC AROM(통증 없는 범위) • CKC 운동: 앉아 있는 동안 뒤꿈치/발가락을 올리고/내림 • 등급 III 관절 가동술 • NWB 발목관절 신장 • 발목관절 다-각도 등척성 운동 • 발목관절 OKC PRE (가벼운-에서 중등도-등급 탄력밴드) • 양 다리 체중지지 및 CKC 근력강화 (GS 근육군의 점진적 원심성 부하를 강조) • 보행훈련(대칭성 강조) • 전동기계 보행, 고정형 자전거 타기)

계속

수술후 기간*	고정 방법 및 자세	WB 및 보행 지침	운동지침
12주 (혹은16) 이후	• 기능적 보조기는 점진적으로 제거 • 상처치유가 지연되면 보조기를 더 오래 착용	• 발목관절 통증-없고 10° 발등굽힘이 가능하면, 뒷굽 없는 신발을 신고 FWB	• 발등굽힘을 증가시키기 위해 바로 선 자세에서 신장: 웨지 위나 벽으로 기대기 → 계단 가장자리 위 • 필요하면, 관절 가동술 • 한 다리 CKC 운동 및 균형 운동 • 플라이오메트릭훈련, 민첩성 훈련 • 달리기 프로그램, 스포츠-특이성 훈련

*모든 기간은 지연된 힘줄 재건 이식 이후 약 2주 이상이다.

급성 아킬레스힘줄 파괴 - 개방복원술: 수술후 관리-초기 WB/ROM 접근 (Acute Achilles Tendon Rupture-Open Repair: Postoperative Management-Early WB/ROM Approach)

수술후 기간*	고정 방법 및 자세	WB 및 보행 지침	운동지침
수술후 첫 주	• 압박붕대 및 부목 • 발목관절 15°-30° 발바닥굽힘 자세 • 수술후 수일: AROM 운동 동안 부목 제거	• 수술한 다리에 NWB 혹은 WB을 디딤 (외과의가 결정) • 발목관절 임모빌라이저 착용후 목발보행	• 수술한 다리의 엉덩관절, 무릎관절, 발가락의 AROM • 보호된 범위 안에서 발목관절의 AROM (부목 착용 관계 없음) 및 통증 제한(2주까지 지연) • 임모빌라이저 착용하고 발목관절 근육세팅 운동 및 통증의 제한 • 근력강화 운동: 팔과 건강한 다리 • 심폐컨디셔닝을 위한 팔 에르고미터(ergometry)

수술후 기간*	고정 방법 및 자세	WB 및 보행 지침	운동지침
2–4주 혹은 (6주까지)	• CAM 보조기 (의사 처방) 혹은 짧은–다리 발등부목 • 발바닥굽힘 허용; 0° 이상의 발등굽힘은 제한	• 2주 동안 NWB 혹은 WB 디딤 • 발목관절에서 3주에 내구성이 있으면 PWB으로 진전 • 목발보행에서 내구성 있으면 지팡이 보행으로 진전	• AROM 지속 • 발목관절 관절 가동술 (휴식자세) • 4–6주에 발등굽힘을 증가시키기 위하여 부드러운 NWB 신장; 무릎관절 폄/굽힘 (주의사항: 중심위를 넘어서 10° 발등굽힘 제한) • 등척성 운동: 발목관절 중립위 (발등굽힘, 안쪽번짐, 가쪽번짐) (4주까지 등척성 발바닥굽힘 연기) • 보호된 범위에서 발목관절의 OKC PRE (가벼운–등급 탄력밴드) • 앉은 자세에서 뒤꿈치 들고/내리기 • CAM 보조기를 착용하고 안정된 지지면(양다리 지지) 위에서 균형 훈련 • 보조기를 착용하고 고정형 자전거(저항 없음)
4–8주	• 0° 이상의 발등굽힘을 허용하는 CAM 보조기 • 상처 치유에 따라 점진적으로 보조기 d/c • 8주에 일반 신발 안에 양쪽 뒤꿈치를 (10–15 cm) 올려서 변경	• 보조기 착용하고 FWB • 통증 없이 WB이 가능하면, 점진적으로 지팡이 사용 중지	• 보조기를 착용(GS근육군의 점진적인 원심성 부하를 강조)하고 CKC운동 (양–다리 지지) • 발목관절의 OKC PRE (중등도–등급의 탄력밴드) • 보조기를 진전하면서 균형훈련 • 필요하면, 등급 III 관절 가동술 • 6주 이후 발등굽힘을 증가(양쪽 WB)하기 위하여 자가–신장: 웨지 위에 서기, 벽에 기대기 • 보행훈련: 대칭성 강조 • 보조기 없이 고정형 자전거 타기 • 보행, 수영장에서 달리기 (어깨–깊이 침수)

계속

수술후 기간*	고정 방법 및 자세	WB 및 보행 지침	운동지침
8–16주	• WB 운동을 진행하거나 보행을 할 때 통증이 발생하면, 뒤꿈치 들기를 지속적으로 사용	• 발목관절에 통증이 없고 10° 발바닥굽힘이 가능하면 뒤꿈치 올리지 않은 신발을 신고 FWB • 보조도구 없이 보행 및 계단 오르기	• 발등굽힘을 증가시키기 위한 바로 선 자세에서 신장 지속 • 필요하면 등급 III 관절 가동술 • 한–다리 CKC운동 및 안정된 지면에서 균형 운동 → 불안정한 지면에서 균형 운동 • 수영장에서 플라이오메트릭 훈련 (몸통–깊이 → 허리–깊이 침수) (주의사항: 적어도 16주 동안 땅 위에서 점핑, 호핑, 자르기는 금기) • 전동기기 보행 → 보조기 없이 점핑: 지면수준 → 약간 경사
16주 이후	• 뒤꿈치 들기 중지 • 고–부하 활동에 참여하려면 기능적 보조기 착용 혹은 테이핑	• WB 제한 없음 • 모든 지면에서 보행	• CKC 근력강화: 계단 가장자리에서 한–다리 뒤꿈치 들기/내리기 • 플라이오메트릭 훈련(땅에서) • 점진적 보행훈련 • 민첩성 훈련 • 스포츠–특이성 훈련 • 재손상 위험을 감소시키기 위한 환자 교육

* 6–8주 이후, 수술후 지침은 초기 재가동성과 전형적인 재활 접근법과 유사하다.

파괴된 아킬레스 힘줄-개방복원술: 수술후 주의사항 (Ruptured Achilles Tendon-Open Repair: Postoperative Precautions)

주의: 주의사항은 수술후 재활에 초기 WB/ROM과 전형적인 접근법을 적용한다.

일반적 주의사항

- GS 근육군, 회복된 아킬레스힘줄, 그리고 절개 부위 위에 고-부하(신장이나 저항)가 주어지는 모든 운동은 점진적으로 진전
- 수술한 다리에 통증없이 FWB할 때까지 한-다리 WB 운동은 연기

신장운동

- NWB 자세에서 발등굽힘을 증가시키기 위하여 신장 시작(긴 앉은 자세에서 수건 신장이나 앉은 자세에서 균형판 위에 발을 놓음)
- 양-다리 지지에서 WB신장 시작 → 한-다리 지지
- GS 근육군과 아킬레스힘줄을 신상할 때, 과도한 엎침을 피하기 위해 중립위에 뒤꿈치를 배열
- 재활의 후기 동안 단지 계단의 가장자리 위에 뒤꿈치를 놓고 신장

저항운동

- CKC 근력강화를 시작하기 전에 발목관절/발 근육(탄력저항을 사용하여)의 OKC 근력강화 운동 시작
  - GS 근육군의 조절된, 원심성 근력강화 운동 강조; 부하는 점진적으로 증가
- 의자에 앉은 자세에서 CKC 근력강화 운동(뒤꿈치 올리기/내리기) 시작
- 바로 선 자세에서 뒤꿈치 올리기/내리기로 진전할 때, 점진적으로 체중 저항 증가:
  - 한-다리 뒤꿈치 올리기/내리기 전에 양-다리로 수행
  - 계단 가장자리 이전에 평편한 바닥 위에서 뒤꿈치 올리기/내리기 수행

플라이오메트릭, 민첩성 그리고 활동-특이성 훈련

- 경사로로 진전하기 전에 지면수준에서 전동기계 보행 및 달리기 시작
- 수영장에서 플라이오메트릭 훈련 (어깨깊이 → 허리깊이 침수) 시작
- 수술후 16주까지 빠른 가속을 요구하는 고-부하 활동이나 고-속도 조절된 감속(점핑, 호핑, 자르기, 스프린팅)은 지연; 주의깊게 진전
  - 아래로 점핑하거나 호핑하는 혹은 계단을 빠르게 내려가는 활동은 특히 주의
- 후기 재활 동안 재-파괴의 위험 최소화를 위해, 고-속도, 고-부하 활동 동안은 기능적 발목관절 보조기나 신발 보조기를 착용

제 8 장

균형 운동, 플라이오메트릭 훈련 (Balance / Plyometric Training)

균형 운동 (Balance Exercises)

균형조절의 주요 개념

- 균형: 복잡한 운동조절과제를 포함하는:
  - 공간 안에서 신체의 자세와 운동을 평가하기 위한 감각 정보의 감지 및 통합
  - 환경과 과제 속에서 신체 자세를 조절하기 위한 적절한 신경근육뼈대계 반응의 실행
- 균형조절이 요소
  - 감각 입력: 3가지 통합된 체계로부터 신체 위치와 운동의 지각
    - 시각계(visual system)— 머리의 위치와 지남력 그리고 머리 움직임 속도
    - 체성감각계(somatosensory system)— 다른 부위와 지지면에 관련된 신체 부위의 자세와 운동; 다음으로부터 들어오는 입력:
      - 근육길이와 긴장을 감지하는 근육 고유수용성감각기
      - 관절수용기는 관절의 위치, 움직임과 스트레스를 감지함
      - 진동, 가벼운 촉진, 깊은 압박, 그리고 피부 신장을 감지하는 피부 기계적 수용기
    - 전정계- 중력과 관성에 대하여 머리의 자세와 움직임; 다음으로부터 들어오는 입력:
      - 머리의 각가속도를 감지하는 세반고리관
      - 이석 안의 타원낭과 난원낭, 중력에 대항하여 직선 가속과 머리 자세를 감지
  - 감각운동 통합: 바닥핵, 소뇌, 보충운동영역 안으로 들어오는 감각정보의 처리과정
  - 생체역학적 및 운동 출력: 운동 출력에 근육뼈대계와 신경근육계의 영향
    - 근육뼈대계: 자세, ROM 그리고 근육 신장에 영향을 받는 지지면과 무게중심점의 관계
    - 신경근육계: 안정성에 대한 운동 협응력과 통증의 영향
- 노화로 인한 균형 결함
  - 모든 감각계(체성감각, 시각, 전정)가 감소
  - 모든 단계의 정보처리(감각처리, 감각운동 통합, 운동 출력)가 감소
  - 한 체계이상의 감각 입력이 크게 감소하면 균형 유지가 매우 어려움

균형 조절을 위한 운동전략

발목관절 전략(앞/뒤면)

- 단단하고 안정된 지면 위에 서 있을 때 전형적으로 작은 앞/뒤 동요에 반응하기 위하여 발목관절 발바닥굽힘 혹은 발등굽힘
- 근육 활성화: 먼쪽→몸쪽
  - 주로 GS 및 앞정강근
  - 약간 HS → 척추주변근 및 약간 quads → 배근

체중기울임 전력(안/가쪽면)

- 오른쪽 혹은 왼쪽으로 이동하여 한 다리로부터 다른 다리로 체중을 기울임
- 근육 활동: 몸쪽 → 먼쪽
  - 주로 엉덩관절 벌림근 및 모음근
  - 약간의 발목관절 안쪽번짐근 및 가쪽번짐근

엉덩관절 전략

- 엉덩관절 굽힘 혹은 폄으로 큰 앞/뒤면 동요에 반응, 전형적으로 좁고 움직이거나 울퉁불퉁한 지면 위에 있을 때
- 근육활동: 몸쪽→먼쪽
  - 주로 엉덩관절/몸통 폄근 및 굽힘근
  - 약간 GS 및 앞정강근

매달리기 전략

- 빠르게 무릎관절 굽힘, 균형 유지를 위해 몸을 낮추기 위한 엉덩관절 굽힘 및 발목관절 굽힘으로 야기
- 종종 발목관절이나 엉덩관절 전략과 결합됨

한발짝 전략

- 안정성 한계를 넘어서 신체가 움직이는 크고 빠른 동요에 반응하여 기저면이 변화하는데 균형을 잡기 위해서 한 발 떼기

균형조절의 분류와 중재의 예들

분류(category)	결합이 있을 때 중재
정적 균형: 다양한 지지면, 시각, 이동 상태 안에서 다른 자세를 유지하는 능력	• 다양한 자세 • 다양한 지지면 • 다양한 시각적 신호 • 외부 부하와 통합

계속

분류(Category)	결합이 있을 때 중재
동적 균형: 한 자세에서 다른 자세로 혹은 한 장소에서 다른 장소로 이동할 때 균형을 유지하기 위해 필요한 자세조정을 만드는 능력	• 지지면이 움직임 • 머리, 몸통, 팔, 다리 움직임 • 동작을 변경하면서 보행 수행
예상(앞먹임) 균형: 자세나 활동의 변화를 준비하는데 필수적이고 자동적인 자세 조절을 만드는 능력	• 뻗기 • 잡기 혹은 던지기 • 차기 • 들기 • 장애물 코스 지나가기
반응(되먹임) 균형: 균형의 외부 장애에 반응하는 능력(작은/큰, 느린/빠른, 예상/비예상)	• 균형에 도수적으로 장애 • 지지면 움직임 • 불안정한 지지면의 사용 • 외적 담김이나 밀기의 중첩

균형훈련의 주의사항

안전성

- 균형을 도전하는 활동 동안 보행벨트 사용
- 가능하면, 레일이나 평행봉 가까이에서 균형 활동을 연습
- 안정성 한계 안에서 자세동요 훈련; 필요하면, 환경 수정 혹은 보조도구 사용
- 낙상의 위험이 높은 환자를 위해서, 지도감독을 한다.

건강 고려사항

- *낮은 시력:* 정기 시력검사 및 필요하면 렌즈로 조정; 보행할 때 이중초점 안경은 피함; 햇빛이 눈부시면 모자와 선글라스를 착용; 밤에는 익숙한 장소에서 보행
- *감각 손실:* 부드러운 카펫이나 울퉁불퉁한 지면 위에서 보행할 때 추가적인 케어를 제공; 낮은 굽의 단단한 고무신발을 착용
- *약물치료:* 어지럼증을 야기하고 낙상의 위험요인을 증가시키는 환자의 약물치료를 인식(전정제, 항우울제, 혈압약)
- *의학검사:* 혈당, 콜레스테롤, 지방질을 조절하기 위한 정기 의학검사/혈압검사를 실시
  - 어지럼증의 증상을 야기하는 약물을 찾음

■ **환경적인 고려사항**

- 균형의 위험요인에 대한 환경 평가
- 환경 수정: 집 안에 봉이나 계단-레일을 장치; 미끄러지는 깔개는 제거
- 부적합한 균형을 보상하는 보조도구와 외적 지지를 사용

균형훈련을 위한 일반적인 고려사항

■ **감각기관 고려사항**

- *시각 입력의 변화나 경감:* 눈 감고, 프리즘 안경 착용, 눈을 움직임, 균형 활동 동안 크게 읽기
- *체성감각 신호의 변화나 경감:* 좁은 기저면, 폼 위에 서기, 경사판 위에 서기

■ **과제-특이성 고려사항**

- 동적 균형 활동으로 기능 통합
- 균형을 개선하는 과제의 수나 복합성을 증가

■ **근골격계 고려사항**

- *신장 운동:* 기저면 위에 정렬을 추정하는 적합한 유연성 발달
- *근력 및 자세 인식훈련:* 몸통을 안정화하고 기저면 위에 균형을 유지하기 위한 적합한 근력 및 자세 인식을 발달

진행성 균형 중재를 위한 변수

변수(parameter)	진행(progression)
바로 선 자세(upright posture)	• 앉기 → 무릎서기 → 바로 선 자세
기저면(base of support)	• 앉기: 바닥 위에 발을 놓고 → 바닥에서 발을 제거하고 • 바로 선 자세: 넓은 기저면 → 좁은 기저면 (양-다리 서기 → 일자 서기 → 한-다리서기)
지지면(support surface)	• 움직이지 않고 단단하거나 편평한 지면(바닥) → 움직이고, 부드럽고, 울퉁불퉁한 지면(공, 폼, 모래, 자갈, 흔들판, 미끄럼판)
시각적인 신호(visual cues)	• 눈 뜨고 → 눈 감고

계속

변수(parameter)	진행(progression)
중첩 움직임 (superimposed movement)	• 머리, 몸통 움직임 • 작은 ⟶ 큰-범위 팔 혹은 다리 움직임 • 비제한된 → 제한된
동요(perturbations)	• 예상된 → 예상되지 않은 • 낮은 → 높은 양 • 낮은 → 높은 속도
환경(environment)	• 닫힌 환경(움직이지 않는) → 열린 환경(움직이는)
기능적 과제(functional tasks)	• 균형훈련에 통합된 단순 → 복잡과제 및 단일 → 다중과제

균형 활동-앉기 및 무릎서기

목적: 이 부분의 운동과 활동은 안정한 지면과 불안정한 지면 위에 앉기와 무릎서기 자세로 균형 능력을 발달시키도록 설계된 것이다.

기법: 뻗기 동안 안정한 지면 위에서 앉기 균형

• 옆이나 머리위로 물체를 향해 팔 뻗기

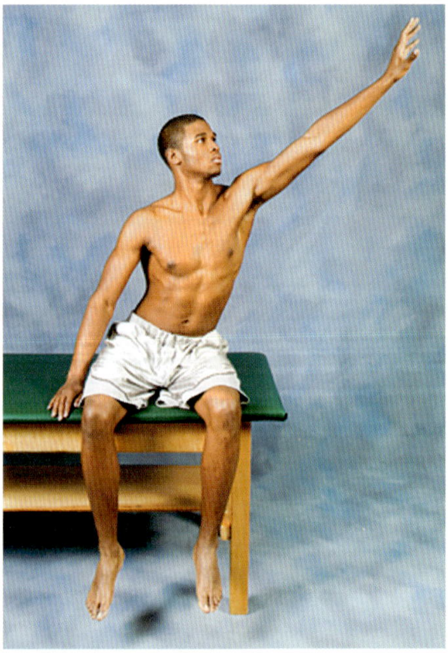

기법: 뻗기 동안 불안정한 지면 위에서 앉기 균형

- 옆으로 뻗기

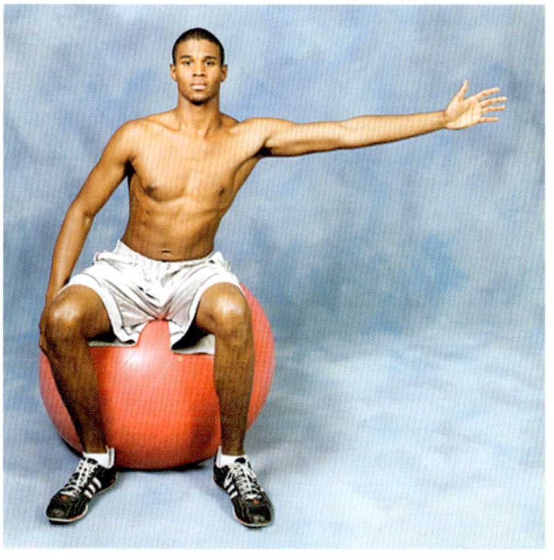

- 옆과 뒤로 양손 뻗기; 몸통 돌림

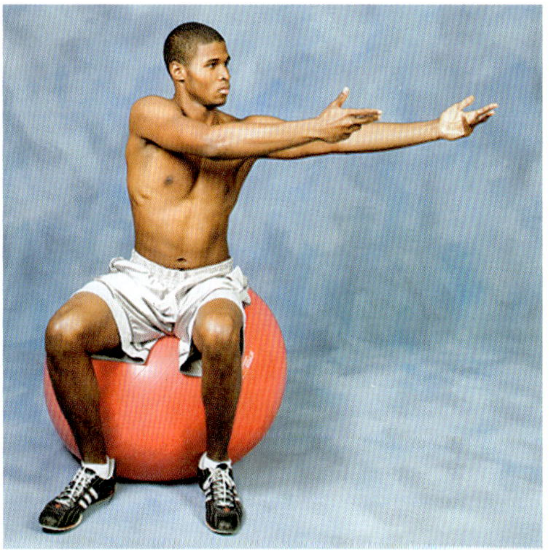

기법: 한 다리나 한 팔을 들어 올리는 동안 앉기 균형

- 팔은 옆으로 뻗고 교대로 다리 올리기 (그림 없음)
- 반대측 팔과 다리를 동시에 올리기

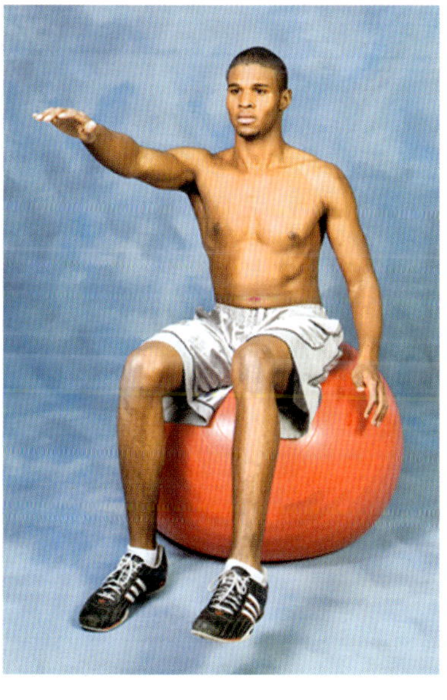

기법: 팔 저항운동 동안 앉기 균형

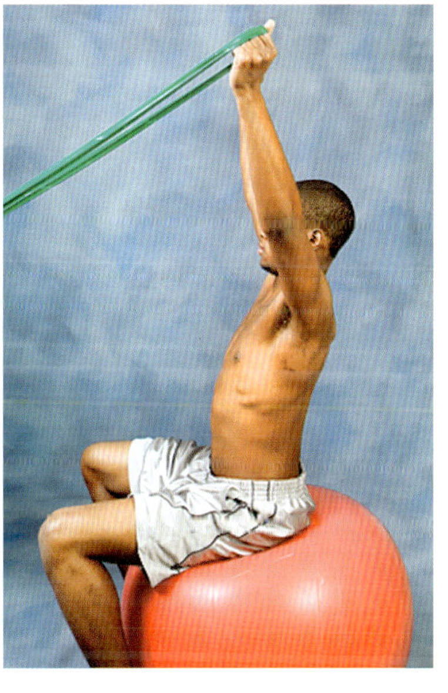

계속

기법: 반-무릎서기 자세에서 균형

• 다양한 방향으로 뻗기

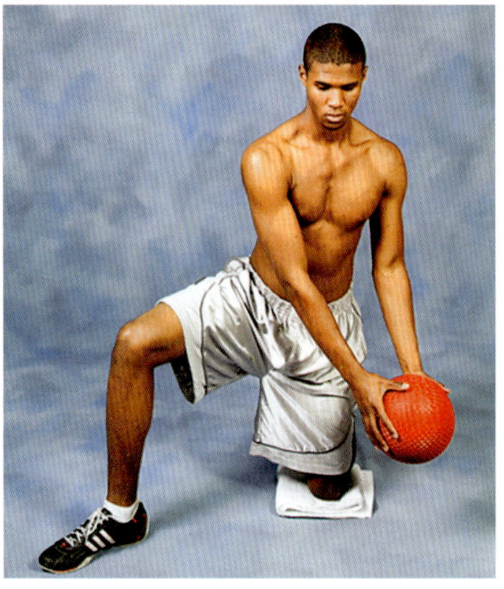

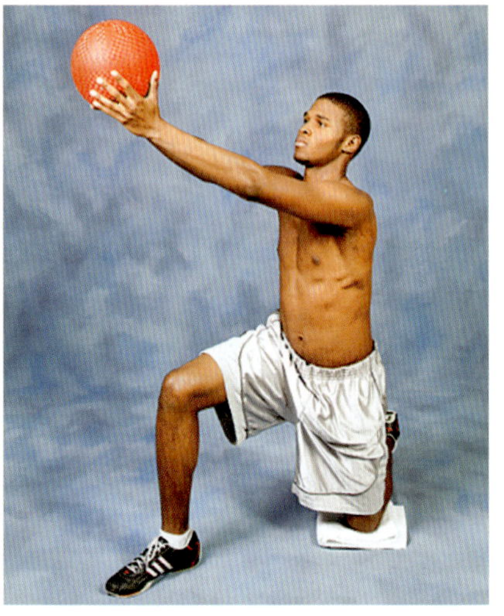

기법: 안정한 지면 위에 무릎서기 자세에서 균형

• 공 던지고 잡기

추가적인 기법: (그림 없음)

• 물체나 목표물을 향해 다양한 방향으로 뻗기
• 불안정한 지면 위에 무릎서기(폼롤러 또는 균형판)
• 양 무릎서기에서 반-무릎서기로 변형; 옆으로 교대운동

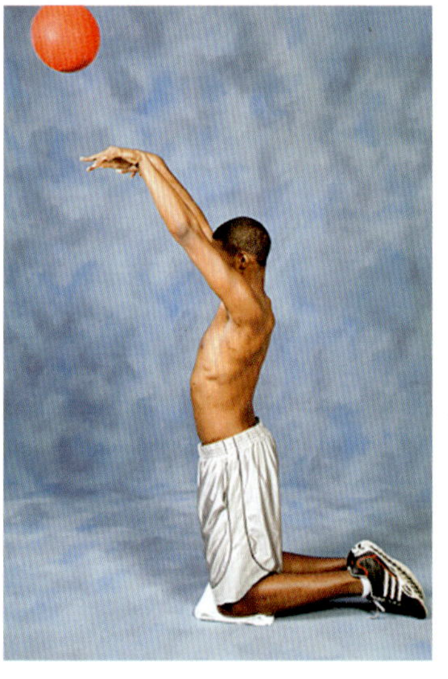

균형활동 - 서기

목적: **이 운동과 활동은 안정한 지면 → 불안정한 지면 위에서 양-다리 서기 → 한-다리 서기자세에 대한 균형 발전을 위해 설계된 것이다.**

기법: 장애있는 균형활동-양-다리 지지

■ 앞, 뒤, 가쪽, 사선 동요를 적용

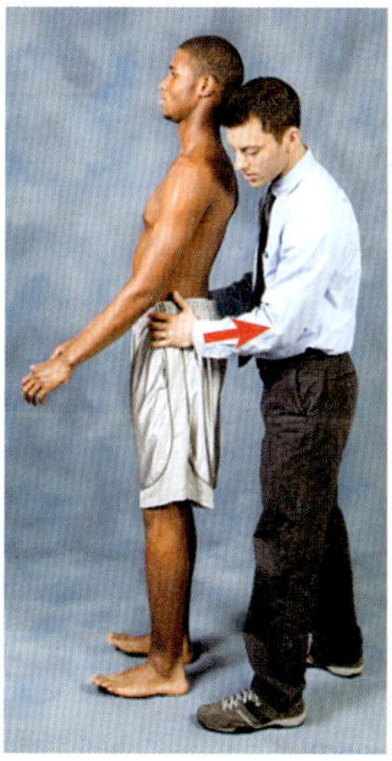

- 발목관절 전략을 유발하는 작은 동요

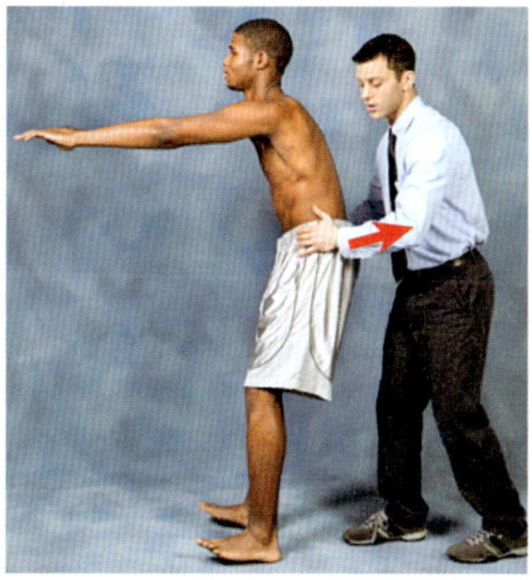

- 엉덩관절 전략을 유발하는 중등도 동요

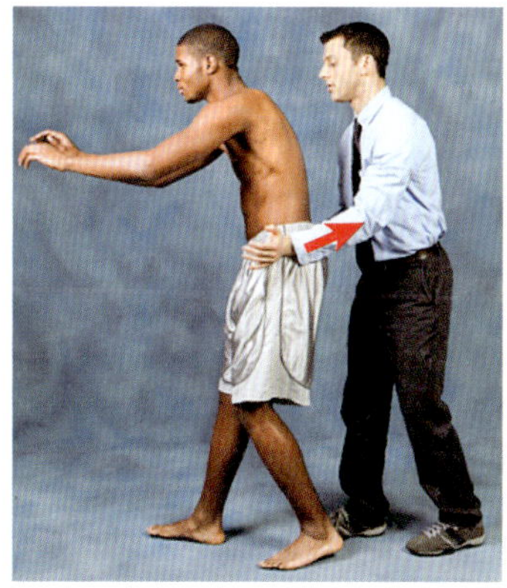

- 한 걸음 전략을 유발하는 큰 동요

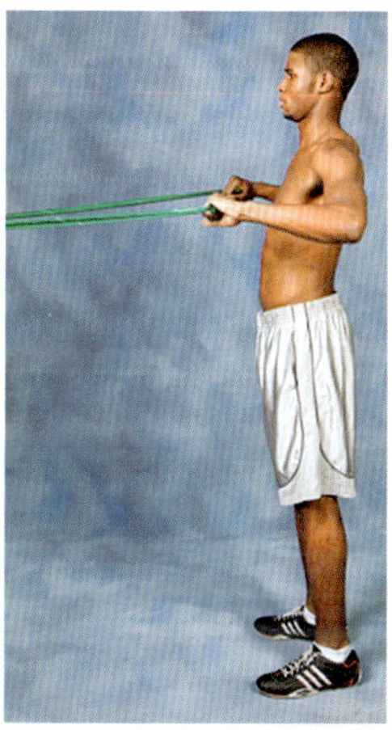

기법: 머리와 팔을 움직이는 동안 안정한 지지면 위에 바로 선 자세 균형 (양-다리 지지)

- 탄력 저하에 대항하여 팔 운동을 수행
- 공을 던지고 받음(그림 없음)

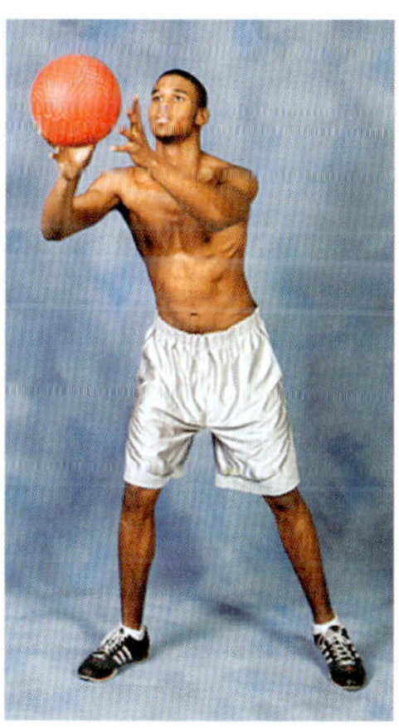

기법: 공 잡기 위해 가쪽 런지

- 치료사가 환자의 옆으로 공을 던져서 밖으로 뻗도록 한다.

계속

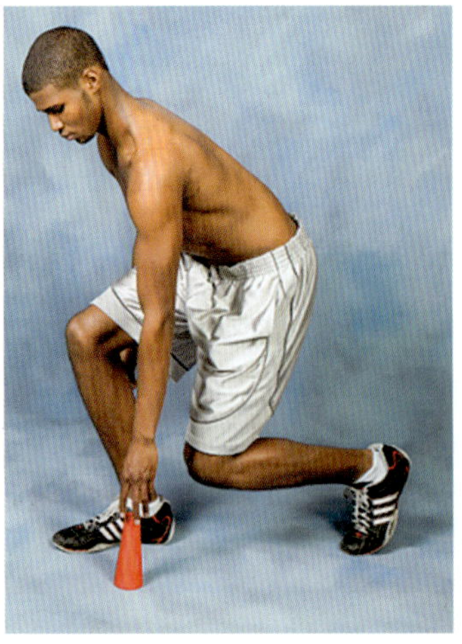	기법: 바닥에서 물건을 집기 위해 내딛고 옆으로 구부리기 • 작은 물체를 다양한 위치로 바닥에 놓음
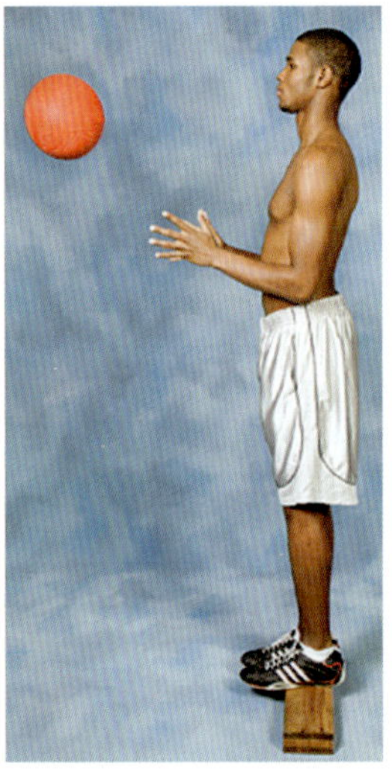	기법: 안정적이지만 좁은 지지면에서 균형 (양-다리 지지) • 공 던지고 받기 • 팔 저항운동 수행
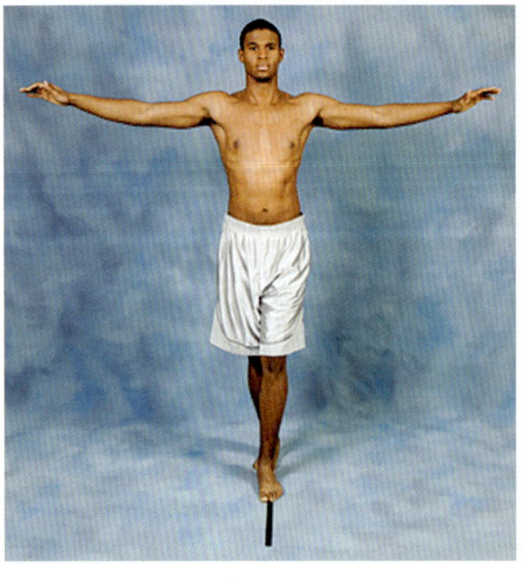	기법: 안정적이지만 좁은 지지면 위에서 일자서기 자세에서 균형(바닥에 선, 균형빔) • 뒤발의 발가락을 앞발의 뒤꿈치에 붙이고 균형 (옆에서 옆으로 머리돌림; 눈 뜨고 → 눈 감고) • 공 던지고 받기

기법: 안정한 지면 위에서 한다리 서기

<table>
<tr>
<td>

• 치료사와 환자가 탄력밴드의 양쪽 끝을 잡고, 서로 당기면서 균형
• 도전을 위해 발가락으로 서기

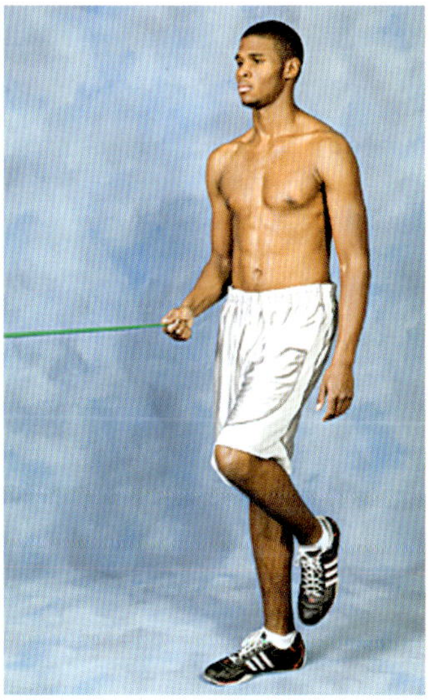

</td>
<td>

• 시계방향으로 발을 바닥에 촉진하면서 균형

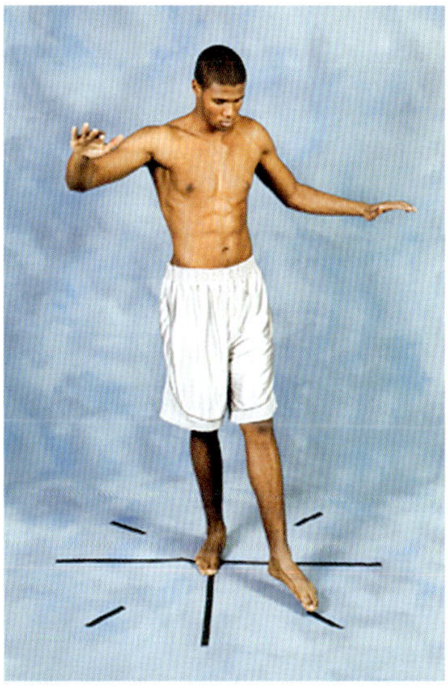

</td>
</tr>
<tr>
<td>

• 물건을 집기 위해 손을 뻗으면서 몸통을 돌리는 동안 균형

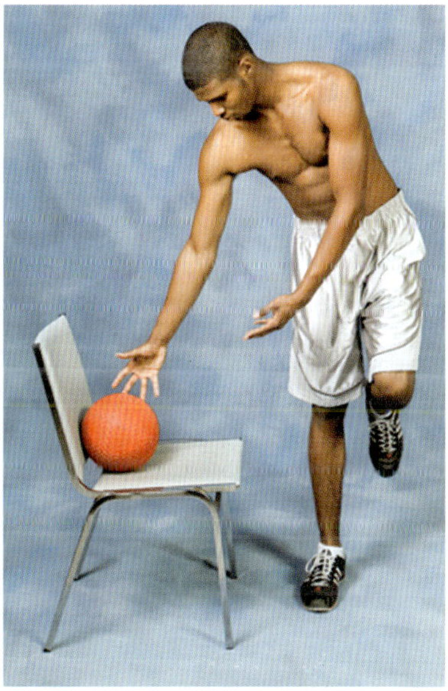

</td>
<td>

• 탄력저항에 대항하여 사선유형으로 몸통 돌림과 팔운동을 수행하는 동안 균형

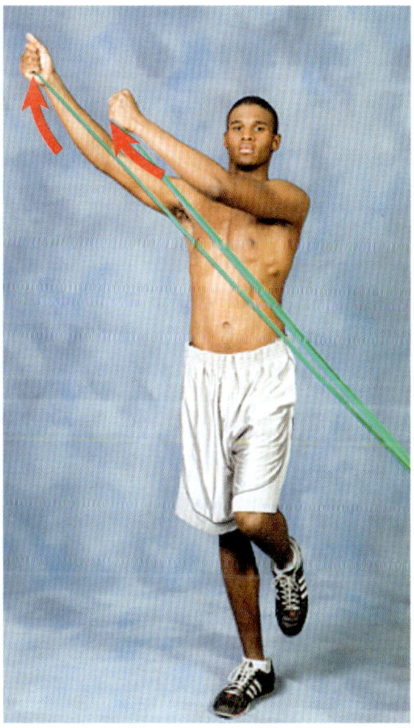

</td>
</tr>
</table>

계속

- 체중을 지지하지 않는 다리는 차기를 하고 팔은 저항운동을 하면서 균형잡기

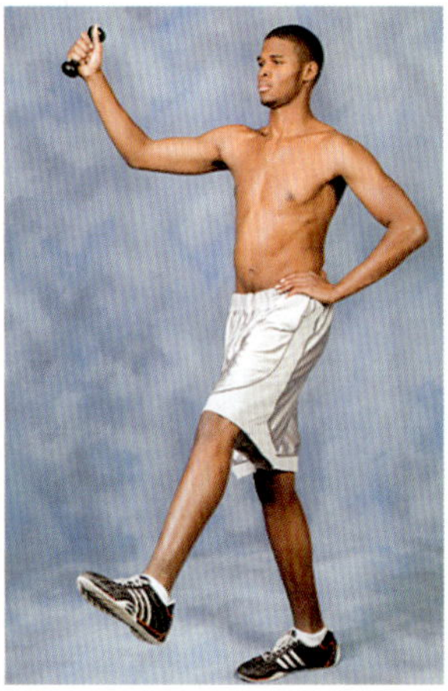

- 엉덩관절을 앞으로 구부리고 "스케이터" 자세로 움직이면서 균형 잡기
- 도전 위해 바닥에 있는 물체를 향해 손 뻗기

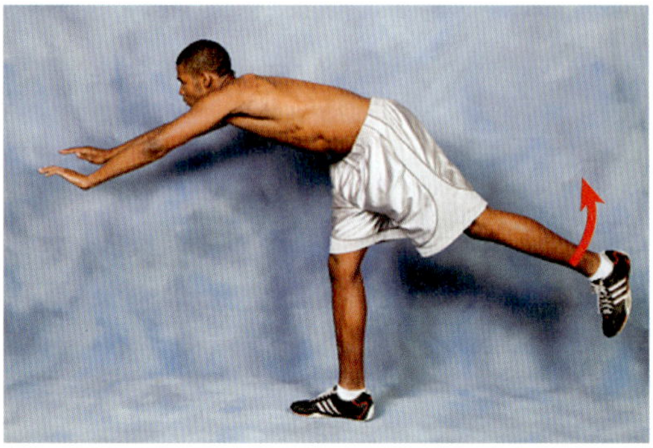

추가적인 기법: 안정한 지면 위에 한-다리로 서기 (그림 없음)

- 공 차기
- 한 다리의 엉덩관절 굽힘, 폄, 벌림, 그리고 모음을 수행하고 반대쪽 다리는 탄력저항에 대항하면서 균형 유지
- 균형을 위해 핸드레일을 사용하지 않고 천천히 계단 오르내리기

기법: *불안정한* 지면 위에서 균형 활동(양쪽 다리서기)

- 두꺼운 폼패드, 균형판이나 흔들판, 폼롤, 간이-트럼폴린, 자갈, 모래를 포함하는 불안정한 지면

- 균형판 위에 바로 선 자세 유지

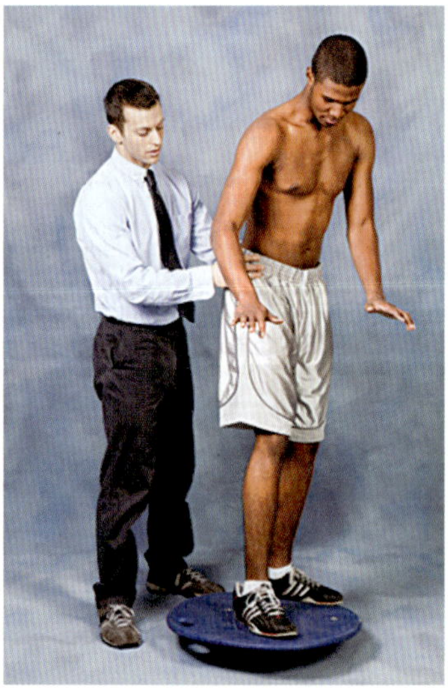

- 균형판 위에 바로 선 자세에서 쪼그리기, 쪼그린 자세에서 바로 서기

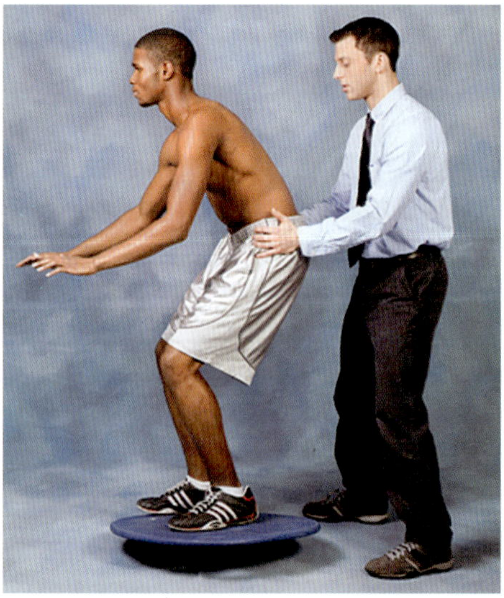

• 두 개의 폼 위에서 균형

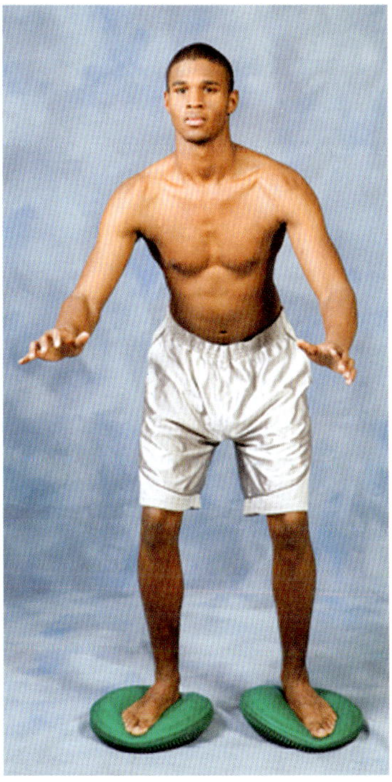

• 두 개의 폼 위에서 균형을 유지하는 동안 팔 저항운동을 교대로 수행
• 도전을 위해 무거운 공을 던지고 받기 (그림 없음)

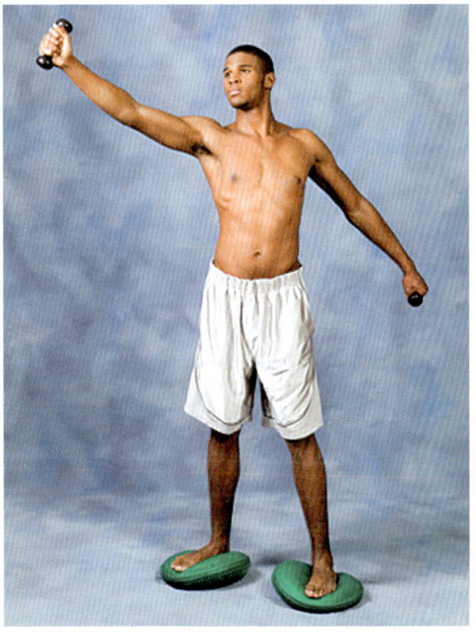

• 폼롤 위에서 "서퍼(surfer)" 자세로 균형 잡기: 바로 선 자세와 쪼그리기 자세 사이를 움직임

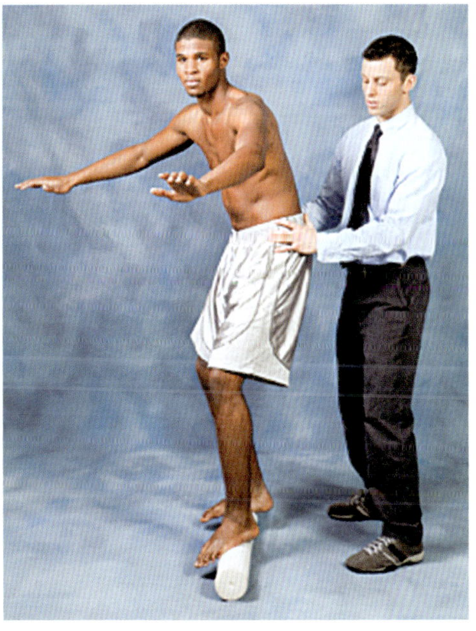

계속

<table>
<tr><th colspan="2">기법: 불안정한 지면 위에서 균형활동(한쪽 서기)</th></tr>
<tr><td>• 균형판 위에서 한-다리 바로서기 균형</td><td>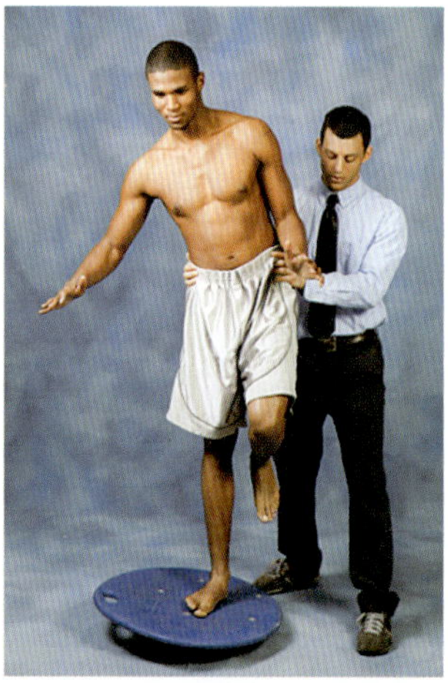</td></tr>
<tr><td>• 폼 위에서 한-다리 바로서기 균형: 지지한 다리의 무릎관절 굽힘과 폄; 도전을 위해 무거운 공을 잡고 던지기</td><td>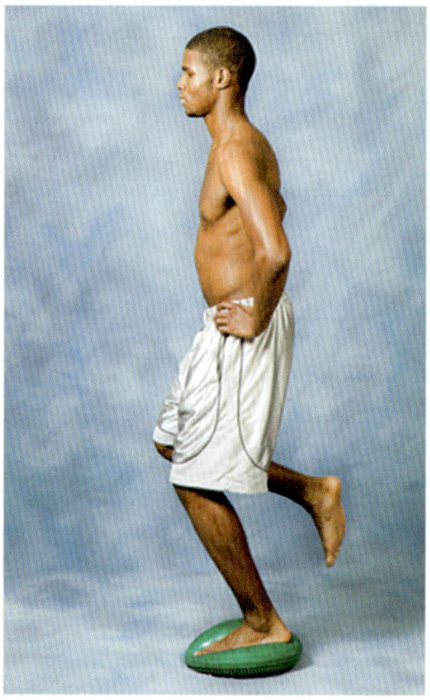</td></tr>
<tr><td>• 폼 위에서 “스케이터(skater)” 자세로 한-다리 바로 선 자세 균형</td><td>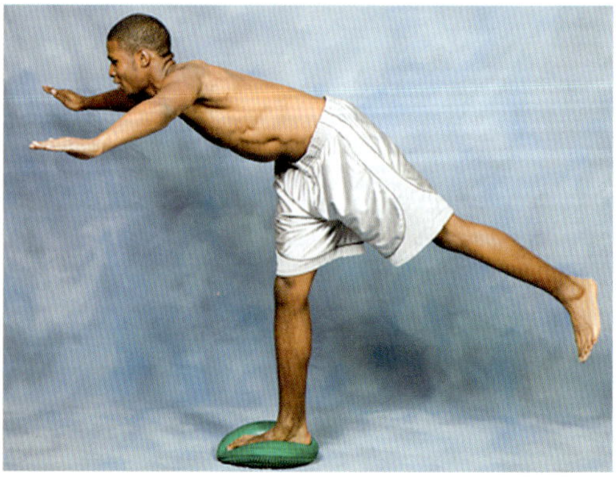</td></tr>
</table>

기법: 매칭 활동 및 보행 활동 — 눈 뜨고–눈 감고
- 지점, 앞, 뒤로 매칭
- 직선에서, 머리를 옆에서 옆으로 돌리면서 보행
- 속도를 변경하면서 보행
- 인지과제 수행하면서 보행
- 발가락으로 보행
- 바닥의 직선을 따라 일자보행
- 바닥의 균형빔을 따라서 보행 및 축회전

- Grapevine 보행 (carioca): 한 쪽으로 보행한 후 다른 쪽으로 좌우로 흔들거나 꼬는 유형

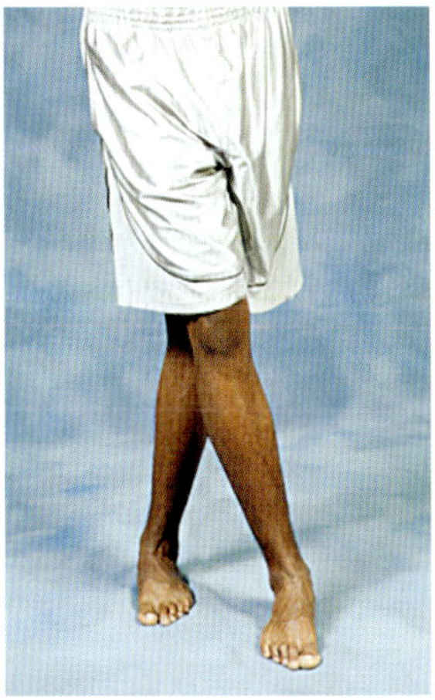

- 높을 계단 위와 바닥 위에 고깔 주변: 전, 옆에서 옆으로, 그리고 뒤로 움직임; 속도를 증가시켜 진전

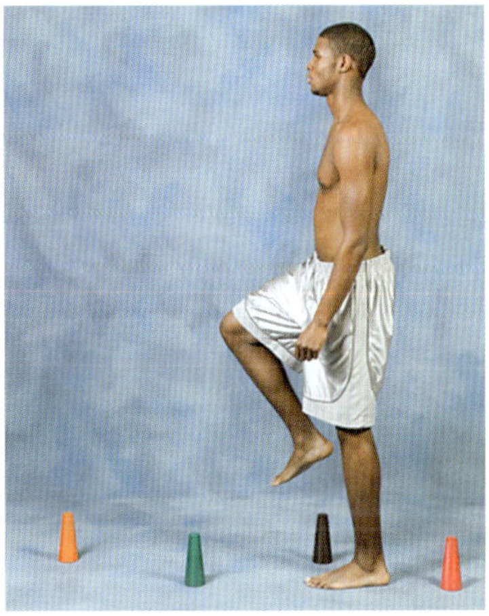

기법: 플렛폼 위에서 아래로, 아래에서 위로 점핑하고 정지

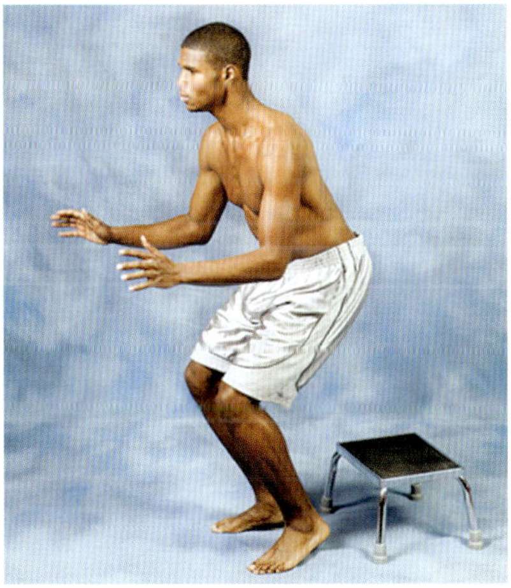

기법: 플렛폼에서 아래로 호핑하고 정지

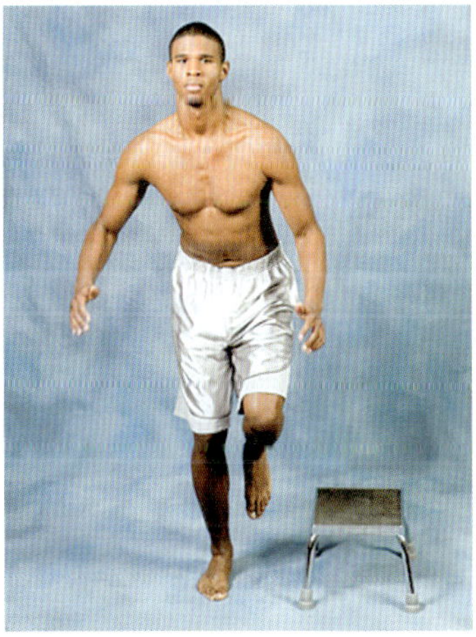

플라이오메트릭운동 (신장-단축훈련)
[Plyometric Exercises (Stretch-Shortening Drills)]

정의 및 특성

- **정의:** 기능적 유형(patterns)에서 힘의 반응적 돌발을 통해 근력(strength), 일률(power) 그리고 협응력을 발달시키기 위해 설계된 고-속도, 고-강도 원심성 및 구심성 저항운동의 한 체계

- **특징**
  - 근육에 신장(신장기, stretch phases)을 제공하는 근육의 *원심성(eccentric)* 부하, 다음에 동일한 근육의 폭발적인, *구심성(concentric)* 수축(단축기, shortening phase)을 통한 가역적 운동
    - 정지기(amortization phase)라 불리는 신장 및 단축주기 사이의 짧은 시간
  - 기능적 및 과제-특이성 움직임 유형의 수행
  - 저항의 원천(source): 체중 혹은 외적 부하(탄력밴드나 튜브, 무거운 공, 무거운 조끼)

지침 및 진전

- 고-요구 작업, 레크리에이션 혹은 스포츠 관련 활동을 준비하기 위하여 재활의 후기에 플라이오메트릭 훈련을 시작
- 빠르지만 안전하게 훈련 수행
  - 원심성 기간과 구심성 기간 사이 가역시간(정지기)의 감소를 강조
- 저항은 점진적으로 증가하지만 움직임은 감속하지 않음
- 양쪽 활동에서 한쪽 활동으로 진전
- 적당한 유형을 유지하는 동안 활동의 반복수와 세트는 증가
- 한 훈련 세션에서 플라이오메트릭 활동의 수와 다양성을 점진적으로 증가
- 저항을 증가하거나 사용, 점핑이나 호핑의 높이나 길이를 증가하기 전에 반복 횟수를 진전
- 플라이오메트릭 훈련 세션 사이 회복을 위해 48-72시간의 휴식기간을 통합
  - 고-수준 운동선수를 위해, 고-강도 훈련으로 진전, 세트 사이의 휴식기간 증가, 운동 강도를 증가시키고 운동빈도는 감소

주의사항 및 금기증

■ 주의사항:

- 고-스트레스, 충격-흡수 활동이 허용될 때까지 재활프로그램에서 플라이오메트릭 훈련은 시작하지 않는다.
- 플라이오메트릭 운동을 시작하기 전에 근력과 유연성(80%-85% 근력 및 90%-95% ROM[Chu2000])의 적합한 수준을 획득
- 다리 플라이오메트릭훈련 동안 지지를 제공하는 신발을 착용
- 능동적인, 동적 몸통 및 팔다리 운동과 함께 플라이오메트릭 훈련 이전에 준비운동을 *항상* 실시
- WB 활동 동안에 충격흡수와 안전한 착지를 위해 팔꿉관절이나 무릎관절을 약간 굽히고 착지
- 피로 때문에 플라이오메트릭 활동을 적합한 유형 및 착지기술을 수행할 수 없으면 운동을 징지
- 아동이나 노인의 개개인을 위해 특별한 고려사항
  - 플라이오메트릭 훈련이 적합하면, 단지 시작-수준 활동이 효과적이다.
  - 관절에 과도한 스트레스를 주면 고-강도, 고-부하 활동(즉, 무거운 점핑, 상자점핑, 혹은 드롭-푸쉬업)은 수행하지 않음

■ 금기증:

- WB 혹은 능동 움직임 동안 통증
- 염증
- 중요한 관절 불안정

팔 플라이오메트릭 운동

주의:

- 항상 일련의 팔과 몸통 준비운동을 하고 각각의 플라이오메트릭 훈련을 시작한다.
- 핵심 안정화 및 몸통 근력강화 운동으로 팔 플라이오메트릭 활동을 보완

목적: 모든 NWB와 WB 운동은 팔 근육의 근력 개선과 일률 발달을 위해 설계된 것이다.

기법: 무거운 공을 가지고 사선유형 안에서 양쪽 팔 움직임

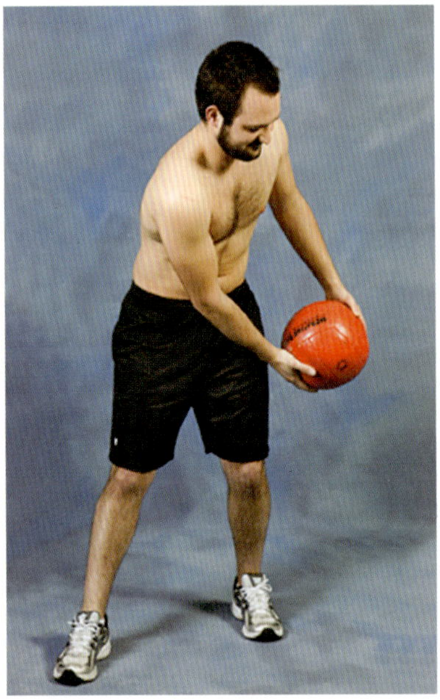

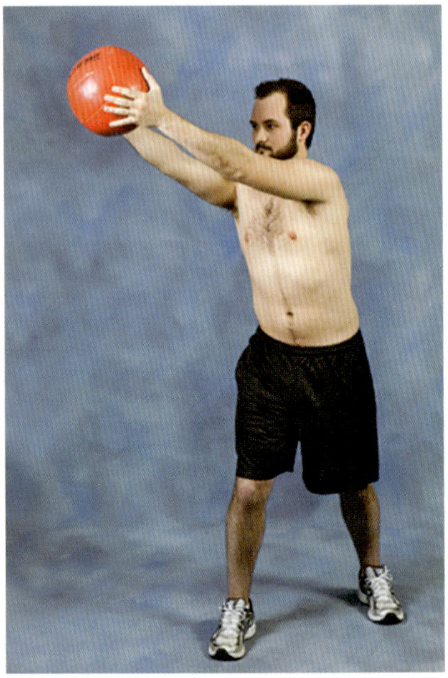

기법: 탄력저항에 대항하여 해부학적 면에서 한쪽 팔 움직임

예: *가쪽돌림근* 목적

- 벽을 보고 벽의 눈높이에 탄력밴드를 걸어두고 팽팽하게 당김
- 가쪽돌림을 시작; 안쪽돌림으로 움직여서 가쪽돌림근을 이완(원심기)
- 빠르게 반대운동 및 가쪽돌림으로 되돌아감(구심기)

예: *안쪽돌림근* 목표(그림 없음)

- 벽을 보고 선다
- 안쪽돌림에서 시작: 가쪽돌림으로 움직여서 안쪽돌림근 이완(원심기)
- 빠르게 반대운동 및 안쪽돌림으로 되돌아감(구심기)

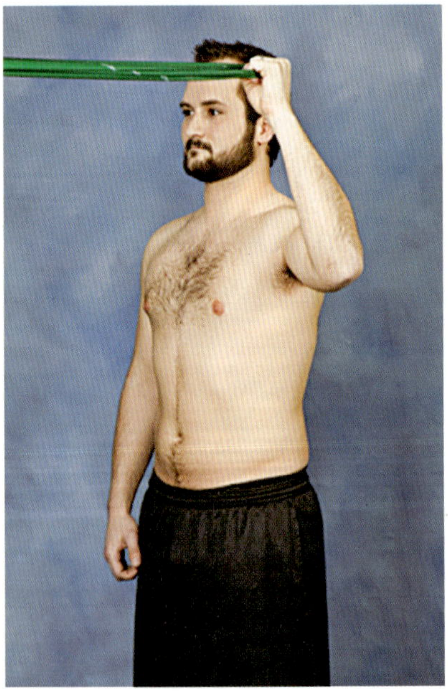

기법: 무거운 공으로 양쪽 가슴 press–바로 누운 자세 • 치료사가 공을 던지면 환자를 공을 받음(원심기) • 치료사에게 공을 던지고, 가슴 수준에서 팔을 유지(구심기)	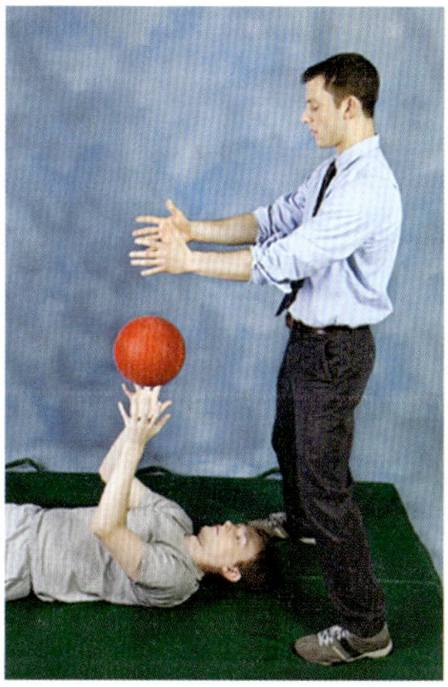
기법: 무거운 공으로 양쪽 가슴 press–바로 선 자세 • 가슴높이에서 공 던지고 받기 • 균형을 위해 바로 선 자세를 소정	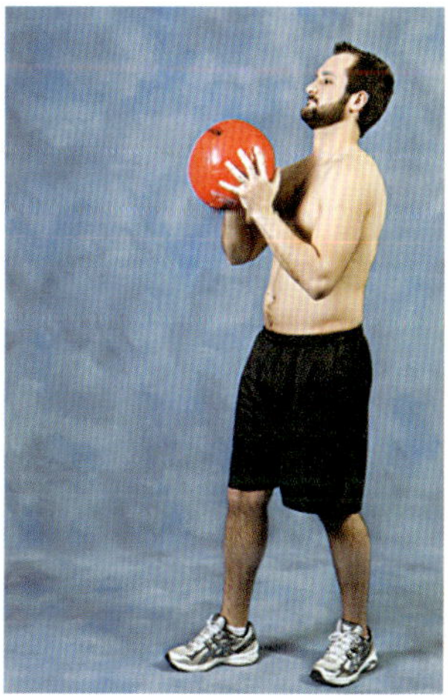
기법: 양손으로 머리 위에서 무거운 공을 던지고 잡기(모의 축구선수 던지기) • 양손으로 공을 머리 위에서 잡기 • 치료사에게 공을 되돌려주기 위해 공을 앞으로 던지기	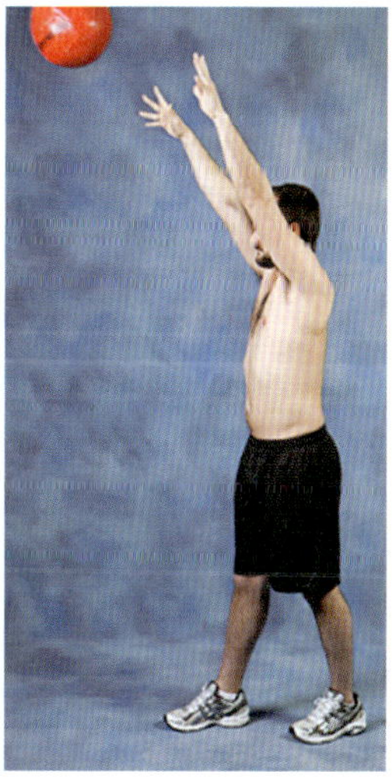

계속

기법: 무거운 공 옆으로 던지고 받기

- 가로벌림과 가쪽돌림(원심기) 안으로 어깨관절을 움직여서 옆으로 던져진 공 받기
- 어깨관절 가로모음과 안쪽돌림(구심기)로 움직여 파트너나 리바운더에게 공을 되돌리기

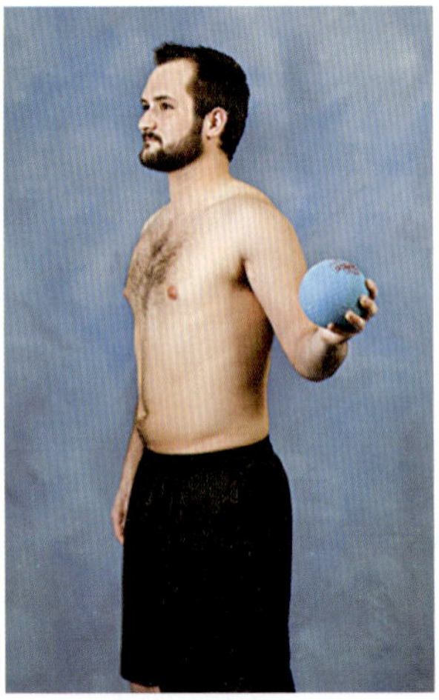

기법: 무거운 공 한 손으로 잡고 던지기 (모의 야구로 안쪽벌림근을 목표로 던지기)

- 90°/90° 자세에서 팔을 유지
- 어깨관절 완전 가쪽돌림(원심기)으로 움직여서, 한 옆으로 던져진 공 받기
- 파트너 또는 리바운더에게 공을 되돌림(구심기)

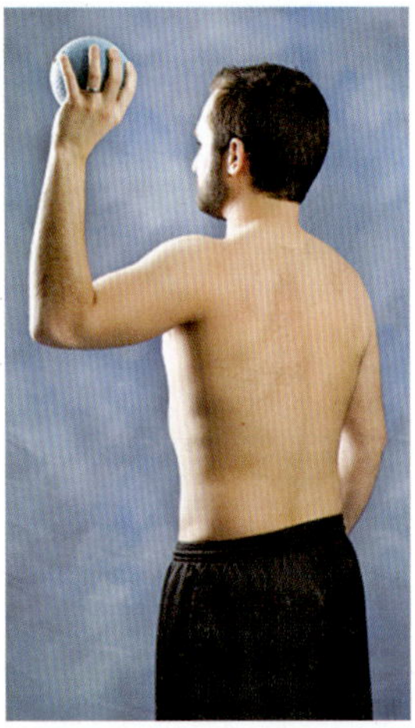

기법: 어깨관절 운동을 강조하는 모의 스포츠 활동

- 무거운 클럽을 이용한 골프 스윙
- 무거운 라켓을 이용한 테니스 서브 (그림 없음)

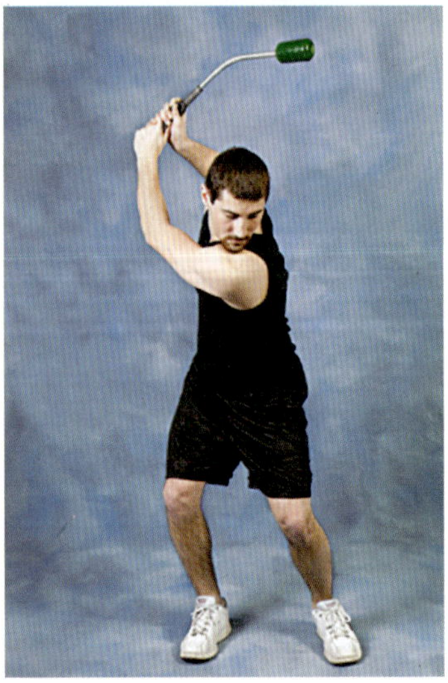

기법: 팔꿉관절과 손목관절 움직임을 강조하는 플라이오메트릭 활동

- 바닥에 혹은 벽을 향해 공을 드리블

- 아래팔 뒤침 및 엎침을 하여 라켓으로 공을 튀김

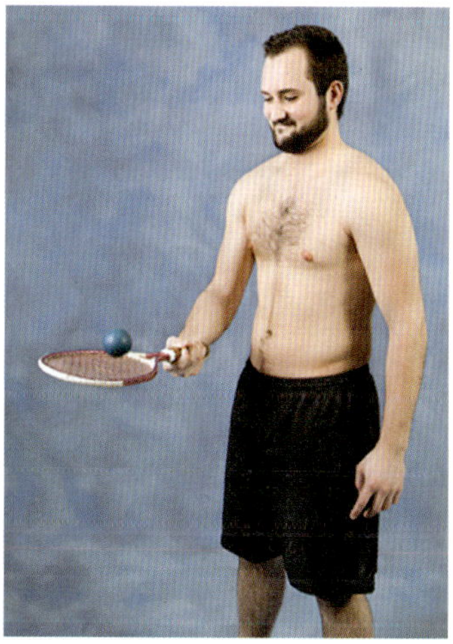

- 무거운 공을 잡고 던지기(손목관절과 팔꿉관절 움직임 강조; 상대적으로 안정한 자세로 어깨관절 유지)

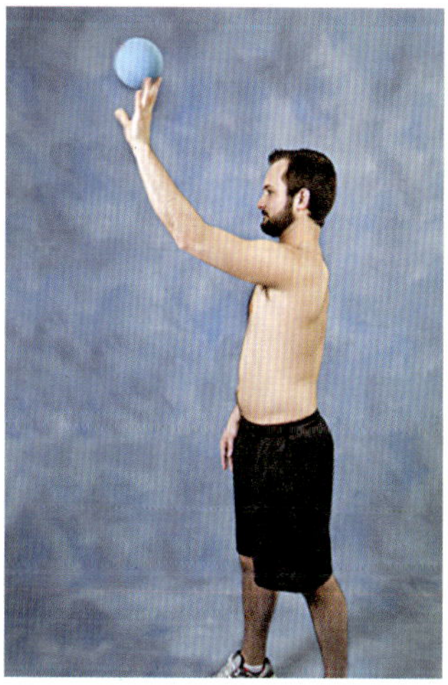

기법: 벽으로부터 “push-offs”

- 환자는 벽에서 10~12인치 떨어져서 선다
- 치료사는 환자를 밀거나 환자가 벽을 향해 넘어짐
- 환자는 손으로 벽을 밀어서 다시 뒤로 넘어짐
- 치료사는 환자를 잡고 다시 벽을 향해 밀고 이런 주기를 반복

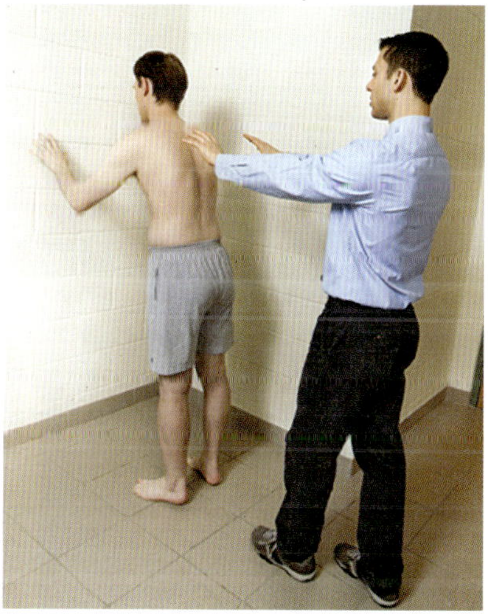

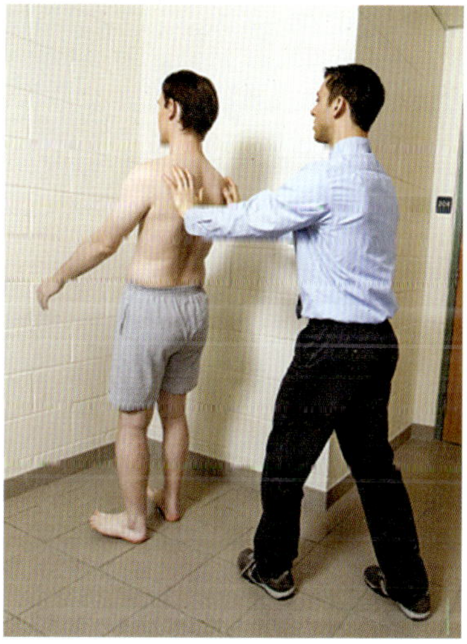

계속

기법: 미끄럼판 위에 가쪽 움직임

- 옆에서 옆으로 체중 기울임
- 기술 향상을 위해 움직임 속도를 증가

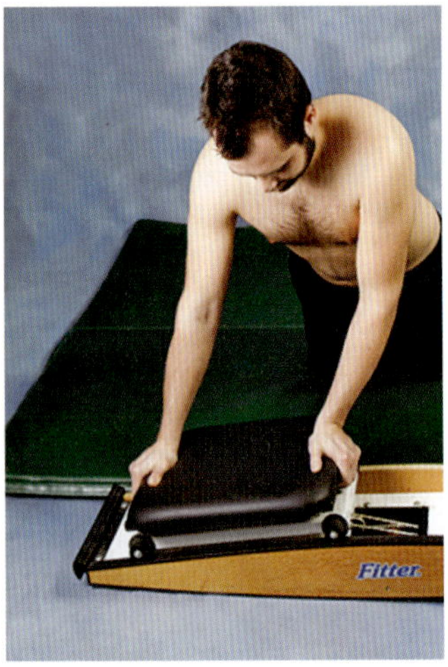

기법: 다양한 엎드려 팔굽혀펴기

- 박수치며 팔굽혀펴기(그림 없음)–무릎관절이나 양발로 팔굽혀펴기; 바닥을 닿기 전에 팔꿉관절을 굽혀서 양손으로 박수치기; 빠르게 반대 운동 및 다른 형태의 팔굽혀펴기를 수행
- 하강 팔굽혀펴기–두 개의 플랫폼 위에 손을 놓고 팔굽혀펴기; 바닥이 내려 앉음; 그 후에 플랫폼에서 손을 되돌리며 강력하게 팔굽혀펴기를 수행

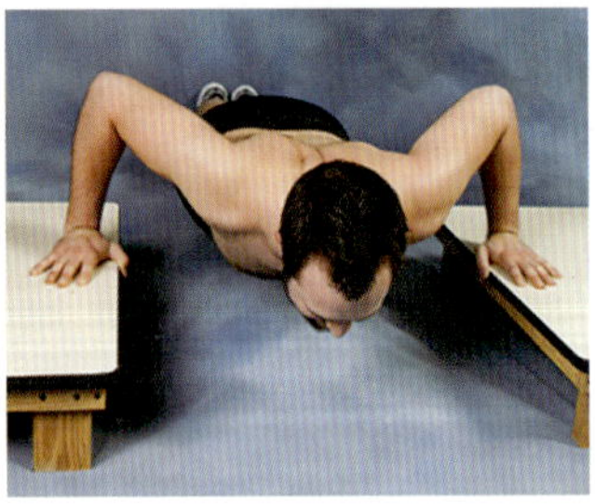

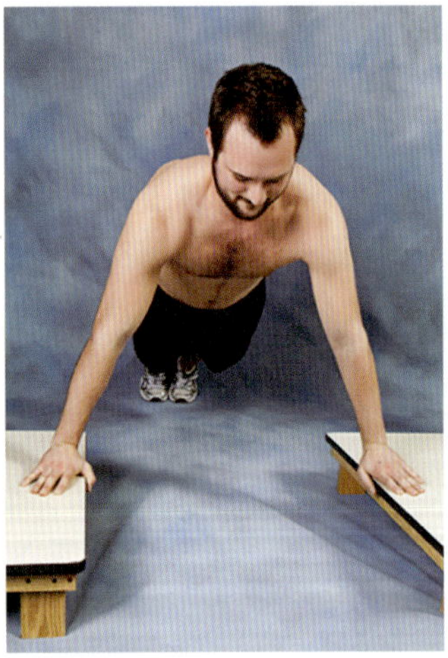

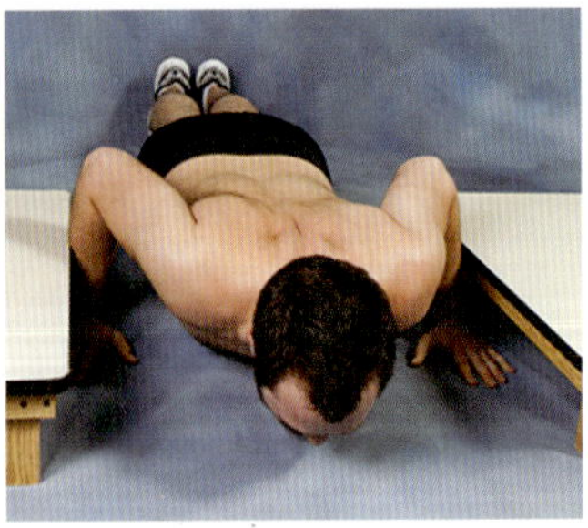

다리 플라이오메트릭 운동

주의:

- 항상 일련의 몸통과 다리 준비운동을 하고 플라이오메트릭 운동을 시작
- 핵심 안정화운동과 몸통 근력강화 운동을 다리 플라이오메트릭 운동에 추가

목적: **이 부분의 모든 WB 운동은 다리 근육의 근력을 개선하고 일률을 발달시키기 위해 설계된 것이다.**

기법: 바로 선 자세에서 앉기와 바로서기로 되돌아가기

- 바로 선 자세에서 시작
- 치료용 공 위에 빠르게 앉기
- 다시 되튀어 바로 선 자세로 돌아감

주의사항: 치료용 공을 안정하게 잡아준다.

추가적인 기법:

- 경사판 위에서 쪼그리고 바로 서기
- 경사판이나 바닥 위에서 앞쪽 런지 (그림 없음) (한-다리를 앞으로 런지한 후, 빠르게 바로선 자세로 되돌아옴)

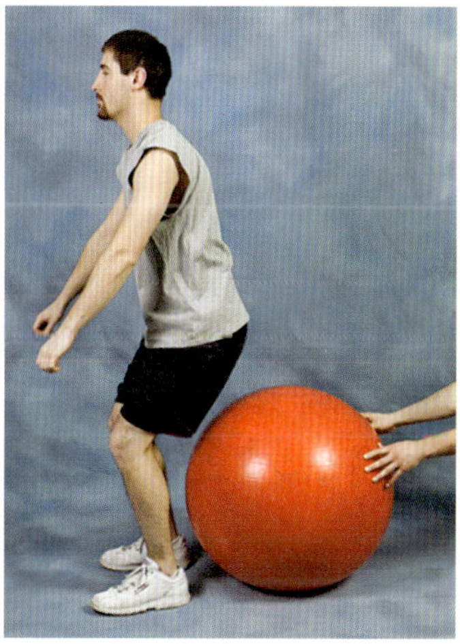

기법: 옆에서 옆으로 질질 끎.

- 빠르게 오른쪽으로 몇 발짝을 뛰고, 다시 왼쪽으로 몇 발짝 뛴다.

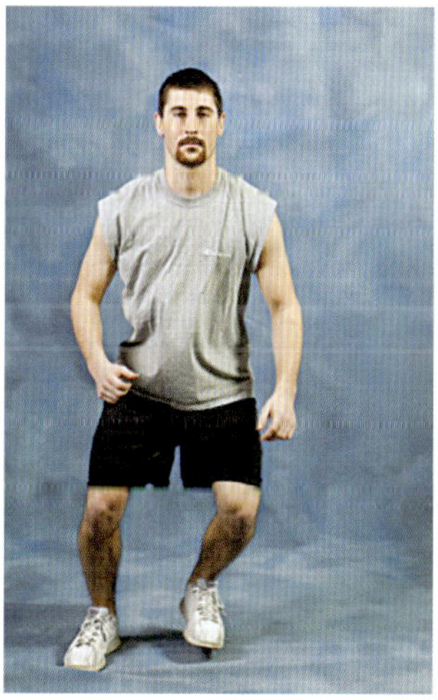

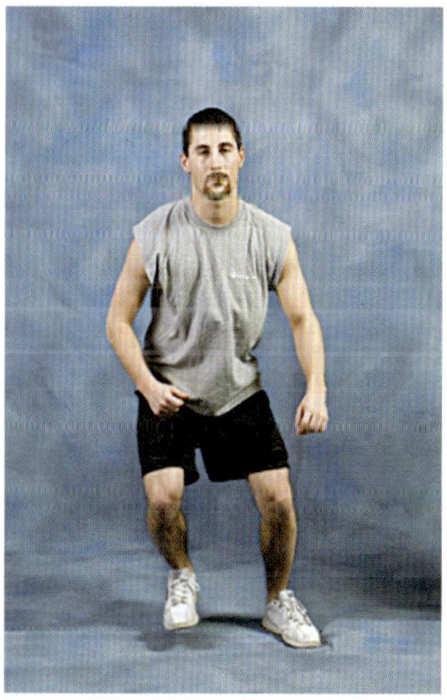

계속

기법: 미끄럼판 위에서 옆에서 옆으로 움직임

- 중심선 균형 성립
- 옆에서 옆으로 체중 기울임
- 기술을 개선하기 위하여 움직임 속도를 증가

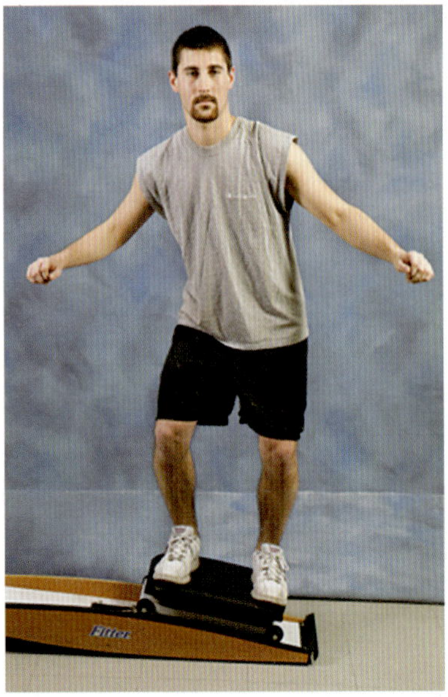

기법: 쪼그리기 점프

- 쪼그린 자세–수직 점프–쪼그린 자세로 움직임

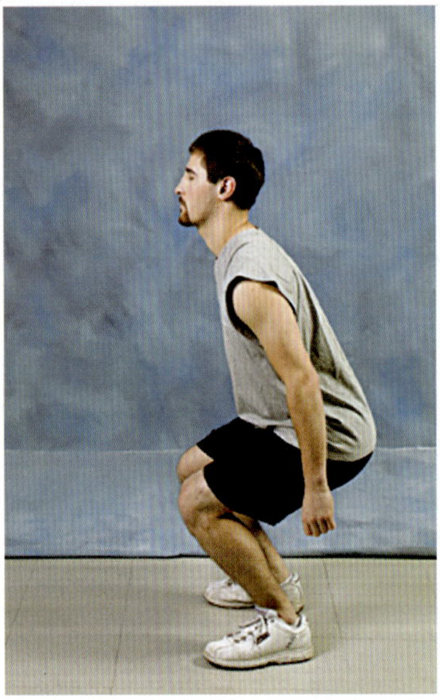

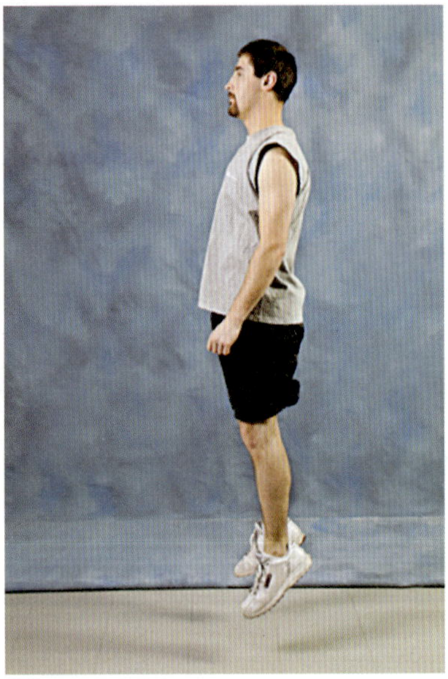

추가적인 기법(그림 없음):

- 간이–트램폴린 위에서 점프
- 머리 위로 팔을 뻗고 수직으로 점프
- 몸의 회전과 수직으로 점프

기법: 강력한 점프 • 가능하면 높게 수직으로 점프하고 무릎관절을 가슴으로 가져가기 (턱 자세, tuck position)를 수행 • 착지 후에 빠르게 다시 턱 자세로 되돌아감	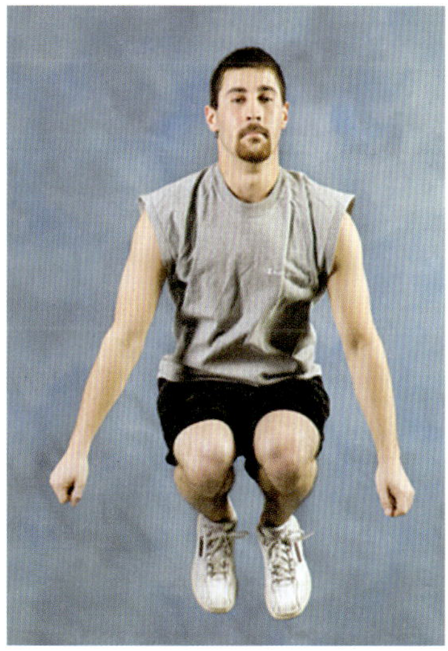
기법: 사-사분면 점프 • 일-사분면에서 다른 사분면으로 빠르게 점프 • 앞, 뒤, 가쪽, 그리고 사선으로 점프 **진전:** 한 사분면에서 다음 사분면으로 깡충뛰기	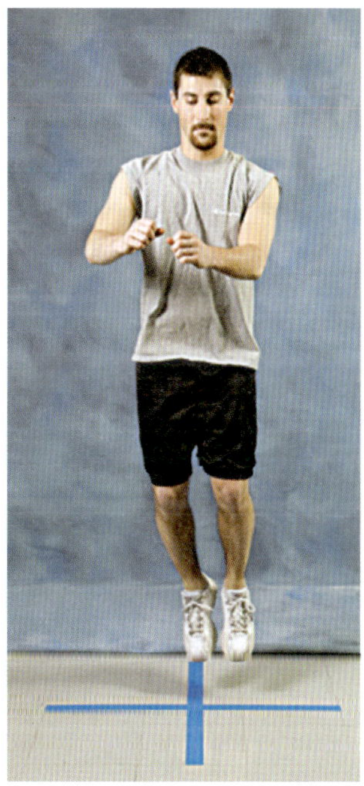
기법: 되튀기 • 양발을 어깨너비로 벌리고 바로 섬 • 직선에서 앞으로 다양한 점프를 수행 **진전:** 직선에서 앞으로 깡충뛰기	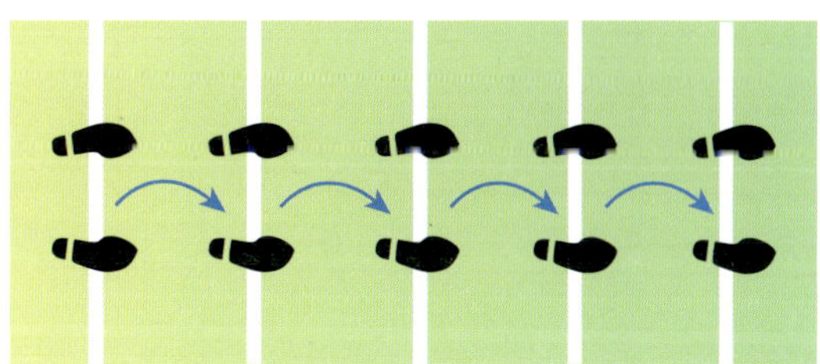

계속

기법: 지그제그 점핑(jumping)과 호핑(hopping) • 바닥 위에 선을 따라서 한쪽에서 반대쪽으로 앞, 뒤 혹은 가쪽으로 지그제그 유형의 점프와 깡충뛰기	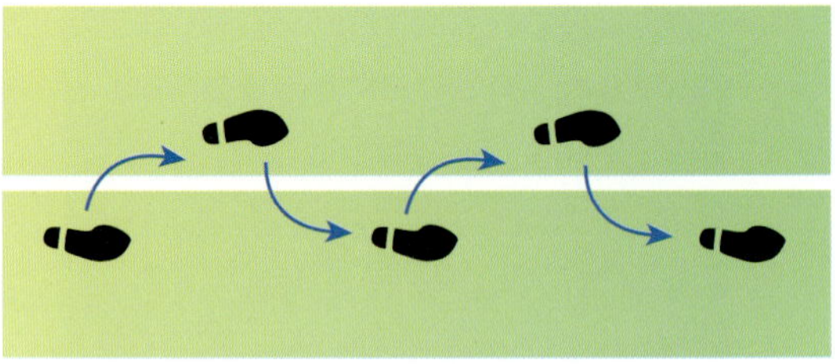
기법: 고깔 위에서 점핑과 호핑 • 앞과 가쪽으로 점프와 깡충뛰기 진전: 고깔 사이의 거리를 넓히거나 고깔의 높이를 증가	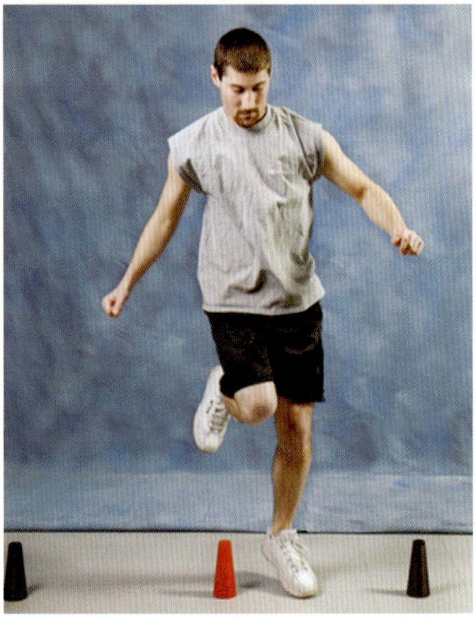
기법: 한 플랫폼의 위와 아래로 점핑과 호핑 • 모멘텀을 위해 팔을 사용하고, 앞과 가쪽으로 점프를 시작 → 깡충뛰기 진전: • 팔로 물건을 잡음 • 플랫폼 높이를 증가	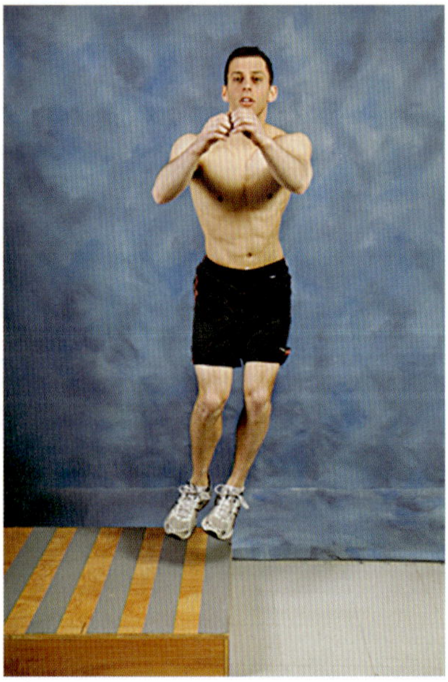

기법: 다양한 플랫폼 위와 아래로 점핑과 호핑

- 플랫폼에서 바닥으로 그런 다음 다음 플랫폼으로 앞으로 점핑
- 플랫폼은 점진적으로 높임

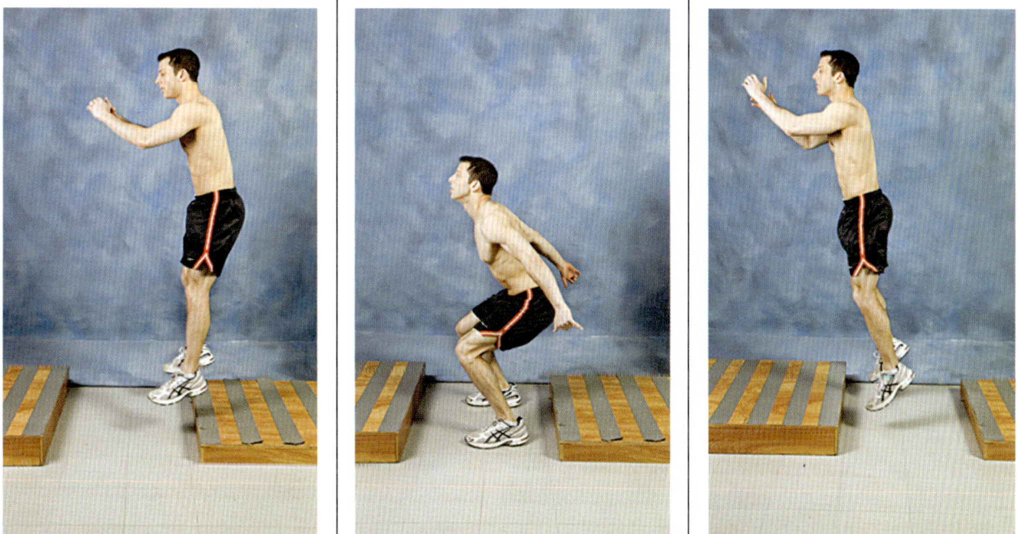

참고문헌
(References)

1장 개요

- American College of Sports Medicine: Progression in models of resistance training for healthy adults. Med Sci Sports Exerc 34:364-380, 2002.
- Brosseau, L, et al: Ottawa panel evidence-based clinical practice guidelines for strengthening exercises in the management of fibromyalgia: Part 2. Phys Ther 88:873-885, 2008.
- Brosseau, L, Wells, GA, Tugwell, P, et al: Ottawa panel evidence-based clinical practice guidelines for aerobic fitness exercises in the management of fibromyalgia: Part 1. Phys Ther 88:857-871, 2008.
- Brosseau, L, Wells, GA, Tugwell, P, et al: Ottawa panel evidence-based clinical practice guidelines for therapeutic exercise and manual therapy in the management of osteoarthritis in adults. Phys Ther 85:907-971, 2005.
- Brosseau, L, Wells, GA, Tugwell, P, et al: Ottawa panel evidence-based clinical practice guidelines for therapeutic exercise in the management of rheumatoid arthritis in adults. Phys Ther 84:934-972, 2004.
- Cipriani, D, Abel, B, Purrwitz, D: A comparison of two stretching protocols on hip range of motion: Implications for total daily stretch duration. J Strength Cond Res 17:274-278, 2003.
- De Weiger, VC, Gorniak, GC, Shamus, E: The effect of static stretch and warm-up exercise on hamstring length over the course of 24 hours. J Orthop Sports Phys Ther 33:727-732, 2003.
- Feland, JB, et al: The effect of duration of stretching of the hamstring muscle group for increasing range of motion in people aged 65 years or older. Phys Ther 81:1110, 2001.
- Leonard, JB: Joint protection for inflammatory disorders. In Lichtman, DM, Alexander, AH (eds): The Wrist and Its Disorders, ed 2. WB Saunders, Philadelphia, 1997, p. 1377.
- Simons, D, Travell, J, Simons, L: Myofascial Pain and Dysfunction: The Trigger Point Manual, vol 1, ed 2. Williams & Wilkins, Baltimore, 1999.
- Thompson P, Buchner D, Pina I, et al: Exercise and physical activity in the prevention and treatment of atherosclerotic cardiovascular disease: AHA scientific statement. Circulation 107(24):3109-3116, 2003.
- Willy, RW, Kyle, BA, Moore, SA, et al: Effect of cessation and resumption of static hamstring muscle stretching on joint range of motion. J Orthop Sports Phys Ther 31:138-144, 2001.

- Wolfe, F, Smythe, HA, Yunus, MB, et al: The American College of Rheumatology 1990 criteria for the classification of fibromyalgia. Arthritis Rheum 33:160-172, 1990.
- www.cdc.gov/nccdphp/dnpa/physical/recommendations/index.htm. Accessed July 2009.

2장 척추

- Andersson, EA, Milsson, J, et al: Abdominal and hip flexor muscle activation during various training exercises. Eur J App Physiol 75:115-123, 1997.
- Childs, JD, Fritz, JM, et al: Clinical decision making in the identification of patients likely to benefit from spinal manipulation: A traditional versus an evidence-based approach. J Orthop Sports Phys Ther 33:259-275, 2003.
- Cleland, JA, Childs, JD, Fritz, JM, et al: Development of a clinical prediction rule for guiding treatment of a subgroup of patients with neck pain. Phys Ther 87:9-25, 2007.
- Cleland, JA, Fritz, JM, Whitman, JM, et al: The use of a lumbar spine manipulation technique by physical therapists in patients who satisfy a clinical prediction rule: A case series. J Orthop Sports Phys Ther 36: 209-214, 2006.
- Delitto, A, Erhard, RE, Bowling, RW: A treatment-based classification approach to low back syndrome: Identifying and staging patients for conservative treatment. Phys Ther 75:470, 1995.
- Fritz, JM, George, S: The use of a classification approach to identify subgroups of patients with acute low back pain: Interrater reliability and short-term outcomes. Spine 25:106-114, 2000.
- Lehman, GJ, McGill, SM: Quantification of the differences in electromyographic activity magnitude between the upper and lower portions of the rectus abdominis muscle during selected trunk exercises. Phys Ther 81:1096-1101, 2001.
- McGill, SM: Low-back exercises: Evidence for improving exercise regimens. Phys Ther 78:754, 1998.
- McKenzie, R, May, S: The Lumbar Spine: Mechanical Diagnosis and Therapy, vol 1, ed 2. Spinal Publications, Waikanae, New Zealand, 2003.
- Riddle, DL: Classificaiton and low back pain: A review of the literature and critical analysis of selected systems. Phys Ther 78:709, 1998.
- Vera-Garcia, FJ, Grenier, SG, McGill, SM: Abdominal muscle response during curl-ups on both stable and labile surfaces. Phys Ther 80:564, 2000.

3장 어깨관절

- Boissonault, G, Badke, MB, Wooden, MJ, et al: Patient outcomes following rehabilitation for rotator cuff repair surgery: The impact of selected medical comorbidities. J Orthop Sports Phys Ther 37:312-319, 2007.
- Dahn, DL, Smith, J: Rehabilitation and activities after shoulder arthroplasty. In Morrey, BF (ed): Joint Replacement Arthroplasty, ed 3. Churchill-Livingstone, Philadelphia, 2005, pp. 502-511.
- Dodson, CC, Altchek, DW: SLAP lesions: An update on recognition and treatment. J Orthop Sports Phys Ther 39:71-79, 2009.
- Ghodadra, NS, Provencher, MT, Verna, NN, et al: Open, mini-open, and all-arthroscopic rotator cuff repair surgery: Indications and implications for rehabilitation. J Orthop Sports Phys Ther 39:81-89, 2009.
- Lewis, JS, Wright, C, Green, A: Subacromial impingement syndrome: The effect of changing posture on shoulder range of movement. J Orthop Sports Phys Ther 35:72-87, 2005.
- Provencher, MT, Bell, SJ, Menzel, KA, et al: Arthroscopic treatment of posterior shoulder instability: Results in 33 patients. Am J Sports Med 33:1463-1471, 2005.
- Reinold, MM, Escamilla, R, Wilk, KE: Current concepts in the scientific and clinical rationale behind exercises for glenohumeral and scapulothoracic musculature. J Orthop Sports Phys Ther 39:105-117, 2009.
- Roddey, TS, Olson, SL, Gartsman, GM, et al: A randomized controlled trial comparing two instructional approaches to home exercise instruction following arthroscopic full-thickness rotator cuff repair surgery. J Orthop Sports Phys Ther 32:548-559, 2002.
- Sachs, RA, Williams, B, Stone, ML, et al: Open Bankart repair: Correlation of results with postoperative subscapularis function. Am J Sports Med 33:1458-1462, 2005.
- Trenerry, K, Walton, J, Murrell, G: Prevention of shoulder stiffness after rotator cuff repair. Clin Orthop 430:94-99, 2005.
- Tyler, TF, Calabrese, GJ, Parker, RD, et al: Electrothermally-assisted capsulorrhaphy: A new surgical method for glenohumeral instability and its rehabilitation considerations. J Orthop Sports Phys Ther 30:390, 2000.
- Wilcox, KB, Arslanian, LE, Millett, PJ: Rehabilitation following total shoulder arthroplasty. J Orthop Sports Phys Ther 5:821-835, 2005.
- Wilk, KE, Meister, K, Andrews, JR: Current concepts in the rehabilitation of the overhead throwing athlete. Am J Sports Med 30:136-151, 2002.

- Wilk, KE, Padraic, O, Simpson, CD, et al: Shoulder injuries in the overhead athlete. J Orthop Sports Phys Ther 39:38-54, 2009.
- Wilk, KE, Reinold, MM, Dugas, JR, et al: Current concepts in the recognition and treatment of superior labral lesions. J Orthop Sports Phys Ther 35:273-291, 2005.
- Wilk, KE, Reinold, MM, Dugas, JR, et al: Rehabilitation following thermal-assisted capsular shrinkage of the glenohumeral joint: Current concepts. J Orthop Sports Phys Ther 32:268-287, 2002.

4장 팔꿉관절, 손목관절 그리고 손

- Antuna, SA: Rehabilitation after elbow arthroplasty. In Williams, GR, Yamaguchi, K, Ramsey, ML, et al (eds): Shoulder and Elbow Arthroplasty, Lippincott Williams & Wilkins, Philadelphia, 2005, pp. 475-484.
- Bielefeld, T, Neumann, DA: The unstable metacarpophalangeal joint in rheumatoid arthritis: Anatomy, pathomechanics, and physical rehabilitation considerations. J Orthop Sports Phys Ther 35:502, 520, 2005.
- Celli, A, Arash, A, Adams, RA, et al: Triceps insufficiency following total elbow arthroplasty. J Bone Joint Surg Am 87:1957-1964, 2005.
- Gellman, H, Nichols, D: Reflex sympathetic dystrophy. In Levine, AM, Tiberio, D (eds): Selected Readings in Physical Therapy, American Academy of Orthopedic Surgeons, Rosemont, Ill, 2000, pp. 1-9.
- Jafarian, FS, Demneh, WS, Tyson, SF: The immediate effect of orthotic management on grip strength of patients with lateral epicondylosis. J Orthop Sports Phys Ther 39:485-489, 2009.
- Jobe, FW, Ciccott, MG: Lateral and medial epicondylitis of the elbow. In Levine, AM, Tiberio, D (eds): Selected Readings in Physical Therapy. American Academy of Orthopedic Surgeons, Rosemont, Ill, 2000, pp. 47-54.
- Kelly, EV, Coghlan, J, Bell, S: Five- to thirteen-year follow-up of the GBS III total elbow arthroplasty. J Shoulder Elbow Surg 13:434-440, 2004.

- Kemler, MA, Rijks, CP, deVet, HC: Which patients with chronic reflex sympathetic dystrophy are most likely to benefit from physical therapy? Manipulative Phys Ther 24:272-278, 2001.
- MacDermid, JC, Wessel, J: Clinical diagnosis of carpal tunnel syndrome: A systematic review. J Hand Ther 17:309-319, 2004.
- Michlovitz, SL: Conservative interventions for carpal tunnel syndrome. J Orthop Sports Phys Ther 34:589-600, 2004.
- Muller, M, Tsui, D, Schnurr, R, et al: Effectiveness of hand therapy interventions in management of primary carpal tunnel syndrome: A systemic review. J Hand Ther 17:210-228, 2004.
- Neuman, DA, Bielefeld, T: The carpometacarpal joint of the thumb: Stability, deformity, and therapeutic intervention. J Orthop Sports Phys Ther 33:386-399, 2003.
- Strickland, JW, Dellacqua, D: Rheumatoid arthritis in the hand and digits. In Berger, RA, Weiss, APC (eds): Hand Surgery, vol II. Lippincott Williams & Wilkins, Philadelphia, 2004, pp. 1179-1211.
- Walsh, MT, Muntzer, E: Therapist's management of complex regional pain syndrome (reflex sympathetic dystrophy). In Mackin, EF, Callahan, AD, et al (eds): Rehabilitation of the Hand and Upper Extremities, ed 5. CV Mosby, St. Louis, 2002, p. 1707.
- Waugh, EJ, Jaglal, SB, Davis, AM: Computer use associated with poor long-term prognosis of conservatively managed lateral epicondylalgia. J Orthop Sports Phys Ther 34:770-780, 2004.

5장 엉덩관절

- Ayotte, NW, Stetts, DM, Keenan, G, et al: Electromyographic analysis of selected lower extremity muscles during 5 unilateral weight-bearing exercises. J Orthop Sports Phys Ther 37:48-55, 2007.
- Berger, RA, Jacobs, JJ, Meneghini, RM, et al: Rapid rehabilitation and recovery with minimally invasive total hip arthroplasty. Clin Orthop 429:239-247, 2004.
- Binder, EF, Brown, M, Sinacore, DR, et al: Effects of extended outpatient rehabilitation after hip fracture: A randomized controlled trial. JAMA 292:837-846, 2004.
- Enseki, KR, Martin, RL, Draovitch, P, et al: The hip joint: Arthroscopic procedures and postoperative rehabilitation. J Orthop Sports Phys Ther 36:516-525, 2006.
- Host, HH, Sinacore, DR, Bohnert, KL, et al: Training-induced strength and functional adaptations after hip fracture. Phys Ther 87:292-303, 2007.
- Howard, PD, Levitsky, B: Manual therapy intervention for a patient with total hip arthroplasty revision. J Orthop Sports Phys Ther 37:763-768, 2007.
- MacDonald, CW, Whitman, JM, Cleland, JA, et al: Clinical outcomes following manual physical therapy and exercises for hip osteoarthritis: A case series. J Orthop Sports Phys Ther 36:588-599, 2006.
- Mangione, KK, Craik, RL, Tomlinson, SS, et al: Can elderly patients who have had a hip fracture perform moderate- to high-intensity exercise at home? Phys Ther 85:727-739, 2005.
- Mangione, KK, Lopopolo, RB, Neff, NP: Interventions used by physical therapists in home care for people after hip fracture. Phys Ther 88: 199-210, 2008.
- McGroney, BJ, Stewart, MJ, Sim, FH: Participation in sports after total hip and knee arthroplasty: A review of the literature and survey of surgical preferences. Mayo Clin Proc 70B:202, 1995.
- Morrey, BF: Dislocation. In Morrey, BF (ed): Joint Replacement Arthroplasty, ed 3. Churchill-Livingstone, Philadelphia, 2003, pp. 875-890.
- Peak, EL, Parvizi, J, Ciminiello, M, et al: The role of patient restrictions in reducing the prevalence of early dislocation following total hip arthroplasty: A randomized prospective study. J Bone Joint Surg (Am) 87: 247-253, 2005.
- Philippon, MJ, Stubbs, AJ, Schenker, ML, et al: Arthroscopic management of femoroacetabular impingement: Osteoplasty techniques and literature review. Am J Sports Med 35:1571-1580, 2007.

6장 무릎관절

- Ayotte, NW, Stetts, DM, Keenan, G, et al: Electromyographic analysis of selected lower extremity muscles during 5 unilateral weight-bearing exercises. J Orthop Sports Phys Ther 37:48-55, 2007.
- Barton, CJ, Webster, KE, Menz, HB: Evaluation of the scope and quality of systematic reviews on nonpharmacological conservative treatment of patellofemoral pain syndrome. J Orthop Sports Phys Ther 38:529-554, 2008.
- Beynnon, BD, Uh, BS, Johnson, RJ, et al: Rehabilitation after anterior cruciate ligament reconstruction: A prospective, randomized, double-blind comparison of programs administered over 2 different time intervals. Am J Sports Med 33:347-355, 2005.
- Bolgia, LA, Malone, TR, Umberger, BR, et al: Hip strength and hip and knee kinematics during stair-descent in females with and without patellofemoral pain syndrome. J Orthop Sports Phys Ther 38:12-18, 2008.
- Carcia, CR, Martin, R: Isolated posterior cruciate ligament injuries, part II: Natural history, rehabilitation principles and case study. Orthop Phys Ther Pract 19:137-141, 2007.
- Chmielewski, TL, Jones, D, et al: The association of pain and fear of movement/reinjury with function during anterior cruciate ligament reconstruction. J Orthop Sports Phys Ther 38:746-753, 2008.
- Chu, BI, Martin, RL, et al: Surgical techniques and postoperative rehabilitation for isolated posterior cruciate ligament injuries. Orthop Phys Ther Pract 19:184-189, 2007.
- Deyle, GD, Henderson, NE, et al: Effectiveness of manual physical therapy and exercise on osteoarthritis of the knee: A randomized, controlled trial. Am Intern Med 132:173-181, 2000.
- Gerber, JP, Marcus, RL, et al: Safety, feasibility, and efficacy of negative work exercise via eccentric muscle activity following anterior cruciate ligament reconstruction. J Orthop Sports Phys Ther 37:10-18, 2007.
- Heckman, TP, Barber-Westin, SD, Noyes FR: Meniscal repair and transplantation: Indications, techniques, rehabilitation, and clinical outcomes. J Orthop Sports Phys Ther 36:795-815, 2006.
- Jamtvedt, G, Dahm, KT, et al: Physical therapy interventions for patients with osteoarthritis of the knee: An overview of systematic reviews. Phys Ther 38:123-135, 2008.
- Jan, M-H, Lin, J-J, Liau, J-J, et al: Investigation of clinical effects of high- and low-resistance training for patients with knee osteoarthritis: A randomized controlled trial. Phys Ther 88:427-436, 2008.

- Jenkins, C, Barker, KL, Pandit, H, et al: After partial knee replacement patients can kneel, but they need to be taught to do so. Phys Ther 88:1012-1021, 2008.
- Kuster, MS: Exercise recommendations after total joint replacement: A review of the current literature and proposal of scientifically based guidelines. Sports Med 32:433-445, 2002.
- Kvist, J: Rehabilitation following anterior cruciate ligament injury: Current recommendations for sports participation. Sports Med 34:269-280, 2004.
- Matsumot, A, Yoshiya, S, Muratsu, H, et al: A comparison of bone-patellar tendon-bone and bone-hamstring tendon-bone autografts for anterior cruciate ligament reconstruction. Am J Sports Med 34:213-219, 2006.
- Meier, W, Mizner, R, Marcus R, et al: Total knee arthroplasty: Muscle impairments, functional limitations, and recommended rehabilitation approaches. J Orthop Sports Phys Ther 38:246-256, 2008.
- Moffet, H, Collet, JP, Shapiro, SH, et al: Effectiveness of intensive rehabilitation on functional ability and quality of life after first total knee arthroplasty: A single-blind randomized trial. Arch Phys Med Rehabil 85:546-555, 2004.
- Myer, GD, Paterno, MV, Ford, KR, et al: Rehabilitation after anterior cruciate ligament reconstruction: Criterion-based progression through the return-to-sport phase. J Orthop Sports Phys Ther 36:385-399, 2006.
- Reinold, MM, Wilk, KE, Macrina, LC, et al: Current concepts in rehabilitation following articular cartilage repair procedures in the knee. J Orthop Sports Phys Ther 38:774-795, 2006.
- Roddy, E, Zhang, W, Doherty, M, et al: Evidence-based recommendations for the role of exercise in the management of osteoarthritis of the hip or knee: The MOVE consensus. Rheumatology 44:67-73, 2005.
- Wilk, KE, Reinold, MM, Hooks, TR: Recent advances in the rehabilitation of isolated and combined anterior cruciate ligament injuries. Orthop Clin North Am 34:107-137, 2003.

7장 다리, 발목관절, 발

- Aiken, AB, Pelland, L, Brison, R, et al: Short-term natural recovery of ankle sprains following discharge from emergency departments. J Orthop Sports Phys Ther 38:566-571, 2008.
- Bassett, SF, Prapavesis, H: Home-based physical therapy interventions with adherence-enhancing strategies versus clinic-based management for patients with ankle sprains. Phys Ther 87:1132-1143, 2007.
- Hale, SA, Hertel, J, Olmsted-Kramer, LC: The effect of a 4-week comprehensive rehabilitation program on postural control and lower extremity function in individuals with chronic ankle instability. J Orthop Sports Phys Ther 37:303-311, 2007.
- Han, K, Ricard, MD, Fellingham, GW: Effects of a 4-week exercise program on balance using elastic tubing as a perturbation force for individuals with a history of ankle sprains. J Orthop Sports Phys Ther 39:246-255, 2009.
- Maffulli, N, Tallon, C, Wong J, et al: Early weightbearing and ankle mobilization after open repair of acute midsubstance tears of the Achilles tendon. Am J Sports Med 31:692-700, 2003.
- Martin, RL, Stewart, GW, Conti SF: Post-traumatic ankle arthritis: An update on conservative and surgical management. J Orthop Sports Phys Ther 37:253-259, 2007.
- Möller, M, Movin, T, Granhed, H: Acute rupture of the Achilles tendon: A prospective randomized study comparison between surgical and nonsurgical treatment. J Bone Joint Surg 83B:843-848, 2001.
- Rettig, AC, Liotta, FJ, Klootwyk, TE, et al: Potential risk of re-rupture in primary Achilles tendon repair in athletes younger than 30 years of age. Am J Sports Med 33:119-123, 2005.
- Verhagen, E, van der Beck, A, Twisk, J, et al: The effect of a proprioceptive balance board training program for the prevention of ankle sprains: A prospective, controlled trial. Am J Sports Med 32:1385-1393, 2004.

8장 균형 & 플라이오메트릭 훈련

- Chu, DA, Cordier, DJ: Plyometrics in rehabilitation. In Ellenbecker, TS (ed): Knee Ligament Rehabilitation, Churchill-Livingstone, New York, 2000, p. 321.
- Han, K, Ricard, MD, Fellingham, GW: Effects of a 4-week exercise program on balance using elastic tubing as a perturbation force for individuals with a history of ankle sprains. J Orthop Sports Phys Ther 39:246-255, 2009.
- Horak, FB: Postural orientation and equilibrium: What do we need to know about neural control of balance to prevent falls? Age Aging 36:ii7-ii11, 2006.
- Horak, FB, Nashner, LM, Diener, HC: Postural strategies with somatosensory and vestibular loss. Exp Brain Res 82:167-177, 1990.
- Nashner, LM: Sensory, neuromuscular, and biomechanical contributions to human balance. In Duncan, PW (ed): Balance: Proceedings from the American Physical Therapy Association Forum, Alexandria, Va, 1990.
- Peterka, RJ: Sensorimotor integration in human postural control. J Neurophysiol 88:1097-1118, 2002.
- Swanik, KA, Lephart, SM, Swanik, CB, et al: The effects of shoulder plyometric training on proprioception and selected muscle performance characteristics. J Shoulder Elbow Surg 11:579-586, 2002.
- Voight, ML: Stretch-strengthening: An introduction to plyometrics. Orthop Phys Ther Clin North Am 1:243-252, 1992.
- Westlake, KP, Cullman, EG: Sensory-specific balance training in older adults: Effect on proprioceptive reintegration and cognitive demands. Phys Ther 87:1274-1283, 2007.
- Wilk, KE, et al: Stretch-shortening drills for the upper extremities: Theory and clinical application. J Orthop Sport Phys Ther 17:225-239, 1992.

찾아보기 (Index)

【 T 】

【 ㄱ 】

【 ㄴ 】

【 ㄷ 】

【 ㄹ 】

【 ㅁ 】

【 ㅂ 】

【 ㅅ 】

【 ㅇ 】

【 ㅈ 】

【 ㅊ 】

【 ㅌ 】

【 ㅍ 】

【 ㅎ 】